健康力系列

FOREVER STRONG

A New, Science-Based Strategy for Aging Well

肌肉！肌肉！

预防和逆转疾病，健康长寿的科学指南

Dr.Gabrielle Lyon
[美] 加布里埃尔·里昂博士 著
（推动肌肉健康领航者）
丁浩 译　王树岩 审定

電子工業出版社
Publishing House of Electronics Industry
北京 · BEIJING

版权贸易合同登记号　图字：01-2024-4019

图书在版编目（CIP）数据

肌肉！肌肉！预防和逆转疾病，健康长寿的科学指南 /（美）加布里埃尔·里昂（Gabrielle Lyon）著；丁浩译. 北京：电子工业出版社，2024. 10. --（健康力系列）.
ISBN 978-7-121-48777-4

Ⅰ. R322.7-49

中国国家版本馆CIP数据核字第2024E6B852号

责任编辑：于　兰
印　　刷：三河市君旺印务有限公司
装　　订：三河市君旺印务有限公司
出版发行：电子工业出版社
　　　　　北京市海淀区万寿路173信箱　邮编：100036
开　　本：880×1230　1/32　印张：11.5　字数：319千字
版　　次：2024年10月第1版
印　　次：2024年12月第2次印刷
定　　价：78.00元

凡所购买电子工业出版社图书有缺损问题，请向购买书店调换。若书店售缺，请与本社发行部联系，联系及邮购电话：（010）88254888，88258888。

质量投诉请发邮件至 zlts@phei.com.cn，盗版侵权举报请发邮件至 dbqq@phei.com.cn。

本书咨询联系方式：QQ1069038421，yul@phei.com.cn。

参与本书翻译的还有于静。

谨以此书献给

我最好的朋友和终生的导师

唐·雷曼博士（Dr. Donald Layman）

推荐序

《肌肉！肌肉！》即将问世，十分荣幸能为电子工业出版社这部新作写序言。

说起肌肉，人们脑海中浮现的是那种健硕的身材和漂亮的肌肉线条，充满了力量之美。

作为人类学专业出身的我，关注身材天经地义。30多年前读研期间我经常锻炼和热衷于形体健美，身上有过不少可以炫耀的肌肉。当时的我也只是阅读一些如何锻炼，可以让身材看上去更加好看的书籍。直到从事心理学和脑认知科学研究之后，我对肌肉的认识发生了天翻地覆的变化。除了能让人看上去更强健，肌肉更能维系正常的糖代谢机能、调节血压、增强骨骼、逆转慢性炎症、保护心脏和大脑，甚至肌肉还是产生、储存以及运送脑源性神经营养因子的地方，它竟然还可以让人更聪明、更愉悦。

阅读了里昂博士的译作，我特别欣慰的是，这位理论与实践密切结合的美女博士从医学角度去研究肌肉与健康的关联，而不像大多数此类书籍更多强调如何锻炼。作者带领无数寻求解决自己身心问题的X综合征（各种说不清是什么病且无药可治的表现）患者，纠正饮食习惯、进行体能锻炼，改善了他们的健康状况和精神面貌。书中不仅阐释肌肉与降低生活质量的各种慢性炎症的关系，而且近60次提到了脑和肌肉的关联话题。

不可否认，当前我们中有很多人正在蒙受着焦虑抑郁问题、社会及家庭成员的各种心理行为问题的困扰，那么应该如何应对呢？除了饮食干预、心灵鸡汤的抚慰，肌肉锻炼是否可以作为第三种简单易行、不需要什么工具和场所也能做到的应对方法呢？当你不愉快，总是翻来覆去睡不着觉，厌世，或者恐惧自己得了什么病，血压、血糖、血脂居高不下时，是否想到过捏捏你的胳膊和腿，看它们还有多少肌肉？这本书显然给出了答案！

此时，我禁不住要引用本书的一个段落。

肌细胞因子甚至能改善你的幸福感和学习能力。研究表明，运动增加了大脑的血流量，促进新脑细胞发育，同时帮助清除毒素。在运动期间，肌肉释放两种肌细胞因子，即脑垂体和肌苷，它们能够进入血液循环并穿过血脑屏障，在那里刺激脑源性神经营养因子（BDNF）的产生。BDNF的增加刺激了神经发生，即新神经元形成，促进学习和记忆。较高水平的BDNF还与心境障碍发生率的降低相关，而有氧训练引起的BDNF水平增加与海马增大有关，海马是大脑中促进学习、记忆和空间感知的区域。

重点在这里。你会惊讶地发现，即使你正在与慢性疾病做斗争，或者觉得自己错过了获得健康的机会，你仍然有能力塑造你的肌肉，这些肌肉在拯救你的生命中将扮演多么重要的角色。想知道如何做到吗？接着读下去！

作者加布里埃尔·里昂博士本人就有着曲线优美的身材，她倡导的Forever Strong 6周训练模式也火爆美国。她本身又是医学领域推动肌肉健康的研究学者，还是超级健身网红。如果你感兴趣，可以上网找找加布里埃尔·里昂博士（Dr. Gabrielle Lyon）。

本书主题是推荐一个全新科学化健康老去策略，引导人们走上长寿的智慧之路。我相信身心健康支持人类老而不衰，寿终正寝。

反过来想，如果靠增加肌肉来减少对药物的依赖，并提高自己的身体素质，那你还担心什么医保问题吗？

经常周游世界的我，向外看看外国人往往身材挺拔健硕，再回头看看我的家乡人不少都臃肿肥胖。改变刻不容缓。我由衷希望家乡的朋友们，尤其很多受各种慢性炎症困扰的朋友们好好读读这本书。期待我的家乡成为世界长寿之乡。

金锋

东京大学人类学博士

中国科学院教授

肠脑心理学实验室研究员

目 录

第三部分　采取行动

扫码获取
本书注释

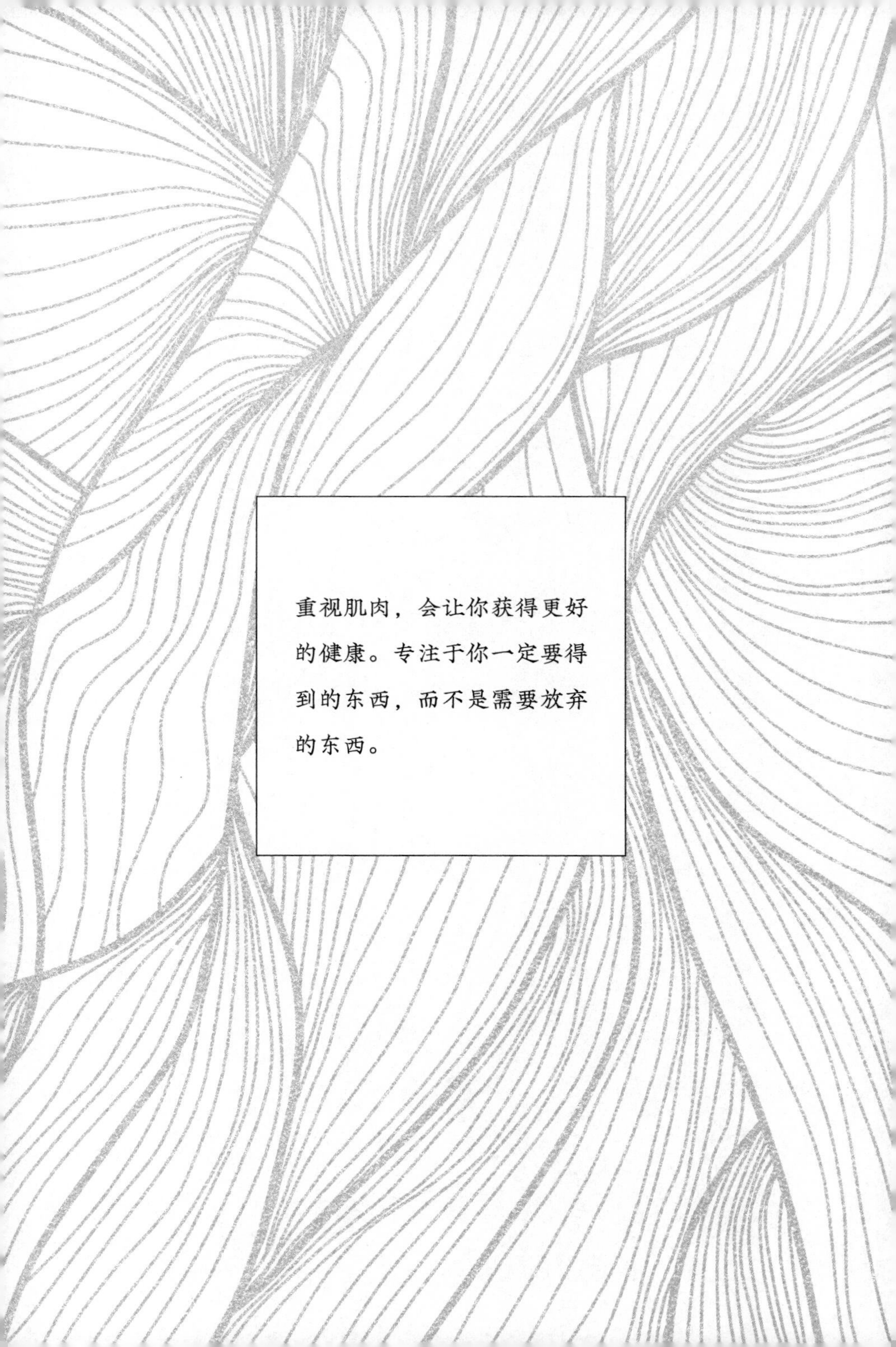

重视肌肉，会让你获得更好的健康。专注于你一定要得到的东西，而不是需要放弃的东西。

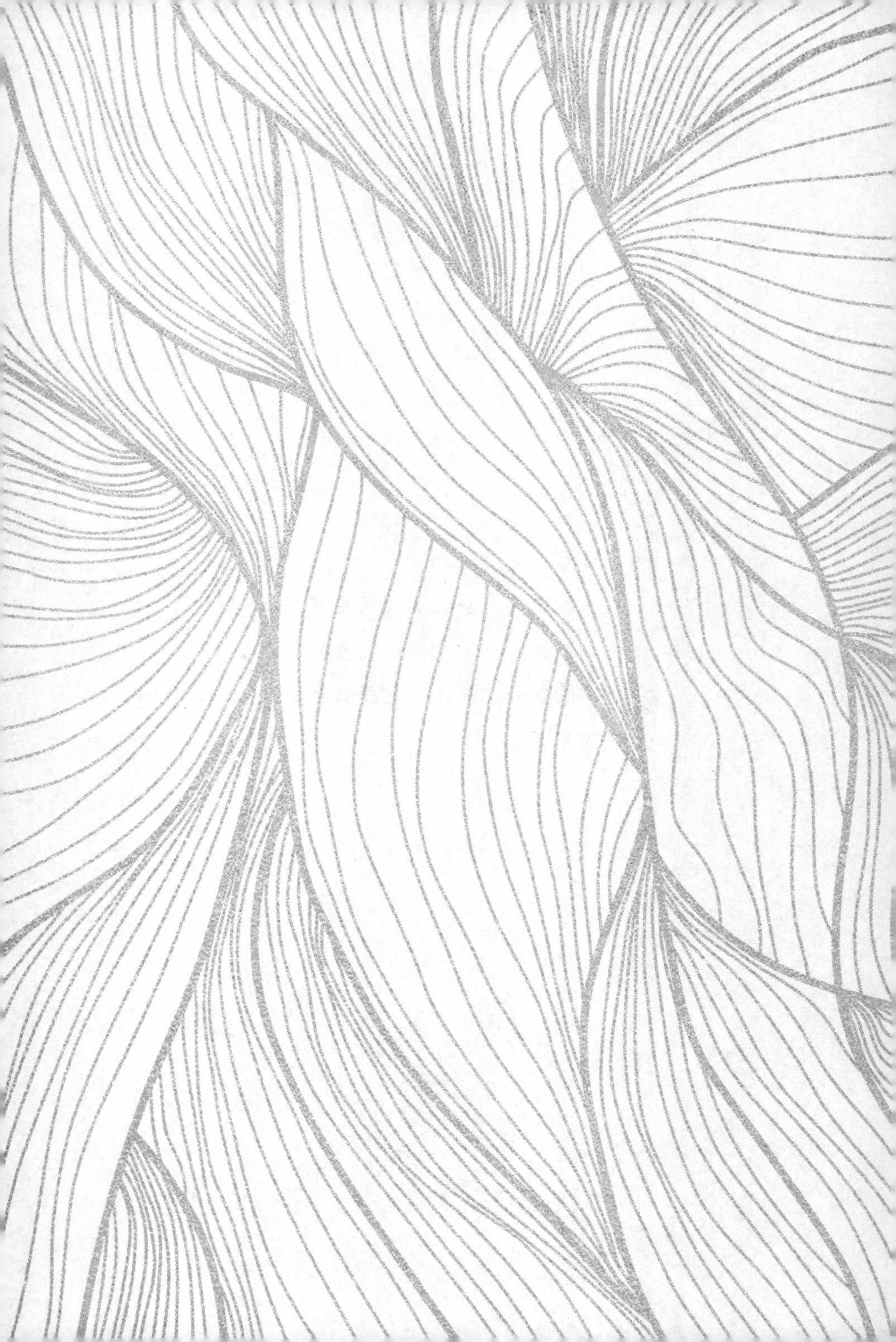

前 言

你即将阅读的内容具有改变生命的力量。这本书的目标，以及我在肌肉中心医学®（Muscle-Centric Medicine®）中所做的全部工作的目标，是彻底颠覆关于健康基础的传统观念。我希望本书能帮助你找到身体力量的根本来源，以便你能迅速、有效地采取行动，让自己更强壮，看起来更好，并最终实现延年益寿的目的。

你一定听说过，要活得更久，需要正确的饮食、运动并减轻压力，对吧？这些都是对健康生活的最基本的要求，但为什么将它们付诸实践如此困难呢？我相信良好的健康始于身体最重要的器官——大脑。在我完成医学院的学习后，我在精神病学领域花了两年时间，研究是什么让人们成为最好的自己。我研究了人类的思维模式和脑病理学，它们成为我帮助患者康复并发挥他们全部潜力的宝贵资料。后来我转向家庭医学，我发现有些患者在生命的巅峰时期就已经出现了2型糖尿病、心血管疾病和肥胖的迹象。然而，除了一些作用有限的一般性建议，我似乎没有机会涉及预防的问题。作为住院医师培训的一部分，我有机会提供营养咨询，重点关注肥胖和体重管理，这为我打开了另一扇窗，使我深入了解了损害性的生活方式带给人们的苦果。许多患者陷入无边的沮丧之中，我同样也为主流医学的局限性感到沮丧。

住院医师培训后，我参加了华盛顿大学的老年医学和营养学联合研究。我在山姆·克莱因（Sam Klein）博士的实验室从事高级营养研究工作，他以肥胖和2型糖尿病的临床和代谢研究而闻名。两年来，我主持一个肥胖诊所，每周都与患者在一起，见证他们与肥胖搏斗的过程。我目睹了许多试图减重却不成功的人的痛苦，这一幕幕困扰着我：现今科学如此昌明，而人类为何仍无法逃过肥胖的宿命？

当我作为老年医学工作者履行我的临床责任时，这个问题显得尤为紧迫。我每天都能目睹痴呆对患者及其家庭造成的破坏，这个问题对老年群体的影响使我倍感痛苦。但针对这两个患者群体的工作经历帮助我厘清了一切。二者的结合为我揭示了，那些被错误建议引入歧途的迷茫个体在营养和运动选择方面的前因后果。这两个群体共同拥有的不是体重问题，而是肌肉问题，这个发现令我茅塞顿开。

我参与的一项研究探讨了体重与大脑功能之间的联系，并发现大号腰围与较小脑容量之间存在关联。研究假设肥胖导致的大脑胰岛素抵抗——一种大脑的“3型糖尿病”——可能引发痴呆。研究结果显示，肥胖的人通常在整体认知反应方面存在障碍，如冲动控制、任务切换和其他精神挑战。[1]我对研究的参与者产生了浓厚的兴趣，尤其是贝琪，一个50多岁的3个孩子的母亲，她一直把家庭和他人放在首位。贝琪几十年来努力减掉她怀第一个孩子时增重的10千克。实际上，她不应该被建议专注于需要减掉的体重，真正的威胁来自她未能建立起来的东西。她的大脑成像揭示了她的未来——我所看到的图像，像是阿尔茨海默病患者的脑部图像。我知道在接下来的几十年里她将面临什么。我觉得我和主流医学界以及社会一起，对她失职了。对我来说，贝琪代表了许多处于同样境地的患者。我恍然大悟。

这些人有一个共同点：低肌肉量或肌肉功能受损。他们都缺乏足够的力量来执行某些基本动作，并且他们的身体素质很差，同时血液指标显示他们的肌肉状况不良。我意识到问题不在于体脂，而在于缺乏足够的健康肌肉组织。

无论是医学界还是社会，一直都在告诉人们要减肥。但由于错误地把注意力放在了减少脂肪上，贝琪和许多人无论多么努力也未能变得更健康。我意识到我们把逻辑完全搞错了，这对无数个体而言后果将是毁灭性的。

我很感激肌肉中心医学®使我有机会与你分享具有突破性意义的科学，它有能力彻底改变我们在任何年龄追求卓越健康的过程。

你是否经常面临持续的饥饿感、低能量、血糖问题，以及对于该吃什么、如何运动及为什么运动感到困惑？如果是的话，你并不孤单。在我年轻时，我也对食物和体重感到困惑。我总是感到饥饿，似乎无法控制食欲。我尝试过各种流行的减肥食谱，从全有机的到素食的，无所不包。那时候我知之甚少，我的饮食严重偏向所谓的“健康的”碳水化合物，包括糙米、大麦、小米、燕麦和玉米。我食用本地产的蔬菜、豆类和豆制品（如豆腐、味噌和印尼豆鼓），以及海藻类食物（如海藻、紫菜和琼脂）。我追求更多的能量、更健康的身体和更好的运动表现，但可惜的是，我精心计划的一切都基于错误的信息。

我每天花费数小时精心选购食物，纠结于每一个细节以确保“正确”。我尽量避开聚会，如果必须参加就带上自己的零食。我每周运动超过14个小时。我对食物和运动的关注并不健康，主要是因为我认为要达到基本的健康水平，就得讲究饮食并且实行一套需要付出努力的运动计划。尽管我的初衷是好的，但这种以我对健康的错误理解为基础的行为摧毁了我的身体和心灵。

两年后，我发现自己筋疲力尽且营养不良。简而言之，我无意中使自己缺乏必需的营养。最终，作为对营养不足的报复性反应，我开始暴饮暴食。随着时间的推移，我与食物建立了一种极不正常的关系，这源于我无法调节饥饿感。尽管我优先选择那些未经精加工的全食物*（Whole Foods），但我完全忽略了蛋白质——就像我这么多年来遇到的许多其他人一样。我一直保持着每天1小时的有氧训练加1小时的抗阻训练，这样强度的锻炼计划，加上蛋白质摄入不足让我的身体渴望额外的燃料。那时我摄入的所有碳水化合物让我总是感到饥饿，并受制于不断变化的血

* 全食物是指未加工处理或最低程度处理与精制过的食物。这些食物通常保留了原始营养成分，尤其是维生素和矿物质，人体容易吸收。

糖水平。在我有选择、有策略地在饮食中添加了高质量的蛋白质后，我的痛苦开始减轻。终于，我重新掌控了我的饥饿感。适当的营养帮助我的身体从锻炼中恢复，并支持新的成长，我终于看到了我一直付出努力的成果。随着肌肉开始形成，我的整个身体都发生了变化。我的观点也发生了改变，最终惠及我的生活。

我在调节生理功能上的挣扎让我感到饥饿——不仅仅是对食物的渴望，还有对理解的渴望。当我开始关注碳水化合物、脂肪和蛋白质的讨论时，我很快了解到营养学领域充满了无序而混乱的观念。我遇到的几乎每个人似乎都对食物科学有一套自己的信仰，对营养摄取有着个人的挣扎，并且在饮食方面经历过漫长的煎熬期，长度超过他们经历的任何一段浪漫关系。

在学术界寻找答案时，我注意到我的许多同学是在饮食方面遭遇挫折后才来学习营养学的。为什么营养学变成一个如此敏感的话题？人们为什么选择吃这样的而不是那样的食物？为什么有些人终其一生与食物和体重纠缠搏斗，但几乎毫无进展？

这些问题让我决定以帮助这样的人为目标度过一生。现在，我在这里分享我所学到的一切。我的最大愿望是帮助你找到一直在寻找的自由，就像我多年前所做的一样。

里昂方案的效力

促进肌肉健康是里昂方案（the Lyon Protocol）——营养和训练指南与操作规程背后的推动力，它将赋予你真正持久改善体成分及整体健康的力量。肌肉中心医学®及其以蛋白质为主、以抗阻训练为重心的生活方式将改变一切。我的患者取得的惊人成功充分证明了这些长期战略的有效性。

在采用里昂方案并将关注点从脂肪转移到肌肉重塑的一个月内，你就有可能增加肌肉、减少脂肪并拥有更多的能量。一旦我教会你如何制订以蛋白质为主的营养计划，将训练重心放在健康的肌肉组织上，建立并执行一以贯之的心态指导原则，你将立即体验到更好的感觉。然后，在更远的将来，你将受益于更高的生活质量及更长的寿命。

一次又一次，我观察到我的患者的能量水平迅速提高，饥饿感逐渐消失，焦虑感慢慢减轻。最重要的是，在里昂方案成为他们日常生活的一部分后，他们几乎立即培养出一种内在的自由感。我的实践经验告诉我，**一旦将骨骼肌作为一种器官优先考虑，人们就会获得全新的健康感觉。**

我的目标是帮助你获得卓越的健康。尽管保持肌肉量对于每个年龄段和不同活动水平的人需要不同的策略，但无论你的年龄如何，你的健康水平与生活质量都与肌肉组织的健康直接相关。肌肉中心医学®将肌肉视为长寿的器官，这是未来的健康趋势。这是改变你的生活、重新书写你的未来的机会。

展望未来

接下来我将揭示我们是如何对一些关键的、影响着大众健康的营养事实视而不见的。我们将重新审视被广泛接受的营养原则背后存在的疑点重重的所谓“科学”，以及导致许多人健康状况不佳的深层次的误导性“智慧”。我将分析那些决定不同宏观和微观营养价值的生物学数据，并阐述为了达到最佳健康状态，应该在何时以及如何饮食和运动。

我们将一起讨论如何根据你的指标（包括腰围、血液甘油三酯、高密度脂蛋白和空腹血糖）采取简单而切实的步骤，来改善新陈代谢、控制体重、优化体成分，使肌肉获得足够的能量来消耗多余的热量，同时保护身体免受炎症和疾病的困扰。

是的，这本书适合你

以下这些听起来是否熟悉？

1 你一定看过很多与健身和健康饮食有关的节目，买过很多相关书籍，目标明确地完成了每个计划，到头来却发现减重似乎是不可能的。

2 你曾经像打了鸡血一样野心勃勃地到处查询并最终获取了海量信息，可是根本不知道该怎么办。

3 你一直在尝试各种果汁排毒方法，并囤积了足够的补品，存量多到可以开药房。

4 有一天你一觉醒来，发现自己在想：我的身体发生了什么？我的健康怎么了？在40岁之后——养育了两个孩子，长期从事高压职业——我几乎认不出镜中的自己了？

5 你受到情绪进食的困扰，不断地倒退，无法实现健康目标。

6 你曾努力地改变不健康的体成分。

7 看着你的父母变老并行动不便，你感到束手无策，觉得自己没有能力保护他们或为他们提供更好的改善办法。

8 医生说你有肥胖、骨质疏松、认知功能下降、消化问题，甚至有患糖尿病、癌症、阿尔茨海默病等一系列疾病的风险。你为此忧心忡忡。你在父母的困境中看到了自己的未来，并在内心深处清楚地知道一定有更好的方法。

9 你终日忙忙碌碌，没有时间优先考虑一下自己的健康需求。

10 你安于现状，说服自己现在就很好，却没有意识到自己本来可以更好。

无论你追求的是减重、良好的身体表现，还是想健康地老去，本书将向你揭示为什么、何时以及怎么做，让你的身体和生活发生真正的变化。

心态重塑

采取成长心态

在继续之前，我想为大家理解我认为的行为“驱动因素”做个铺垫。

第一步是解构你对健康的思考。你的心态是固定的还是以成长为导向的？心理学家卡罗尔·德韦克博士（Dr. Carol Dweck）推崇的“成长心态”一词提醒我们心理具有灵活性，要发挥自己的全部潜力需要时间和努力。她解释说，信念可能是强大的，“但它们只是你心中的某些东西，你可以改变你的想法。”[2]了解自己，有助于你接受以肌肉为中心的生活方式的新挑战。严谨认真的心态能帮助你在执行训练和营养计划的同时茁壮成长。这是因为成长心态是推动进步的引擎。

囿于固定心态的人往往对自己有着一成不变的看法（“我不是运动员”“我不喜欢‘健康’食物”“我害怕去健身房”“我从未能坚持健身计划”），而忽视了自己改变的能力。通过成长心态，我们意识到每个人都有学习新技能和实践新生活方式的潜力。德韦克博士坚持认为，努力不是终点，“而是达到终点的手段”。

如果我们摒弃下面的想法：

“我做不到。”
“这太难了。”
“我不擅长这个。”
“我年纪太大，尝试新事物已经太晚了。”

取而代之以下面这些想法：

“这可能需要一些时间和努力。”
“我还在学习，我会继续努力。”
“我可以尝试不同的方法。”
“随着实践，这将变得更容易。”

想象一下随之而来的可能性。

你会允许一个正努力学习系鞋带的孩子说出“我做不到”这样的话，并就此放弃吗？不可能。你很可能会鼓励他，告诉他一个学习系鞋带的小窍门。为什么我们在生活中深知坚持就有可能的道理，却总是不去身体力行呢？

将成长心态与内在自律相结合至关重要。我将其称为以成长为中心的心态框架。这种心态框架会帮助你学习改善健康的技能并享受这一过程——不是因为它容易，而恰恰是因为它不容易。通过挑战，你在心理和生理方面都将得到提升，从而被引领到有意义的生活中去。是时候认清所谓的“轻松生活”实际上只是一场充斥着梦想落空和安于现状的幻觉了。如果你选择轻松之路，生活最终会以艰难收场；如果你选择困难之路，生活最终会变得轻松。接下来我就要向你展示其中的奥妙。

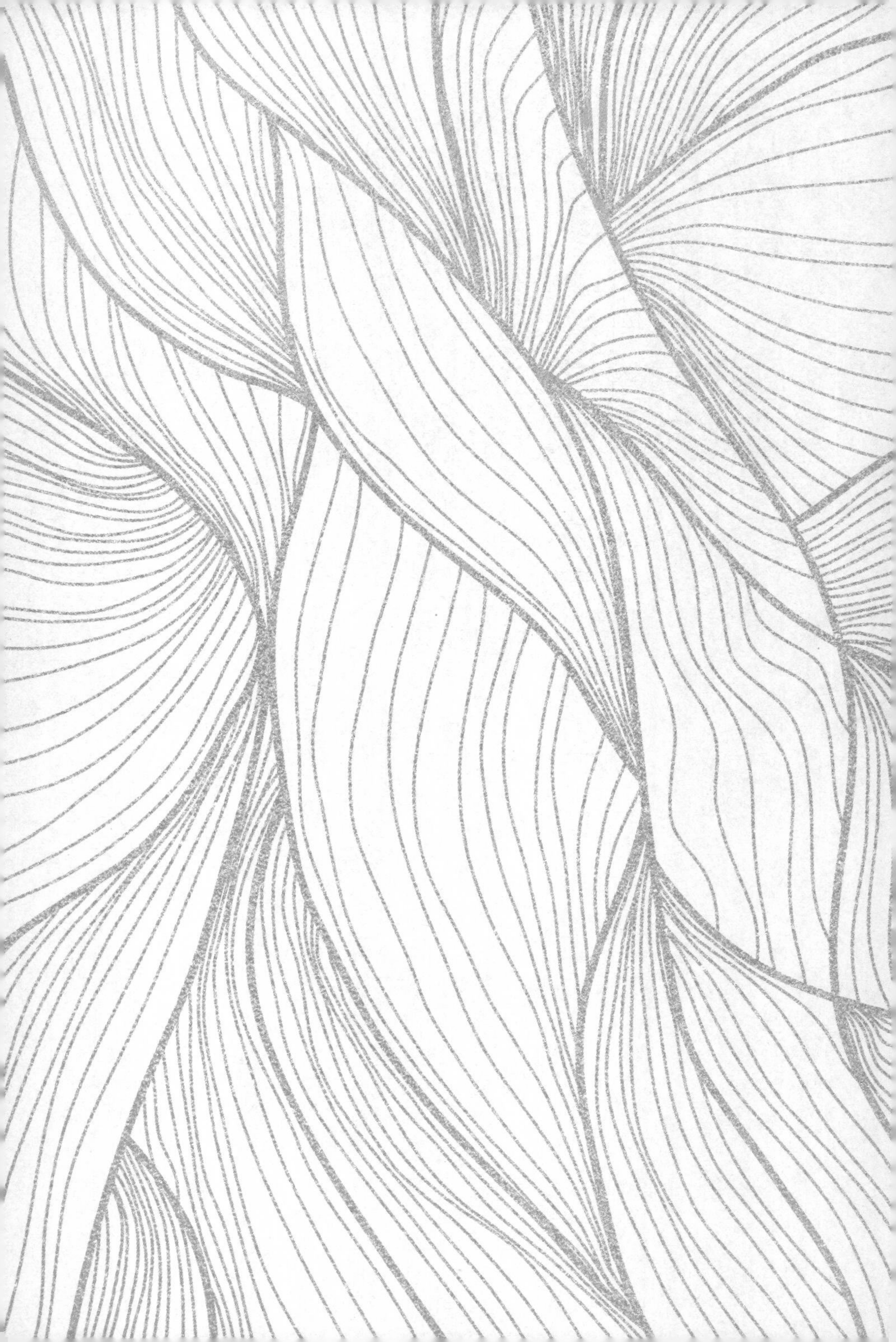

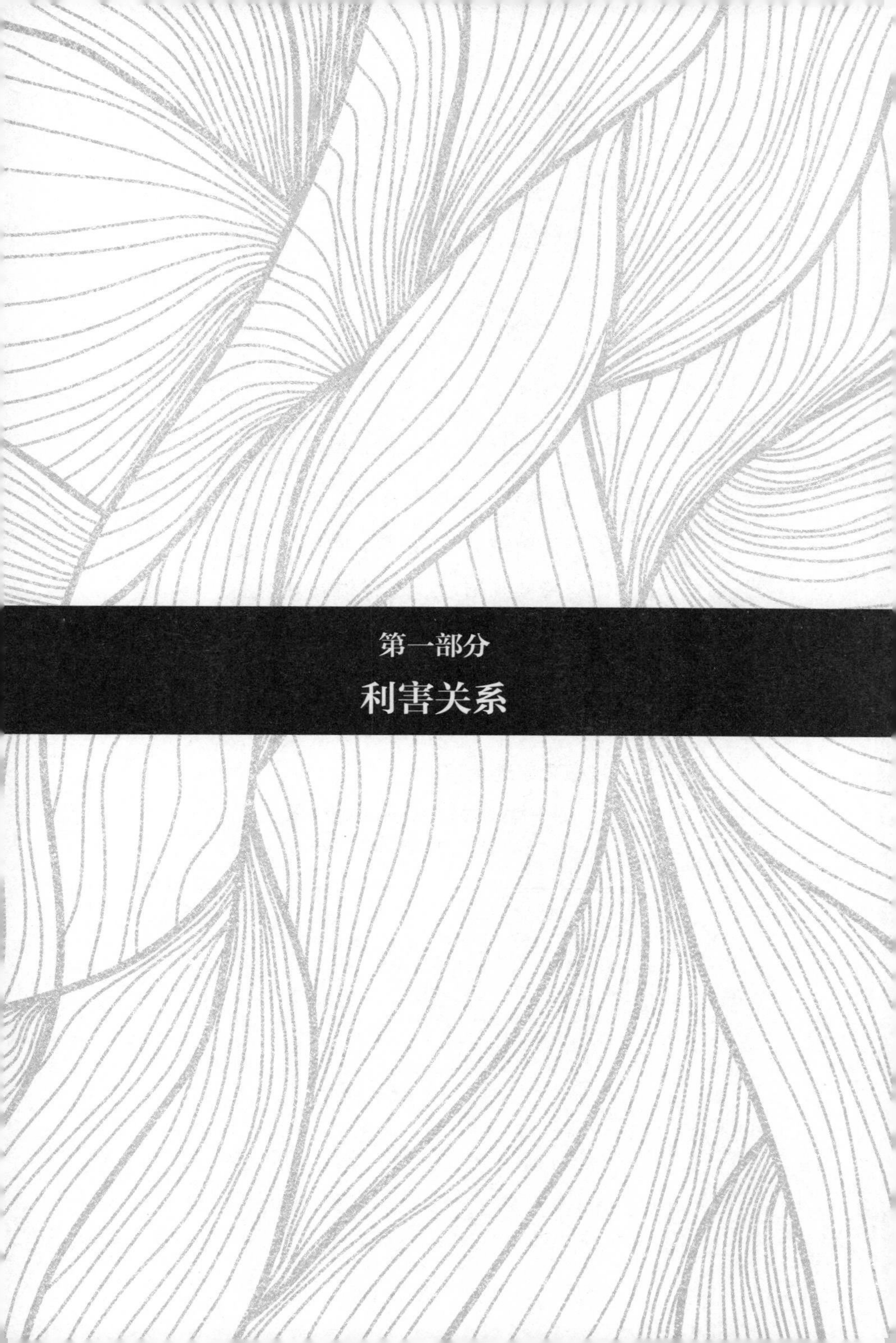

第一部分

利害关系

“这是学习。这是成长。这是在了解你是谁、你的能力如何、你的局限性何在。这样你就可以去实践、训练，再实践、再训练……每天的实践和训练，加上那种不接受失败的心态，你将飞速进步。”

——美国海豹突击队退役指挥官

马克·迪文（Mark Divine）

第一章

改变以脂肪为中心的模式

我的患者莱拉一辈子都在节食，她跟我说她受够了。莱拉是一位46岁的厨师，她患有风湿性关节炎，疾病令她的身体疲惫而疼痛。她刚开始接受我的治疗时，体重达到144千克。为了维持免疫系统的正常运行，她需要大量吃药，那些药物使她不断增重，并消耗了她的能量。她几乎要放弃了。

莱拉与体重的斗争经历并不是个例。肥胖在美国极为普遍。目前，每10个美国人中就有超过7个超重，其中约40%的人面临生命威胁！美国疾病控制与预防中心（CDC）估计，调整生活方式，如饮食结构、锻炼频率、睡眠质量，能够帮助治疗大多数心脏病、脑卒中和2型糖尿病。此外，改变这些生活方式可将某些癌症的患病风险降低40%。

然而，尽管我们都知道需要改善饮食和运动，但为什么实施起来却如此困难呢？ 75%的美国人未能达到美国联邦政府建议的每周最低150分钟中等强度运动（或者75分钟高强度运动）的标准，更别提美国运动医学学会（ACSM）[1]建议的两天以上的全身抗阻训练了。许多因素，包括心理、生理、社会甚至宗教方面的因素——我将在接下来的部分解释——都可能让我们难以保持身体健康。总是感到精疲力竭、不知所措，并认为自己无力改变现状，这些错误观念的陷阱阻止了我们改变现有的生活方式，来为长期的健康和长寿目标打下坚实的基础。如果你认为在一天结束时对自己最好的事情就是蜷缩在沙发上并开始狂吃，手捧一大碗的奶酪通心粉，倒一大杯葡萄酒，或者享受一份奢华的甜点，那么我在这里将向你展示另一种善待自己的方式。

我们为莱拉提出的第一个目标是帮助她减重。首先是让她动起来。她开始在午休时间散步，并在一天中增加了3次10分钟的步行。然后，我们让莱拉开始抗阻训练，以帮助她进行高质量的减重，减少脂肪组织而不损失肌肉。

莱拉开始运动后，我们立刻开始关注她的营养。我们将她的第一餐和最后一餐锁定在蛋白质上，同时让她停掉所有的零食。

在7个月内，莱拉减重达到27千克。然而，最令人兴奋的是，减重并不是她最大的成就。最令她自豪的是她体验到体成分发生改变后随之而来的健康益处。她的关节疼痛减轻了，她减少了风湿性关节炎药物的服用量。她的血液指标，如空腹胰岛素、血糖、甘油三酯和hs-CRP（衡量冠状动脉疾病风险的指标），都有所改善。

然而，莱拉的故事中最鼓舞人心的部分是，她意识到她的身体渴望变得更加强壮。莱拉的食欲减弱了，而且变得更加自信。她简直不敢相信如此轻松就能感觉如此美好。我一次又一次地见证了数百位患者通过遵循里昂方案中的营养和训练指南而发生转变。他们几乎立刻就会明白，力量是可以从内而外建立起来的。

这本书让你在一片混乱中找到清晰的方向。我接下来分享的信息旨在帮助你按照自己的方式提升健康水平。无论如何，衰老都会发生。接下来我将详细阐述，如何在人生的漫长岁月中少走弯路，免受挫折，使身体始终保持健康状态的方法。

开辟前进之路

毫无疑问，我们需要一种不同的方法来处理健康、幸福和长寿问题。除了已经提到的疾病，肌肉状态不佳还会导致老年痴呆、肌肉减少、骨质疏松、认知功能不佳、多囊卵巢综合征、疲劳、免疫力下降，甚至癌症。然而，我们所有人在面对泛滥的信息时都曾手足无措，尤其是那些观点相互矛盾的关于健康饮食和运动的各种建议，它们让我们沮丧而迷惑。

结果就是无休止的心理和生理压力。冲突的观点让我们许多人选择节食并延长心血管锻炼的时间，但这些都不足以建立或保护高质量肌肉。那些过于注重有氧训练，却忽视抗阻训练，并且不提供足够能量来促进肌肉生长的训练计划只会让人感到失望和疲惫。如果你只上尊巴舞课却不去健身房，那么你减掉的体重既包括脂肪也包括肌肉。这种常见的误导性的运动方式不仅削弱了我们的意志力和改变的能力，还消耗了我们用来抵御老化和疾病侵袭的生命滋养组织——肌肉。特定且时长合适的抗阻训练（参见第九章）不仅能改善人的体成分，还能让人在提升代谢健康的同时不耽误日常活动。

我的一些成功减重的患者同样面临困扰，尽管从统计数字上看，成功减重并且保持下来的人非常少。经过数月减少热量摄入后，他们最终减轻了体重，但在这个过程中，他们失去的是“错误类型的体重”。这是因为传统的减肥计划通常只对热量摄入斤斤计较，这经常导致不利于身体健康的肌肉损失。然后，当体重以脂肪的形式重新增加时，人们甚至变得比之前未减重时更失望。最糟糕的是，反复尝试最新流行的减肥饮食方法会削弱我们珍贵的肌肉组织，而且随着年龄的增长，重新获得肌肉将变得越来越困难。

我的患者中有些人被灌输了大量以植物为主的素食观念，这些观念破坏了合理的营养平衡，他们因此摄入了多得惊人的碳水化合物。这些人通常会遇到消化问题，并经常感到疲劳。

事实是，社会对脂肪的过度“痴迷”以及对肌肉（这才是驱动人体所有系统的内部引擎）的关注不足，将人们引上了错误的道路。在过去的10年中，我一次次目睹错误的健身方法给我的患者的生活带来痛苦。与大多数人一样，我的许多患者一开始只对肌肉有着肤浅的认识，认为它们只与外貌、灵活性或身体功能有关。抗阻训练长期被误解，有些人觉得练肌肉就是为了虚荣，属于“民科”。但肌肉的作用不只是改善外貌或运动表现，这种动态组织大约占人体重量的40%，是人体健康的关键器官。健康的肌肉对身体功能至关重要。这就是为什么，如果你想从内到外改变你的身体，修复受损的肌肉并建立新的瘦肌肉是至关重要的第一步。

骨骼肌具有改变生命的力量

骨骼肌（让人体骨骼动起来从而控制人体运动的肌肉）不仅构建了我们的身体结构，还影响着我们的生理功能。肌肉是一个被严重低估的资源，它可以燃烧脂肪、促进新陈代谢、提供对抗疾病的保护，等等，不胜枚举。

➡ 改善肌肉健康带来的好处立竿见影（两周内就可以测量到），**包括更好地调节血糖、控制饥饿感以及提高身体灵活性。**

➡ 长期好处还包括**更强壮的身体和骨骼，改善的血液指标，比如较低水平的甘油三酯，改善的新陈代谢机制，提升的对抗几乎所有疾病的生存能力，以及更好的情绪状态。**

➡ 肌肉中心医学®通过这一强大系统来**治疗疾病、改善体成分、增加能量、提高身体灵活性，并对抗与老化有关的疾病。**

把骨骼肌视为你的身体铠甲，将里昂方案视为你的战斗方案。本书向你展示应该怎么做以及如何训练思维来完成任务。营养、生活方式和适当的运动三管齐下，健康的肌肉组织将为你带来无尽的好处，最终你将以自己期望的方式慢慢老去，而不是以社会说服你接受的方式。你的习惯越好，执行得越精确，你就越能在个人领域实现卓越。善待你的肌肉，结果将让你惊叹不已。

关于肌肉的一切：长寿之器官

训练肌肉是保持健康最重要的防护措施，因为肌肉是使我们能够过上长寿、高质量的老年生活的身体系统。

新陈代谢健康是关键。通过增加健康的肌肉，你不仅改变了身体的物理结构，还直接影响了身体如何利用食物和能量。通过肌肉训练，你增加了肌肉线粒体的密度——这是几乎每个人体细胞内的主要能量生产单位。它使人体能够利用碳水化合物和脂肪等营养物质，并将它们转化为可用于支持日常活动的能量。肌肉训练还能通过肌肉收缩时释放的肽类（由氨基酸组成的小分子）增强你的免疫功能。肽能够在体内发送信号，帮助抵抗病菌并减少炎症。

与此相反，不健康的肌肉不仅软弱无力，而且行使新陈代谢的功能也不那么有效。本质上，肌肉训练就像是为你的身体提供了一个全方位的保护。你的行为和生活方式——尤其是你的饮食和运动方式——会在短期和长期内明显影响这个器官系统的运行。通过特定有针对性的行为，让肌肉以健康的方式运行身体的能量处理和信息传递系统，你可以最终改变自己的命运。

回到生命科学课（我保证这很简要）

让我花一分钟的时间为你分解细胞功能的基础知识，并解释肌肉是如何利用食物提供营养的。首先，我们知道，人体从食物中获得的主要糖分是葡萄糖——这是一种对正常的大脑、心脏和消化功能至关重要的营养素，同时也有助于保持健康的视力和皮肤。研究表明，葡萄糖，而非脂肪或蛋白质，是肌肉首选的能量来源（葡萄糖可以直接被肌肉细胞利用产生能量，满足肌肉活动的需求）。[2]身体优先燃烧和储存葡萄糖，而不是脂肪和蛋白质，因为如果血糖水平过高并持续过长时间，葡萄糖就会变得有毒。（任何东西在某种程度上都可能对身体有毒，完全取决于剂量。甚至过量的水都可能导致中毒！）事实上，在胰岛素抵抗和糖尿病中所见的葡萄糖“清除”不良就会损害身体组织。

我们的身体使用多种机制在最多两小时内处理摄入的多余葡萄糖。我们可以通过口服葡萄糖耐量试验来衡量这一过程，试验结果显示身体“清除”这种糖分需要多少时间。所需时间越短，说明一个人的胰岛素敏感性或葡萄糖耐受性越高。

这里有一个非常关键的问题——如何通过适当分配每餐的碳水化合物来减轻葡萄糖反应。我将解释为什么富含碳水化合物的零食对你的减重和代谢健康优化如此有害。代谢功能障碍是如今整个社会面临大多数疾病的主要诱因。它会形成不健康的肌肉，那些被脂肪“浸润”的肌肉就像具有大理石纹理的牛排那样。这可能会导致慢性疲劳、周身乏力、胰岛素抵抗甚至日常活动受限。

为了对抗这些不良后果，我们需要增加肌肉并将其转化为线粒体制造厂。肌肉量和线粒体的减少会降低身体储存和燃烧葡萄糖的能力，这导致胰岛素系统负担过重，加班加点工作以找到处理这些营养物质的地方。现在最重要的是我们需要知道，**通过建立和维护健康的肌肉，绝对可以恢复甚至优化代谢功能。**

除了促进葡萄糖代谢，肌肉组织还是最大的脂肪酸氧化场所之一。脂肪酸主要分为四种：饱和脂肪酸、单不饱和脂肪酸、多不饱和脂肪酸和反式脂肪酸。在休息时，肌肉燃烧脂肪酸作为其主要的能量来源。

目前，有4000万美国人服用他汀类药物来降低代谢功能障碍引起的LDL胆固醇，但几乎没有人得到任何关于通过改善肌肉质量和数量来优化代谢健康的指导。你拥有越多健康的肌肉组织来处理脂肪和葡萄糖，你的代谢就会越健康，你就越不需要依赖药物干预。

以肌肉为中心的生活方式的益处

- 平衡血糖
- 提升能量
- 思维清晰
- 降低体脂
- 改善体成分
- 减轻饥饿感

骨骼肌还充当氨基酸库，在没有食物补充的情况下让这些基本营养物质在身体中自由流动。这是肌肉的代谢职责。如果你生病或受伤了，你的身体将从可用的肌肉组织中提取氨基酸来修复和保护自己。多项研究表明，你的肌肉越健康，当出现问题时，你的生存能力就越强大。事实上，一个人对抗恶病质（这是一种通常与癌症相关的疾病，表现为体重和肌肉量的急剧减少）的生存能力与肌肉总量直接相关。

肌肉的代谢力量

一旦将增加肌肉视为改善健康的目标，你将产生积极的动力，专注于一定要得到的东西，而不是需要放弃的东西。鉴于肌肉具有帮助预防与老化有关的常见疾病的能力，我们不妨将增加肌肉视为一种新的健康终极目标。

目前一般的体检只包括测量生命体征，如血压、脉搏和体重等。但要获取更准确的整体健康状况，医生还应该在每年的体验中测量你的肌肉量，进行力量评估及其他测试。这样的检测可以让你立刻了解你的肌肉状况及其发展趋势（这最终决定你的整体健康状况）。

肌肉健康有两个主要组成部分：物理部分和代谢部分。物理部分涉及力量，而代谢部分影响胰岛素敏感性、葡萄糖调节、脂肪酸氧化和线粒体健康。线粒体通常被称为细胞的发电厂，它们在将我们吃的食物转化为细胞可以利用的能量方面发挥关键作用。它们的健康决定了我们的组织和器官的健康状况，而一旦它们发生功能障碍，则可能导致危及我们生命的疾病。

为了理解肌肉如何促进新陈代谢，以及其作用为何如此重要，我们需要先理解以下3个核心概念：

1 当葡萄糖在血液中停留时间过长，也就是超过2个小时时，葡萄糖就会变得对身体有毒（我们称这种状态为糖尿病）。

2 胰岛素系统是将葡萄糖从血液中“清除”的主要机制。

3 肥胖及相关疾病（包括2型糖尿病、高血压、心血管疾病和生育力受损等）的根本原因之一，是胰岛素敏感性降低，也称为胰岛素抵抗。

现在，让我们来看看运动的作用。**有氧训练和抗阻训练期间的肌肉收缩能刺激葡萄糖的吸收，而不需要胰岛素的辅助。**这种不依赖胰岛素的葡萄糖吸收提供了另一种有效的机制，用于“清除”多余的葡萄糖。它还有一个额外的好处，特别是对于抗阻训练，你的身体在运动后的两天内都能受益于由肌肉收缩驱动的葡萄糖吸收，因为运动改善了胰岛素刺激下的葡萄糖吸收。在运动后的窗口期内，肌肉细胞膜上的葡萄糖转运蛋白密度增加，持续工作以“清除”多余的血糖，这个过程需要的胰岛素更少。还有另一个益处：以糖原形式存储在肌肉组织中的葡萄糖可以为短时间、高强度的运动和长时间的耐力运动提供能量。换句话说，辅以适当的营养摄入，运动后重新合成的糖原**将为你提供继续训练所需的能量。**如你所见，这个系统是基于反馈循环工作的。运动不仅有助于维持适当的血糖和胰岛素水平，还可以激活肌肉。当运动燃烧糖原（葡萄糖）时，它会让运动后的肌肉组织为吸收葡萄糖做好准备。适当的营养补充将重新补充糖原储备，帮助人体满足持续运动的需求，从而为这种健康的能量循环不断充值加油。了解这些动态的相互作用为我们提供了终身的解决方案。[3]

现在让我们看看在相反的情况下会发生什么。肌肉没有得到充足的锻炼，这将阻碍运动对整个身体系统的积极影响。

摆脱包袱

把肌肉看成一个行李箱。如果你持续进食大量的错误食物，你的行李箱将被塞得过满，直到多余的东西溢出。说回我们的身体，在这种情况下，溢出的是葡萄糖、脂肪酸或氨基酸，而所有这些物质都会重新回到血液中。身体必须处理这些多余的物质，这就是初期疾病开始的时候。无论它是肥胖、糖尿病还是其他什么，其潜在的病理机制都是相同的。当肌肉，你的主要代谢器官，被过多的上述物质包围而不堪重负时，你就会积累脂肪。这种脂肪会导致轻度炎症。若你的肌肉不健康，加上糟糕的饮食，每次进食都可能引发餐后炎症，损害肌肉的代谢调节并引发一系列其他问题。[4]

骨骼肌的健康问题通常从年轻时就开始出现。大多数人年轻时看起来还健康，那些不良的生活习惯，比如久坐不动，似乎无伤大雅，因为衣服的尺码没有改变。但实际上，**不存在所谓的“健康的”不活动。**我们通常认为的老化疾病实际上是受损肌肉的疾病。

肌肉是一种器官，本书提供的关于肌肉功能的信息完全颠覆了关于食物、运动、脂肪和肌肉之间关系的主流观念。理解它们之间的相互作用，会使你将塑造肌肉健康放在所有因素的首位。**优化肌肉就是优化生活。**

创造肌肉奇迹的5个妙招

1. 每小时做10～20个空气深蹲。
2. 站着工作。
3. 每天10次快速步行去卫生间或茶水间，达到提高心率的目的。
4. 在办公室放一个抗阻带，每完成一个工作任务，快速做一组10次二头弯举。
5. 工作时穿一件轻负重背心，增加一点阻力。

细分解释：胰岛素抵抗

胰岛素是从胰腺释放出来的多肽激素，它将葡萄糖运送到细胞内。胰岛素不足是致命的，胰岛素过量也是致命的。当胰岛素抵抗导致身体需要更多的胰岛素时，就会引发代谢性疾病和血脂紊乱的状态。凯特·彼得森（Kitt Petersen）的一篇重要论文表明，由于肌糖原合成存在障碍（可以将其想象成那个塞得太满的行李箱），骨骼肌胰岛素抵抗将促使甘油三酯（TG）和低密度脂蛋白（LDL）胆固醇水平升高，同时高密度脂蛋白（HDL）胆固醇水平降低。[5]

个体所经历的胰岛素抵抗与腹部内脏脂肪的变化无关。看得出我的意思吗？如果出现胰岛素抵抗，却未伴随出现腹部脂肪，那么脂肪组织和肥胖可能在代谢综合征早期出现的胰岛素抵抗中并不扮演主要角色。

虽然肝脏是我们故事中的另一个关键器官，但是阻止这种不健康发展的最有效的方法仍是塑造骨骼肌。为什么呢？因为据我所知，锻炼肝脏是不可能的。此外，肌肉庞大的体积也使它成为更有效的靶向组织。

科学清楚地表明，骨骼肌是引起其他部位胰岛素抵抗的初始受损区域，这将最终导致2型糖尿病。我最喜欢的一篇论文的作者在标题中简洁地表达了这一观点："骨骼肌胰岛素抵抗是2型糖尿病的主要问题。"[6] 在胰岛β细胞衰竭导致空腹血糖水平升高前十多年，骨骼肌中就已经可以检测到胰岛素抵抗了。

因此，如果你想矫正体内的胰岛素抵抗，重点应放在身体中胰岛素抵抗的主要部位。这样，你出击目标才是最有价值的。实现并保持适当的胰岛素调节需要两个步骤，首先排空俗称的"油箱"，然后保持骨骼肌的健康。

肌肉是稳定血糖的器官

肌肉不仅有助于防止血糖水平过高，而且有助于防止血糖水平过低。在没有碳水化合物的情况下，肌肉释放的氨基酸可以用于在肝脏中合成葡萄糖，直接支持健康的血糖水平。这个机制使肌肉有助于稳定血糖。

通过调整蛋白质摄入量并优先考虑运动以实现代谢目标，你可以减轻衰老的影响，例如天然类固醇（如睾酮）的下降，它可以刺激肌肉蛋白合成和肌肉生长，同时对抗胰岛素抵抗。增加蛋白质摄入还有助于保护身体再生组织的能力，同时刺激肌肉组织的营养感应能力，使其更有效地利用摄入的蛋白质。所有这些因素都支持你增肌的努力。接下来让我们更深入地探讨一下我刚刚提到的营养感应能力。事实证明，肌肉具有非常灵活和敏感的特性。我们已经讨论过骨骼肌对收缩力（即运动）会做出有益的生化反应。它还会直接对摄入的营养做出反应，没有其他器官可以像肌肉这样。肌肉能够感知到你摄入的蛋白质，并利用可获得的足够且适当的氨基酸刺激新组织的生长。作为蛋白质的基本组成成分，氨基酸不仅组建人体的物理结构，而且促进生命所需的所有代谢反应。

别担心！我将在第五章更详细地解释这些内容，为你提供所有必要的事实、数据，以帮助你根据自身当前的情况及未来的目标建立身体所需的营养平衡。

代谢：解开谜团和误解

好了，你准备好大开眼界了吗？

你可能听说过，在我们休息时，肌肉还在消耗热量并促进身体的新陈代谢。不要被愚弄。尽管肌肉在改变代谢方面确实发挥了巨大作用，但原因并非你想象的那样。

在健身房里你可能会听到这样的说法：每10千克的肌肉量差异，相当于每天热量消耗约100千卡的差异。这意味着**每千克辛苦获得的肌肉在休息时只燃烧大约10千卡热量。**现在，大多数人可能会想，为了燃烧区区10千卡热量，值得付出这么多努力吗？事实上，尽管这样的说法被不断地重复，但增加肌肉消耗热量并不是我们追求的主要效果。

我们知道运动会消耗热量，但代谢的力量在于：经过良好训练的肌肉组织能够更加高效地利用热量。因此，健康的肌肉组织确实会提高你的新陈代谢，但方式与你之前理解的不同。利用热量完成蛋白质周转，肌肉通过这一过程来促进新陈代谢。**你拥有的健康肌肉越多，你的身体就越有能力保持各项指标的稳定或平衡。**

你一定听说过热量的摄入与消耗会导致体重的增加或减少，它是衡量我们能量消耗的主要指标。但从以肌肉为中心的视角来看，我们必须结合热力学定律的影响，重新考虑热量的摄入与消耗这一过程的基础。在这里，你将看到，数十年来我们一直以二元思维看待这个简单的热量摄入与消耗等式，使我们对其他重要部分视而不见。

内脏肥胖带来的麻烦和衰老对肌肉力量的影响已经得到了充分的确认。[7]首先破除一个与肥胖有关的被普遍接受的迷思，多余的脂肪不仅存储在脂肪组织中，还存在于其他组织中，包括肌肉。这对于真正的力量（肌肉峰值力量生成）和代谢健康来说都是个坏消息。除了对运动能力和代谢存在严重损害，肌内脂肪组织（IMAT）还是脑卒中、脊髓损伤、糖尿病和慢性阻塞性肺疾病（COPD）等的重要预测指标。

上述的情况可能不太乐观，但这里有个好消息。每个人体内都拥有强大的改善肌肉健康的工具。你可以逆转一部分甚至所有的肌肉损伤。借由适当的饮食和运动刺激，无论处在哪个年龄段，你都能从肌肉量减少的状态中挣脱出来，变得更强壮。

肌细胞因子的奇迹

就像你的甲状腺能够释放特定的激素来调节你的体重、能量水平和体温一样，肌肉组织也能释放一种被称为肌细胞因子（myokine）的小信号蛋白，这些蛋白质不仅在局部也在整个系统中发挥作用。骨骼肌释放这些在人体内部循环的类激素蛋白，使**肌肉组织成为一个内分泌器官。**简单来说，这意味着骨骼肌释放的物质会在血液中流动，影响其他细胞，帮助调节多种身体功能。运动过程中肌肉收缩刺激了肌细胞因子的释放，后者在能量利用方面扮演重要角色。这些蛋白质帮助调节全身组织的新陈代谢，并对不同组织产生特定的、促进健康的抗炎作用，同时改善免疫功能和新陈代谢。[8]

如果你之前没有听说过肌肉作为内分泌器官的角色，那是因为这是一个相对较新的概念，对许多人来说还很陌生，甚至包括许多医学专业人员。最前沿的研究确立了肌肉收缩能够刺激、产生和释放抗病因子，并由此对人体的新陈代谢产生影响。

同时，它还开启了一个全新的范式：将骨骼肌作为一个内分泌器官——事实上，是人体最大的器官系统。[9]它可能是我们对抗当前的健康危机、重获健康，并改进身体功能的最重要的器官系统。

了解这些强大的分子极大地改变了我对食物和运动的看法，让我深刻认识到肌肉的关键功能。这些研究向我展示了将运动作为引发代谢变化的强大工具，同时选择正确的饮食方式——让身体储存较少脂肪，是多么重要。你的生活质量与你的肌肉健康直接相关。如果你的肌肉健康，你就会活得更好。

除了已经提到的，新的科学研究还揭示了抗阻训练给健康带来的另一个好处：提高肌细胞因子的产生和释放。肌细胞因子是一系列在骨骼肌收缩期间分泌到血液中的小分子蛋白质和肽。因为它们作为化学信号能刺激下游的代谢和激素变化，肌细胞因子会帮助人体在不使用胰岛素的情况下代谢血液中的葡萄糖。这对每个人都有好处，对于胰岛素抵抗性个体还可以提供显著的代谢矫正。积极锻炼你的肌肉组织不仅有助于调节激素水平，还会帮你提高调节血糖的能力，从而改善你的体成分。

肌细胞因子甚至能改善你的幸福感和学习能力。研究表明，运动增加了大脑的血流量，促进新脑细胞发育，同时帮助清除毒素。[10]在运动期间，肌肉释放两种肌细胞因子，即脑垂体和肌苷，它们能够进入血液循环并穿过血脑屏障，在那里刺激脑源性神经营养因子（BDNF）的产生。BDNF的增加刺激了神经发生，即新神经元形成，促进学习和记忆。[11]较高水平的BDNF还与心境障碍发生率的降低相关，而有氧训练引起的BDNF水平增加与海马增大有关，海马是大脑中促进学习、记忆和空间感知的区域。[12]

重点在这里。你会惊讶地发现，即使你正在与慢性疾病做斗争，或者觉得自己错过了获得健康的机会，你仍然有能力塑造你的肌肉，这些肌肉在拯救你的生命中将扮演多么重要的角色。想知道如何做到吗？接着读下去！

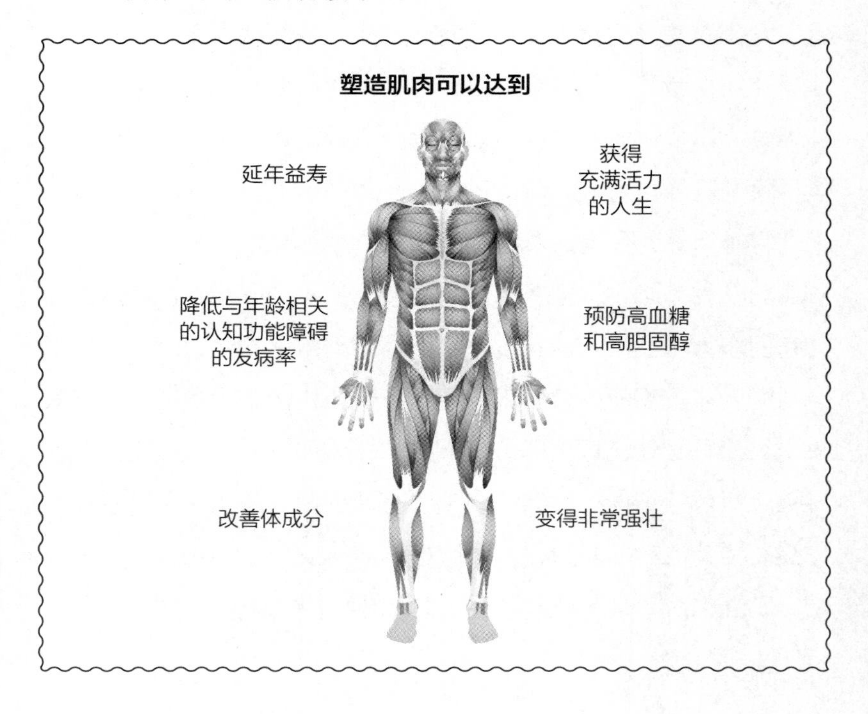

心态重塑

掌控思维

是什么让部队精英、高绩效CEO和其他成功人士与众不同？心态框架。他们不会被任何让他们偏离目标的杂音所干扰。关键是训练思维，使之成为资产而非负债。我的长期导师和朋友马克·迪文（Mark Divine）教会了我如何中和消极的自我对话并掌控自己的思维模式。

在我的临床实践中，我与任何准备提升生活水平的人合作，无论他们是运动员、执行官、父母，还是这些身份的某种组合。我对健康的承诺吸引他们来到我的诊所，但这只是起点。医学是我帮助他们拥有丰富而积极的生活的手段。我告诉他们，首先需要锻炼的肌肉就在他们的两耳之间。亲爱的读者，对你来说，也是如此。在创建一个心态框架来指导你获得真实和持久的成果的过程中，我将倾尽我所有的曾帮助我的患者获得成功的经验。

实现你的健康目标取决于两个核心因素：**知道要做什么**——也就是吸收我分享的有关饮食、运动及其他生活方式干预的指导建议——**以及知道如何去做。**所谓的“如何”，可不仅仅是设计一顿饭或一个健身计划（虽然在第七章和第九章我就此提供了许多细节），我在这里指的是为达成目标从各个层面全面掌控所需的思维。

摆在面前的第一项工作就是百分百地控制并对你的身体

健康负起责任。我们唯一能够控制的就是自己的想法，所以我们就从这里开始。我们需要认识到，无意识的心理因素一直在后台工作。

“如何做”包括管理你的心理状态。通过学习驾驭自己的活跃的思维，你可以识别优势和弱势，避开陷阱，并控制内部“物流”。这种方法不是关注目标设定，而是关注标准设定，这将帮助你面对内心隐藏的恐惧并去掉阻碍你过上最好生活的枷锁。我们将对你的营养和体能训练采取同样自上而下的方法。你不断增强的心理力量将有助于你体能的日益增长，反之亦然。它们共同塑造了你的意志力和韧性。

考虑以下情况：你通常对自我持积极态度，但在紧张的商务会议或与爱人大吵一架后，你会转向情绪低落、自暴自弃吗？你会对自己说“我应该享受这块蛋糕”或“辛苦了一天，我需要喝一杯”这样的话吗？这些行为模式可能会导致你的体重增加，也许你最终认定自己是个失败者，而不会意识到你只是需要调整计划而已。与其玩羞愧和自责的游戏，不如想想你能从这些经历中学到什么。注意那些陷阱。你的“安全网”中有哪些漏洞？下次你能建立什么防护措施？

第二章

挫败疾病

无论你多少次反复减重又反弹，**你都可以修复你的新陈代谢和肌肉组织。**即使是已经被脂肪渗透的肌肉也可以吗？是的！我在第163页详细介绍，里昂方案饮食计划允许你改善现有肌肉的健康并且增加更多的肌肉。

当我们评估健康状况时，许多人只专注于即时的、日常的、每小时的健康感受，而很少花时间将这些感受与它们代表的长期后果联系起来。以疲劳、记忆力、情绪和血糖调节为例。知道它们有什么共同点吗？它们都是由肌肉组织控制的、关键的、可感知的健康基准。

通常来说，西方医学体系偏向于强调生病的原因，而忽略了预防。这种倾向导致许多医生专注于脂肪和葡萄糖，而忽视可以纠正这种不平衡的骨骼肌。我们没有打破疾病的恶性循环，反而被搞得毫无头绪，陷入不断重复的泥沼。为了对抗这种忽视并强调肌肉在长期健康中的关键作用，**我建议将肌肉量本身视为最终目标——一个关乎整体健康状态的生物指标。**[1]

真正的青春源泉

我的目标是彻底颠覆现代医学，将重点放在有“妙手回春”之功能的肌肉上。不过，在现实生活中，肌肉虽然不是带来奇迹的灵丹妙药，但它仍然是一种能帮助你恢复健康的神奇“药丸”。幸运的是，肌肉也恰好是**我们能够主动控制的唯一器官。**接受这个小奇迹，调整自己进入执行模式，从现在开始改善你的健康。

这里有句格言也许能激励你的斗志：**你健康的肌肉越多，保护你免于死亡和疾病的力量就越强。**

你能进行正常的日常活动吗？你每天都感到疼痛吗？你觉得自己健康吗？你有充足的能量做你喜欢的事情吗？这些都是你评估当前的健康状况并为改善做准备时需要考虑的关键因素。

预防并管理以下常见疾病是保持强壮和年轻的最有效方法。

肌少症

我们每天都在衰老，在能从外表看到老化的迹象之前，我们的身体已经在视线之外默默地发生着变化。如果不努力维持肌肉，你就会发现自己面临罹患肌少症的巨大风险——这是因为年龄增长导致肌肉量逐渐下降，从而导致肌肉组织的功能下降。[2]

我们在生活中都见过肌少症。那些年长的亲戚们的身体看起来似乎一年一年地在萎缩；他们要么曾经一次又一次努力梳理过相互矛盾的健康信息，要么干脆放弃了。

也许你注意过这样的现象，肌肉在拆除石膏后明显消损了，只剩下一个小小的苍白虚弱的肢体，看起来只有刚上石膏时的几分之一。我的肩胛骨骨折后，我的手臂被固定在悬带上好几周。当我最终能够再次使用手臂时，我简直不敢相信我失去了多少力量和肌肉。这些例子无疑都显示了当身体无法适时修复和更新组织时会发生什么。

虽然肌少症总是与年老力衰相关联，但它可能从你30多岁时就已经开始了，就像痴呆和心脏病一样。理解并应对由于缺乏运动及蛋白质摄入不良引起的健康挑战，对于克服晚年的脂肪堆积和肌肉流失至关重要。

哪个更有害，失去肌肉还是增加脂肪？答案是失去肌肉。一项针对老年男性进行的研究比较了肥胖与肌少症，发现与高脂肪相比，低肌肉量更能增加受伤风险，并对身体表现出更大的负面影响。这些发现支持了以肌肉为本的长寿视角，展示了增加肌肉在人老龄化过程中的重要性。[3]失去肌肉意味着失去肌肉的代谢优势，特别是力量、强度和线粒体。重要的是，失去肌肉的不利影响在任何年龄段都会发生。

通过理解肌肉是长寿的关键，并采取行动重新平衡肌肉得与失的影响，你可以减缓衰老的过程。随着年龄的增长，身体分解肌肉（分解代谢）的速度加快。如果不加以控制，你将进入持续衰退的状态。通过将平衡转移到更有利于增加肌肉（合成代谢）的过程上，你可以尽可能长期地保护自己免受分解代谢的影响。这将有助于抵御高炎症状态的负面后果，跟肥胖带给人体的不利影响一样，它使代谢平衡进入一个更难获得和保持健康肌肉的状态。

肥胖和有轻度炎症的人要增加肌肉比较困难，然而这正是他们改善和维持健康所需的。原因是多方面的。首先，慢性炎症导致人体对运动反应迟钝，而且被脂肪和久坐损害的肌肉对营养物质的感知也不够敏感，对运动的反应不够有效，或者在运动后恢复得不够好。肌肉反应性的降低使人体回到有助于预防疾病（例如阿尔茨海默病、心血管疾病和高血压等）的平衡状态变得更加困难。尽管如此，策略性地采取行动仍然可以帮助人们克服这些不利影响。

现在改变饮食和运动习惯来“干掉”侵入肌肉的脂肪组织并重返健康轨道还为时不晚。

肌肉量较少的人对几乎所有疾病的生存率都比较低。在感染、身体受伤和罹患癌症等情况下，人体需要大量的氨基酸。身体从自身的氨基酸库——肌肉组织——中获取这些氨基酸。你拥有的高质量的肌肉组织越多，你的生存时间就越长。

让我们考虑一个极端的案例。在我还是一名医学生的时候，我曾花时间研究烧伤愈合。对于正常的烧伤愈合（取决于伤口大小），患者所需的蛋白质量是美国农业部（USDA）推荐量的3

倍。[4]这些蛋白质是必需的，因为它提供了用来重建和构建新组织的蛋白质合成所需的原料。在加速愈合期，多数组织（包括重度依赖谷氨酰胺的肝细胞和免疫细胞）对氨基酸的需求显著增加。

烧伤愈合可能是一个极端的例子，但事实是，我们的身体在应对各种压力的同时，在有规律地努力愈合。这个例子强调了我们增加对蛋白质的需求，用于各种形式的身体愈合。提供足够的蛋白质及相关维生素和矿物质可以使身体恢复更快，同时保护宝贵的肌肉组织。

免疫系统基础

免疫系统包括两个独立的分支：先天免疫和适应性免疫。前者是人体对抗广泛入侵者的第一道防线，包括免疫屏障（例如皮肤、黏膜）、胃酸，以及攻击非特异性病原体的免疫细胞。相反，后者对特异性病原体产生独特的反应，然后记住这些反应以备未来使用。

细胞和器官协同作战保护人体。吞噬细胞是一类白细胞（包括对抗细菌的中性粒细胞），它像“吃豆人”一样吞噬入侵的生物体。淋巴细胞帮助人体记住入侵者，并在将来遭遇时便于摧毁它们。我觉得，B淋巴细胞就像身体的军事情报系统，定位目标并派出防御力量。而作为防御系统的T淋巴细胞（或T细胞）就像被派出去摧毁敌方力量的士兵一样，锁定并攻击入侵者使其失效。

免疫系统依赖B淋巴细胞定位并消除外来物质（抗原）。在身体发出警告后，免疫系统促使B淋巴细胞产生抗体（也称免疫球蛋白）。这些蛋白质锁定特定的抗原，解除它们的力量。在被制造出来后，抗体通常会留在我们的身体中，帮助我们在未来对抗入侵者。这一切跟肌肉有什么关系呢？接下来你就会明白。

肌肉如何为免疫系统提供动力

许多研究已经显示，定期的运动和体力活动对于增强身体长期抵抗感染的能力具有重要意义。这不仅是应对新型病毒大流行等问题的重要考虑因素，也是对抗其他已知疾病的重要策略。因为我们有能力主动控制骨骼肌，抗阻训练是增强免疫系统的重要工具。

骨骼肌释放的肌细胞因子既影响先天免疫也影响后天的适应性免疫。特别是在运动刺激下分泌的两种肌细胞因子——IL-6和IL-15，研究显示它们对人体免疫系统有显著影响。肌肉组织在稳态有氧训练期间释放IL-6，并在抗阻训练期间大量释放IL-15（做有氧训练时也会释放部分IL-15）。[5]虽然肌肉对免疫系统的影响通常不为人所知，但我们可以通过实验室检测来窥探这一作用过程。特定血检结果不仅揭示了肌肉健康的某些方面，而且可以与其他的健康生物指标一起用来指导和量化运动对免疫功能的具体影响。[6]

新研究强化了这种以剂量反应方式来看待运动的新模式。我们早就知道，白细胞（WBC）总计数升高与患冠心病的风险和死亡率增加有关，而有氧训练则与白细胞总计数降低有关。但直到最近，仍没有相关研究讨论特定数量或剂量的有氧训练对这些计数有什么样的影响。在DREW研究中，久坐、超重/肥胖的绝经后女性被纳入为期6个月的有氧训练计划。这些女性被分成3组，她们每周的运动要求不同。一组被要求在运动期间每周燃烧2千卡/磅*体重，第二组每周燃烧4千卡/磅体重，第三组每周燃烧8千卡/磅体重。令人惊讶的是，这项研究的结果显示了白细胞总计数的剂量依赖性降低；在运动期间消耗最多热量的女性获得了最大的益处。这一证据建立在2012年一项随机试验的基础上，该试验揭示了增加体力活动能够显著降低心血管疾病发病风险，尤其对那些有系统性轻度炎症的女性更是如此。[7]

运动与自身免疫病

根据美国国立卫生研究院（NIH）的数据，2500万美国人受到超过80种自身免疫病的影响。[8]这些疾病的特点是自身免疫功能失常，在这种情况下，身体开始攻击自己的组织，并由环境毒素、感染和遗传因素触发。类风湿性关节炎和红斑狼疮等深度影响着人们的生活。在许多情况下，常见的影响人们身心健康的临床症状，包括疼痛、慢性疲劳和抑郁，既是由缺乏体力活动引起的，也是因此加剧的。总的来说，这些疾病影响着美国多达2350万人，研究表明这一数字还在上升。

* 1磅约等于0.45千克，本书中有些地方为方便读者阅读，做了换算，而有些地方为了保证数据的准确性，并未做换算。特此说明。

在网上搜索自身免疫病的治疗方法，会得到一长串处方药物和外科手术选项的结果。目前标准的药物治疗包括使用抑制免疫系统的药物：固醇类药物和生物制剂。治疗的主要方法——糖皮质激素治疗和免疫抑制药物治疗——通常只能提供短期缓解，同时常伴随很大的副作用，包括对骨骼肌的损害，而骨骼肌却是有能力帮助控制这些疾病的器官。长期使用这些药物与骨质流失、肌肉萎缩以及心血管功能障碍有关——这恰恰与我们在这里努力追求的长寿健康的生活目标完全相反！此外，这些药物可能无法有效阻止身体功能的退化，因为它们破坏了提供保护的身体组织。

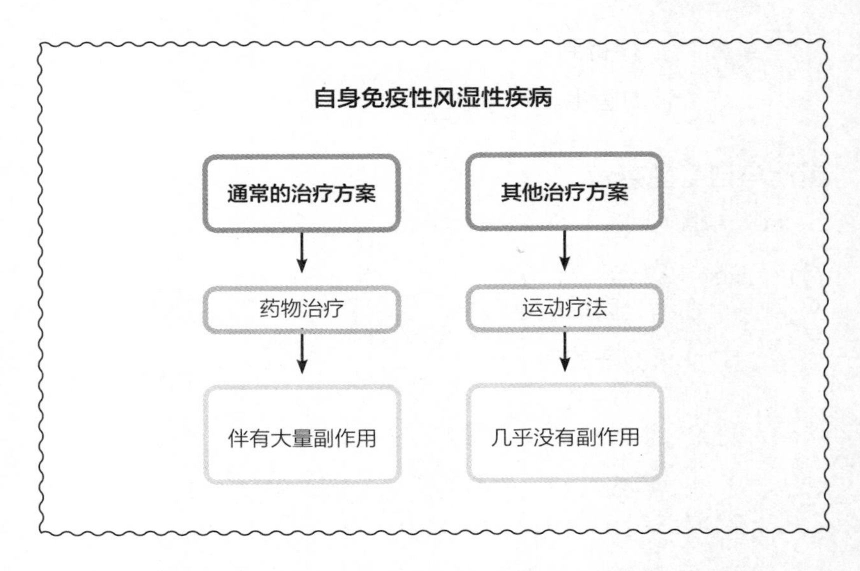

根据症状的严重程度，有些人可能需要药物干预；但绝大多数人都可以通过下列生活方式显著改善自己的生活质量。

■ 到室外去散步。

- 开始负重训练。
- 仅仅让身体动起来，就能缓解身体僵硬和疼痛。

科学研究明确表明，不经常运动的人群患自身免疫病的概率更大。研究还显示，健康的肌肉组织和体力活动可以通过增加调节性T细胞和引发抗炎反应来辅助治疗，这有助于调控免疫健康。[9]请记住，这些疾病的一个主要驱动因素就是持续的炎症反应，它使身体的防御机制始终处于高度警戒状态。

研究清楚地表明，骨骼肌在调节免疫健康方面扮演着重要角色。在我的从医实践中，有这方面疾病的患者几乎全部通过运动而不是药物治疗得到明显改善。当然，如果你有特别严重的症状，一定要咨询医生。但同时也要开始养成运动的习惯，并留意运动对你身体的积极影响。

总的来说，肌肉像一个生物钟，当它不健康时就会触发病理反应，而当肌肉健康得到保证时，它可以提供生理解决方案。换句话说，**你的肌肉组织状况能够加剧疾病的进程，也能够改善新陈代谢并消灭潜在的疾病。**难道你不想在疾病来临之前就开始塑造肌肉吗？

癌症

癌症是一组复杂的疾病过程，即使目前最聪明、最优秀的头脑也没有完全理解它。已知和未知的风险使我们暴露于恶性肿瘤的威胁之下。因为所有人都在一定程度上有脱氧核糖核酸

（DNA）损伤，所以我们的身体都有可能患上各种类型的癌症。更加复杂的是，一些食物和癌症之间的关联，使情况变得模糊且充满危险。我们稍后会讨论这些饮食因素。现在，为了建立一些基本概念，我想先解释一下癌症的基本机制，这样我们就能更加批判性地审视外界的信息。

癌症每年影响着数千万人。[10]根据美国癌症协会（ACS）的预测，到2040年，全球癌症负担将增长至2750万例新病例和1630万例死亡病例。恶性肿瘤始于基因突变，这种突变是由吸烟、日晒、酒精及其他致癌因素促发的。我们知道癌症和肥胖有关，而体脂是一个可改变的风险因素。其中一个原因是长期过量的脂肪组织引起的轻度炎症导致DNA损伤。其他因素包括与过多内脏脂肪相关的多种代谢异常。西式饮食尤其与肝癌、胰腺癌和肾癌（仅举几例）有着强烈的关联。

我们知道，与体重正常的人相比，超重和肥胖的人更有可能患与慢性局部炎症相关的疾病。[11]规避这个风险的办法之一是建立、维持和优化健康肌肉。肥胖与13种不同癌症的高风险有着强关联，这里只列举几个。

- **子宫内膜癌**：体重正常的女性患子宫内膜癌的风险显著低于肥胖和超重的女性。女性成年后的体重增加会提高患子宫内膜癌的风险。[12]
- **食管腺癌**：体重正常的人患食管腺癌的可能性是超重或肥胖的人的一半，而重度肥胖的人患此病的风险则增加4倍以上。[13]

- **贲门癌**：与体重正常的人相比，超重和肥胖的个体患贲门癌的风险大约高出2倍。[14]
- **胰腺癌**：体重正常的人患胰腺癌的风险大约是超重或肥胖的人的1/3。[15]
- **结直肠癌**：较高的体重指数（BMI）与男性和女性罹患结肠癌和直肠癌的风险增加有关，而且在男性群体中风险增加得更为明显。[16]
- **胆囊癌**：与体重正常的人相比，超重或肥胖的人患胆囊癌的风险增加，BMI每增加5个单位，风险增加5%。[17]这种风险在女性群体中的增加略高于男性。
- **乳腺癌**：许多研究表明，在绝经后女性中，较高的BMI与患乳腺癌风险的适度增加有关。例如，BMI每增加5个单位，患乳腺癌的风险增加12%。[18]与肥胖女性相比，体重正常的绝经后女性患雌激素受体阳性乳腺癌的风险降低20%～40%。[19]
- **卵巢癌**：较高的BMI与患卵巢癌风险的轻微增加有关，特别对那些在绝经期从未使用过激素治疗的女性而言更是如此。[20]

面对这些可怕的统计数据，你想过如何应对吗？我的目的不是让你感到沮丧，而是激励你！我在这里列举这些数据，是为了说明降低这些罹癌风险的最佳方法是保持苗条的体形。实现这一目标最有效的方法是采用以蛋白质为主的饮食方式，这样既能控制饥饿，又能在保持肌肉的同时通过有针对性的运动改善体成分。

建立身体防护罩

在癌症问题上，我们的首要目标当然是通过保持健康的体成分来预防。如果诊断出癌症，最佳的体成分也可以给我们提供强有力的防御。例如，2016年一项为纪念斯隆·凯特琳（Sloan Kettering）的研究表明，运动可以降低患早期乳腺癌的女性患心血管疾病的风险。[21]无论年龄、体重或癌症的治疗方法如何，女性运动得越多，收益越大。我也听说过很多八卦轶事，证明运动具有降低罹癌风险的力量。多年来，我观察了许多接受肿瘤治疗的患者，目睹了健康肌肉是如何提高治疗效果的。较高质量的肌肉不仅可以支持患者挺过化疗和放疗，而且还能最终提高生存率。

谈及癌症问题时，许多人首先想到的是化疗。然而，很少被人提及的是由癌症引发的肌肉萎缩，它影响了半数的患者，并在癌症恶病质（CC）中扮演重要角色。恶病质影响着全球约900万人。这一毁灭性的综合征主要是由炎症加剧引起的。80%住院患者或晚期癌症患者会患上CC，[22]这最终成为至少22%癌症患者的直接死亡原因。[23]

尽管有明确的反证，但美国临床肿瘤学会（ASCO）最近发布了CC管理指南，称在CC发作后进行运动是无效的，因此不推荐。[24]我发现这份指南让人瞠目且危险，尤其是其结论并没有基于任何试验。即使在动物CC模型中，抗阻训练（RET）也能增加体重[25]和肌肉量。[26]此外，针对有特别侵袭性恶病质的癌症患者（例如胰腺癌患者），RET临床试验已经悄然展开。[27]值得注意的是，RET不仅保持了胰腺和肺CC患者的肌肉量，[28]甚至增加了胰腺CC患者的体重[29]和肌肉量，[30]还增加了接受放疗的头颈癌患者的肌肉量，这些患者在放疗期间的体重损失超过8.5%。[31]这些发现表明，CC患者在专业的RET指导后，可以在临床上体验到肌肉量和力量的显著增加。[32]但是，要确定何种RET类型最有效，以及哪些具体的运动参数（运动强度、运动量、TUT）能同时增加肌肉量和减少炎症，还需要更多的试验。现在是时候让主流医学界认识到健康肌肉在肿瘤学和其他领域的纠错能力了。

在疾病发作前增加肌肉量，提供给我们对抗诸如恶病质等状况的最佳防御机制。即使在诊断后，**旨在促进和维持骨骼肌的定向营养和运动计划也能提供立即的干预，提高恶病质患者的生存率，甚至帮助康复。**饮食和运动有助于预防和治疗，而生存和康复则取决于恶病质的根本原因。食物和营养素可以作为药物被利用，提供既简单又强效的治疗。清楚地认识到关键营养素和运动相结合在真正的健康和生存力方面发挥的关键作用，是必要的第一步。

用于减轻炎症、刺激食欲和减少肌肉消耗的药物治疗方法已经出现。[33]然而，放大此类治疗效果的运动却往往被忽视。文献中早已充分确立了运动作为癌症辅助治疗措施的益处。尽管如此，医学界尚未将这些建议作为标准治疗方案的一部分来实施。

患者应该尽一切力量防御肌肉退化，而不仅仅是依赖药物。对于恶病质患者，重要的是利用身体自身通过刺激产生肌肉的能力，以及体力，将生化过程朝有利的方向推进。[34]运动必须像医生使用其他处方一样谨慎和精准。

痴呆和阿尔茨海默病

长期以来，人们已经知道超重/肥胖对记忆有负面影响。大量研究证明了过量脂肪与低脑容量之间的关联。现在新出现的证据进一步揭示了肥胖对大脑结构的破坏性。到2050年，全球患痴呆的人数预计将上升到1.06亿。[35]在症状出现之前识别这种严重病症的先兆是否有助于减小这个数字？最近的发现表明，这是有可能的。

我在华盛顿大学圣路易斯分校接受肥胖医学的研究生培训期间，亲眼见证了过量脂肪与脑部疾病之间的联系。对40多岁人群的脑部扫描显示，较大的腰围与较低的脑容量有关。近期的研究已经证实了这些发现。一项对6583人的腹径进行长期测量的研究显示，腹径最大的参与者患痴呆的可能性几乎是最小者的3倍。[36]这意味着仅仅超重就会成倍增加一个人丧失记忆的风险。

社会让我们相信，与年龄相关的记忆问题是不可避免的。然而，我认为，记忆缺陷与骨骼肌减少的关联比与年龄的关联更为直接。如果我们不再接受中年期的体能下降是不可避免的，[37]那么我们是否能更清楚地看到它们之间的真正联系呢？

我的腰围尺寸如何影响我的大脑？

与糖尿病、心血管疾病和高血压一样，阿尔茨海默病（AD）在某些情况下是一种可预防的代谢性疾病。尽管AD的病因包含多种因素，甚至具有遗传成分，但我在这里关注的是代谢，包括体重和血糖控制之间的相互作用，它们也会导致大脑退化。我们不妨将AD视为大脑的3型糖尿病。

一项涉及130万人的最新荟萃分析显示，因过多脂肪导致的高BMI与痴呆风险增加有关，这在确诊痴呆的20多年前就已经测量到了。[38]这意味着痴呆的先兆在与记忆相关的各种症状出现的20年前就显现了。[39]这些发现对我们大部分人有着深远的影响。到2030年，预计将有13.5亿成年人超重，其中5.73亿人属于肥胖。有趣的是，抛开2型糖尿病的因素，肥胖也被证明能够增加罹患痴呆的风险。

腰围与脑部疾病之间的联系意味着许多**痴呆是可以预测的。**人并不是某一天突然患病的。相反，心智衰退始于细微的功能缺陷——比如词语检索困难、信息处理能力下降或记不住东西放在哪里等——它们随着时间的推移逐渐加剧。随着这些变化日趋明显，人们开始不安，担忧身体越来越衰弱，由此情绪低落、缺乏斗志。这是我们看到的另一个可预测的不良健康结果，其根源就是肌肉功能受损。记忆丧失和大脑损伤是医学上为数不多的人类无法逆转的事件之一，因此预防是最佳策略。

■

就像我们现在反复看到的，健康的肌肉组织为身体提供了对抗一系列损耗元气的疾病（从癌症到心脏病，甚至更多）的关键防护。这些疾病状态始于受损的骨骼肌，它触发了一个周而复始的代谢失衡和不良健康循环。

我们知道，中年时期所做的选择会加速衰老的进程。失去骨骼肌就意味着失去产生细胞能量的线粒体。因此，产能减少导致疲劳也就不足为奇了。疲劳叠加上线粒体数量减少，意味着你使用的能量也更少——燃烧的热量也更少。这些热量被储存为脂肪，从而导致超重。疾病循环就这样继续着。

通过保护骨骼肌保存你的线粒体，帮助你保护身体免受代谢失衡和衰老的影响。那么，你准备做些什么送给你的身体一份健康长寿的礼物呢？

心态重塑

设定标准，实现本属于你的健康

我不会讨论太多为健康设定“目标”这种话题。对我来说，这样会为失败留下太多的空间——太多人陷入疾病的泥潭，而他们本应享有获得最佳健康的自由。不谈目标，让我们更专注于标准，一套使你在未来从内而外充满力量的标准。

《更清晰、更近、更好：成功人士如何看待世界》（*Clearer, Closer, Better: How Successful People See the World*）一书的作者艾米莉·巴尔塞蒂斯博士（Dr. Emily Balcetis）推荐了一个三步骤公式来进行改变：第一步，敢于梦想；第二步，具体计划；第三步，预见失败。[40]

让我们分解每个步骤。

第一步：敢于梦想

确定你想成为的人。那个人具备哪些品质？他是否健康？他是否自律？他是否专注？然后确定一个实现未来自我的行动。梦想要高远。定义成功对你来说意味着什么。设想让你实现梦想的行动或习惯。

第二步：具体计划

将计划分解为几个小步骤。

1. 安排购物时间。
2. 计划何时烹饪。
3. 提前准备好一天的餐食。

确定你今天需要做的所有“后勤保障任务”，培养那些能缩小当前自我和未来自我之间差距的习惯。明天、后天以及之后的每一天都重复这些步骤。大的进步来自每一小步的积累——不仅适用于改善你的健康，而且适用于改变你的心态框架。

第三步：预见失败

哪些能量消耗会分散你实施计划的注意力？日常生活中哪些陷阱会影响你的专注力和能量，从而阻碍你达到所设定的标准？这需要你对个人弱点有所认识。例如：

- 你是否因为贪恋40分钟的懒觉而不去跑步？这几十分钟本可以帮助你提升能量，保持清醒头脑，为一天的开始做好准备。
- 你是否因为白天累得要死，下班后只想瘫坐在电视机前“放空”，而错过了晚间的锻炼？何不在椭圆机上追剧？如果这能帮助你坚持训练计划的话。
- 你是否为了放松选择周五下午饮酒，而不是去健身房？想象一下，周六早上醒来时你没有因为昨日的放纵感到自责，而是感受到运动带来的愉悦，那将会多么美好啊。

这些假设情景都描绘了人性的弱点、可预见的陷阱以及对抗这些陷阱的替代方案。屈服于阻碍行动的冲动将会破坏任何健康目标。因此，一定要对此心里有数。与其像往常一样不出所料地偏离轨道，不如在妥协退让之前就设想一个新的策略。

提升自己需要努力工作和具体计划。不断提醒自己保持消极习惯会付出什么样的代价，同时培养执行任务的积极性。我们的最终目标是让改善健康的行动变得驾轻就熟和根深蒂固，使它们成为“默认设置”——创造一个符合自我愿景的生活模式。

第三章

在各年龄段强化身体力量

我们每天都在变老。每个人都是如此。没有人能逃避这个现实，但我们基于所拥有的知识而做出的选择将极大地决定我们现在和将来生活的质量和轨迹。第一步是建立一个健康的心态框架来看待变老。即使你没有患什么重大疾病，就日常生活而言，也没有什么比肌肉健康更能决定你的生活质量的了。保持行动能力对于维护自己的自主性和享受生活的能力至关重要。代谢健康驱动全身系统的力量和活力。

随着年龄的增长，许多东西都变得更好、更强壮——我们的心理韧性、解决问题的技能、关系的深度——但与此同时，我们的身体由内向外正在逐步失去力量。针对随时间发生的自然变化，我们致力于营养和训练策略以对抗各种形式的衰弱退化。有疑问吗？看看那些终身运动员，他们在70岁时拥有比许多年龄只有他们一半的人更多、更健康的肌肉组织。

认识到影响健康的内在生理过程，使我们有能力控制我们所能控制的因素，以强有力的方式掌控我们自己的寿命。迈出的第一步是学习解读你身体的变化，提高你对为什么要实施我推荐的策略的理解。我们通常将疾病状态视为二元的——要么有病，要么没病。相反，典型的病情演变就像是一缕幽微、暗燃的火苗，如果不加以控制，将发展成一场森林大火。你让火燃烧的时间越长，就越难从伤害中恢复过来。衰老并不意味着我们一定变得越来越差。但我们确实必须要更有智慧地、更有目的地去行动，来保持永远的强壮。

从小开始

记住，生活是最强者的生存游戏。营养和运动方面的知识——知道吃什么和如何运动——都是必不可少的，而且越早开始越好。社会对成人肥胖的关注也蔓延到对儿童肥胖的担忧。但是，过分关注脂肪而非肌肉让我们误入歧途。对年轻人来说，建立和维持健康的肌肉组织是至关重要的，尽早着手塑造肌肉为长寿打下基础。

根据美国疾病控制与预防中心（CDC）的数据，过去30年里美国儿童肥胖率已经翻了3倍，影响到2～19岁儿童的20%，约1470万人。根据CDC的数据，2001年至2017年间，20岁以下患2型糖尿病的人数增加了95%。[1]美国儿科学会（AAP）表示，不良饮食会增加儿童患糖尿病的风险，后者与高血压、睡眠呼吸暂停、脂肪性肝病和抑郁症有关，而糖尿病是最常见的儿科慢性疾病之一。[2]与此同时，2021年美国国家儿童健康状况调查研究（NSCH）的数据显示，在调查选定的1周内，32%的儿童没有每天吃水果，49%的儿童没有每天吃蔬菜，57%的儿童至少喝过1次含糖饮料。鉴于我们所知，合理的饮食对健康成长至关重要，**我们怎能让营养标准降得这么低?**

就像在银行存钱一样，对肌肉健康的早期投资也会随着时间的推移给我们带来复利效益。抗阻训练和富含营养的食物使年轻人能够充分发挥身体和心理潜力，更不用说提高他们的身体觉知，帮助他们变得自信和强大。运动对于年轻人的心血管健康来说非常重要。同样重要，但在儿童和青少年时期被经常忽视的是肌肉训练的好处，这体现在力量、爆发力和肌肉耐力上。[3]我们每个人生来具有一定数量的肌纤维，[4]但我们能否通过促进肌纤维生长，并从干细胞中创造新的肌纤维来发挥肌肉的潜力，取决于我们一生对健康的投入。因为你的身体具有肌肉记忆，积累力量是有价值的，它可以积极影响肌肉适应抗阻训练所涉及的关键调节基因。[5]

根据美国儿科学会的说法，抗阻训练对儿童和青少年来说是安全有效的，它可以改善健康，减少伤害，有益康复及提高身体素质。[6]抗阻训练不只限于举重，它还包括各种徒手运动，比如青蛙跳、熊爬、螃蟹走、袋鼠跳或单腿跳等。与儿童不能举重的过时传言相反，抗阻训练适合任何年龄段的所有人。

监管良好、充满趣味性、强调正确技巧的训练是激发儿童对运动保持兴趣的安全方式。儿童进行抗阻训练可以提高其运动神经元的募集能力，并受益终身。关键是要建立扎实的基础，确保孩子在增加负荷前能成功完成基准运动。更严格的举重训练，比如使用超过约2千克或4千克的哑铃，可以从青春期开始。

由于年轻人处于激素大量分泌的生长阶段，肌肉组织在早期响应更灵敏。适宜发育水平的安全的抗阻训练奠定了终身受益的基础。孩子参加体育活动越多，蛋白质对他们的成长发育就越有益。[7]

在我们能够控制的所有因素中，婴幼儿期的饮食是最有影响力的。为孩子提供营养丰富、宏量营养素均衡的全食物，可以为他们的健康发育、身形匀称和养成良好习惯打下基础，后者（养成良好习惯）将呵护他们直到青春期甚至成年。[8]在这关键的几年里，低蛋白饮食可能会阻碍其成长，使他们在运动和参加活动量大的游戏时感到疲劳。青少年时期以蛋白质为主的饮食为他们提供了努力学习、茁壮成长和自我挑战所需要的能量，同时也有助于预防日后的代谢紊乱。我们知道，健康肌肉需要日积月累，这就是为什么我们需要将早期抗阻训练作为所有孩子的“必修科目”。

你知道吗？当孩子在学习如何攀岩或在架子上攀爬玩耍时，他们正在改变肌肉细胞的性质和能力。我们经常用“肌肉记忆”这个词，而最近的研究揭示了**肌肉是如何在细胞层面上真正获得和保持记忆的**——通过运动诱导肌细胞核（肌核）增加。[9]

研究表明，之前接受过训练的肌肉具有更多的肌核，这暗示早期开始抗阻训练可以使肌肉组织通过肌核增加获得“细胞记忆”。拥有更多肌核的肌纤维生长得更快，尤其是在未来接受抗阻训练时更是如此。[10]

立即开始！

与许多人的假设相反，我们所讨论的衰老——**肌肉和体成分不可避免的生理变化——实际上从30岁左右就开始了。**年轻时开始塑造肌肉可以让你建立生物储备，其效果伴随你的一生。毕竟，老年人保持力量和肌肉的能力不仅取决于其肌肉损失的速率，还取决于这种损失开始的起点，也就是早年达到的峰值肌肉量。[11]早期做出的选择将控制整个身体系统，最终决定你的能量、活力和耐力。

话虽如此，**开始锻炼永远不会太晚。**积极的变化可能不会来得那么快，但我保证你会看到改进。就在今天！采取行动来改写你的未来吧。

归根结底一句话：你的肌肉越健康，你保持健康和强壮的机会就越大。

20到30岁

在你二三十岁的时候，你想追随每一个最新的营养趋势，你囤积补充剂，大量食用“超级”食物，决定成为素食者，或者以牺牲蛋白质为代价全面转向植物性饮食。[12]但有时过多的信息并非好事。我的策略专注于长期以来的科学推荐，而不是让你陷入一时的狂热中。

快速修复从来不管用。相反，一步步遵循里昂方案能帮你为未来的力量、健康和长寿打下坚实的基础。在青春期和刚成年时就培养运动的生活方式，其益处不仅仅是身体方面的。有越来越多的证据表明，运动对人的认知发展、社交、减压和整体的心理健康都有积极影响。

在成年阶段的早期，你的激素分泌达到顶峰，睾酮、生长激素和胰岛素样生长因子1（IGF-1）都处于促进生长的最佳状态。也许从表面上看，当这些激素水平较高时，你可以稍微犯点儿懒，不用那么严格要求自己：你的身体会尽其所能地利用你所给予的营养。但是年轻时的“免责卡”可能让你形成坏习惯。相反，勤奋并专注地建立起一种行为模式，使其不仅对现在的你有帮助，从长期来看你也同样受益。

这里有一个令人警醒的信息，应该能帮助你走上健康生活的道路。**你可能会在25岁到30岁之间达到你的峰值骨量。**骨骼健康在很大程度上取决于肌肉力量和器官系统之间的相互作用。瘦体重和骨密度之间有明显的正相关关系。[13]你知道峰值是怎么回事吧？一旦达到顶峰，就从那里开始走下坡路了。为什么不为不可避免的下坡路做好准备呢？

辛迪的故事

我有一个患者名叫辛迪，她是一位生物学家，一直对健身感兴趣，但难以增加肌肉。她身材瘦弱，肌肉量少，有些人可能会形容她为“泡芙人”。在她从户外工作转到办公室工作后，她开始整天坐着，经常感到疲劳。她控制热量摄入，但她吃的大多是高加工、低营养密度的转基因食品。她的健康因为水质下降以及室内外空气质量的下降受到进一步损害。

辛迪看似顿顿吃得很饱，但由于饮食中缺乏膳食纤维和全食物，她得了营养不良。较低的铁和锌水平使她的头发和指甲脆弱易断。她在健身房进行的稳态有氧训练虽然持续时间很长，但收效甚微。辛迪掉入了一个非常普遍的陷阱。像许多担心“增肌等于变成大块头”的女性一样，她从未认真考虑过抗阻训练。

为了让她的人生焕然一新，我改变了她的饮食结构，设定了清晰、一致的用餐时间。为了滋补她的身体，我在她的饮食中增加了蛋白质，将她从只吃低热量包装食品转移到摄取营养丰富的全食物上。**她的转变让我想起了突然得到水分的枯萎花朵。**她增加了肌肉量，开始刷新个人力量的最佳纪录。她的能量从二级跳到十级。她不再依赖咖啡因，她的晨间咖啡从4杯减少到1杯。她的血液指标也得到了改善，包括铁。她的头发、皮肤和指甲开始焕发光彩。为了控制食欲，她学会将注意力集中在对身体健康的渴望上。她不再像以前那样每天下午3点就感到筋疲力尽，她几乎不敢相信自己在正常的生活节奏下竟然能够迸发出如此强大的能量。

一旦我给她明确的指导，辛迪就变成了我的“明星患者”——执行力女王。她依靠清晰的饮食策略提高了她的饮食营养密度。我还改变了她的运动策略，并教她如何让睡眠回归正轨。现在她的身体里充满了健康所需的宏量和微量营养素，辛迪的能量水平爆炸式增长。经期时她的情绪不再低落，也不再像我见过的许多年轻女性那样因为吃了碳水化合物而感到恐惧。她不再像过去那样苛待自己的身体，而是小心地滋养着它。她增加了肌肉却没有变得笨重，她减掉了多余的脂肪（尽管之前她看上去很瘦），如今健美的她自信地登上泳装舞台，完成了人生中第一场比基尼秀。减肥不是她的目标，她只是想彻底地转变——而这一切都发生了。

生育力

不仅仅在西方国家，在全世界范围内，不孕以及肥胖和超重人群都在增加。通常被认为只是激素问题的生育力，实际上与男性和女性的饮食习惯和生活方式紧密相关。健美的身体在优化、刺激生育力的健康指标方面扮演着独特且重要的角色。

女性不孕症

女性不孕症通常被定义为在尝试自然受孕12个月或更长时间

后仍未能怀孕。根据世界卫生组织（WHO）的估计，不孕症影响着5000万到8000万女性。[14]在育龄女性中，不孕症最常见的原因是不能排卵，这在有生育问题的女性中占40%。[15]众所周知，肥胖会干扰女性的生育力，甚至轻微的超重也可能与怀孕率降低有关。[16]

目前我们面临的一个挑战是，美国有多达500万女性——占育龄女性的6%～12%，患有多囊卵巢综合征（PCOS）。这种情况与胰岛素抵抗、肌肉组织差异有关，常常在晚年导致肌少症性肥胖（SO）。[17]PCOS直接影响肌肉组织，导致胰岛素介导的葡萄糖吸收减少，有时还会出现胰岛素信号通路缺陷。人们通常认为PCOS与肥胖有关，但受影响的个体存在显著的外周胰岛素抵抗，与体重指数（BMI）并无关联。即使身形清瘦的多囊卵巢综合征患者，也具有较高的肌内脂肪水平，这可能是胰岛素敏感性降低的原因。不考虑肥胖因素，多囊卵巢综合征患者处理葡萄糖的能力下降了。骨骼肌是治疗的重点。这强调了高强度运动在逆转胰岛素抵抗问题中所起的关键作用。[18]提高生育力，不仅在于减少体内过量脂肪的负面影响，还在于从分子层面上解决胰岛素问题。运动和营养可以用来增强细胞信号传送，这对两者都大有裨益。现在越来越明确的是，肌肉应该作为分析女性不孕症的最常见原因的焦点。[19]

怀孕

骨骼肌对健康怀孕功不可没。这个了不起的器官系统可以适应女性怀孕期间发生的正常变化，使胎儿获得必要的营养，同时缓冲这些变化对母亲的影响。健康怀孕改变人体的新陈代谢、激素和血液循环。它还创造了一种胰岛素抵抗，这是人体的刻意行为。研究表明，怀孕期间胰岛素介导的全身葡萄糖处理减少了50%。[20]

我们已经讨论过胰岛素抵抗的危险。为什么这会是妊娠过程中的一个正常反应呢？原因非常简单。怀孕增加了母亲的血糖水平和游离脂肪酸量，便于将这些营养物质提供给胎儿。这意味着怀孕会导致更高的血糖水平。具有健康、正常的葡萄糖耐量的女性可以通过增加胰岛素产量来处理这种变化。但是，如果母亲的身体不能制造并使用所有需要的胰岛素，葡萄糖就会留在血液中，发生高血糖，最终导致妊娠糖尿病。美国每年约有10%的怀孕女性受到妊娠糖尿病的影响。[21]尽管这种情况是可以治疗的，但它会增加母亲患高血压的风险，并可能伤害胎儿。妊娠糖尿病导致新生儿出生时体重过大（4千克或更多）并增加分娩的复杂性，还会引发早产（导致新生儿呼吸和其他生理问题），以及新生儿出生时低血糖和日后患2型糖尿病的风险。

最好的防御措施——对你和你的宝宝而言——是以尽可能健康的状态进入怀孕期。如果你开始怀孕时久坐不动或已经有胰岛素抵抗的骨骼肌，你就是以一种不健康的状态开始怀孕的。[22]随着肥胖率的上升，越来越多的女性以超重、不健康的状态怀孕，由于代谢受损，她们面临着更高的风险。[23]

健康的骨骼肌在保护母亲和孩子方面的作用被严重忽视。怀孕期间的胰岛素抵抗是正常的反应，但妊娠糖尿病并不是。[24]健康的骨骼肌可以帮助母亲避免患上妊娠糖尿病，研究清楚地表明了抗阻训练和有氧训练在改善血糖水平方面的重要性。[25]综上所述，预防妊娠糖尿病的关键在于，将更多的肌肉运动纳入围产期训练计划中。

男性不育症

脂肪将睾酮转化为雌激素，储存在多余的脂肪组织和不健康的大理石纹肌肉中，睾酮水平因此降低。脂肪还能导致已经反复强调过的血糖问题，它会增加皮质醇水平，从而降低男性的生育力。

从好的方面来看，**肌肉收缩可能对生育力有积极的影响。**通过改善激素生成与应答、改善体成分以及调节体内的炎症反应，肌肉健康会提高男性的生育力。越来越多的证据表明，不同类型的运动干预可以成功地改善正常男性和不育男性在多个方面的生殖功能。[26]实际上，运动已被证明可以提高精子活力，并增加精液量。[27]如果脂肪破坏了男性生育力，那么增加更多的可以改善新陈代谢的健康肌肉，会有所帮助。

35到45岁

“我不知道发生了什么。我像以前一样吃东西和锻炼，但我的体重仍在不断地增加。”几乎每天都有这个年龄段的患者对我说这样的话。这是常见的，也是意料之中的。三四十岁的人已经到达了最后的新陈代谢转折点，在你的身体上、在血检中都会出现一些迹象。有一件事是肯定的：身体的外部变化表明了你体内可能拥有不健康的骨骼肌。如果你继续像20多岁的年轻人那样吃东西和运动，你将开始增加脂肪，你的肌肉健康也会进入下降通道。幸运的是，通过遵循被无数次证明正确的原则，你可以纠正那些会加剧因年龄导致的代谢变化的行为。**如果你在年轻时错过了窗口期，那么现在就是你的黄金时刻。利用这10年专注构建你所需要的身体防护。**

你不需要等到未来才能体验到现在关注健康的好处。当然，改善的体成分会让你在血检结果中看到身体正在重归平衡。但你也会一天比一天感觉更好。**代谢健康能够带来更好的睡眠质量，还让你精力充沛。**当你的激素分泌达到高峰的时候，**健康的肌肉使你意志更加坚定，在职业发展的关键时期为你增加动力。**以肌肉为中心的生活方式**甚至能助力你的爱情生活，你变得更加灵活，赤身裸体时的感觉更好。**此外，运动已被证明可以增加性欲。

这些明显的改善能够波及你周围的人。你知道吗？研究表明，肥胖能在社交网络中“传播”（2007年的一项研究表明，如果一个朋友在某个时间段内变得肥胖，那另一个朋友变胖的概率增加了171%）。[28]人类健康的“传播”也是如此。

你能猜出武装自己抵御与年龄相关的衰退的关键因素是什么吗？当然，它是蛋白质（和抗阻训练）！当你高中毕业上大学或开始工作时，旧习惯可能会一直跟随着你，挥之不去。一旦体格生长期结束，我们需要做出聪明的改变以优化体成分来保持良好的健康状态。这是最大限度地提高肌肉作为营养感应器官的重要能力的关键时刻，这也是通向肌肉生长和健康生活的最有效途径之一。

40岁中后期

衰老是不可避免的。我们每个人每天都在经历衰老。将肌肉描述为青春之泉并不是否认或贬低衰老的现实。相反，我们直面这种随时间发生的不可避免但可预见的变化，就可以充分地利用它们。

厌倦了反复增减的体重？渴望一个完整的不间断的睡眠之夜？希望到下午3点时仍能精神百倍而非浑浑噩噩地过完剩下的时间？正在与脑雾、忘词或沮丧做斗争？我在这里告诉你，解药就在眼前！就在这里！就在现在！这是你掌控健康的机会，而不是听任衰老夺走你的自由。

我们知道，随着年龄的增长，肌肉感知营养的能力会减弱。当肌肉对蛋白质，尤其是对低剂量氨基酸的反应变得迟钝时，肌肉组织就会发生变化。当变化发生时，肌肉组织的代谢能力就会显著下降，我们罹患疾病、感到疲劳、发生肥胖的风险也随之增加。一旦肌肉组织的破坏开始（这在任何年龄段都会发生，但通常在40多岁时才能检测到），应对减重和健康挑战将变得更加困难。

肥胖会在肌肉中产生有毒的代谢环境，损害肌肉组织。有毒的脂肪副产物塞满了骨骼肌“行李箱”，使我们变得虚弱僵硬，并且无法有效地处理我们摄入的食物热量。脂质沉积在骨骼肌中会损害肌肉的收缩能力，同时干扰氨基酸合成新的健康的肌肉组织。脂肪积累不仅仅发生在脂肪细胞中，而且会扩散到肌肉中。这使得从运动或受伤中恢复变得更加困难，同时也减弱了增加更多肌肉的能力。

由于受损肌肉对蛋白质的反应减弱，40岁以上的成年人需要一个以激活肌肉蛋白合成（MPS）——即将氨基酸转化为骨骼肌的过程——为重点的营养计划。别担心。我会在第五章中更深入地解释整个过程。

里昂方案还考虑到了肌肉胰岛素抵抗的变化。虽然再生能力减弱是一个事实，但这并不意味着你无法通过直接控制其他变化来影响你的活力。把这几年看作是决定成败的关键时期。

如果没有适当的饮食和抗阻训练，从30岁开始的骨骼肌退化（肌少症）以及力量下降（肌力减少症）通常会在50岁左右变得非常明显。它们下降的速度分别为每年0.8%～1%和2%～3%。这样的趋势会导致肌肉流失与体脂增加，最终形成肌肉萎缩和肥胖，即所谓的肌少症性肥胖。肌少症和肥胖都反映了代谢状况不佳。因此，肌少症性肥胖可能导致更严重的代谢紊乱和增加患心血管疾病的风险。[29]

这就是为什么运动不仅仅是为了追求虚荣。如果你停止运动，你的肌肉就会开始萎缩。一项研究显示，老年人卧床仅仅7天后，腿部肌肉组织就会减少大约3%。[30]你可能认为卧床只会影响病人或老年人，实际上任何人**生病、不活动或简单地停止运动都有可能面临显著的肌肉组织衰退。**卧床休息并非一种无副作用的良性治疗。事实上，它带来的危害比好处更多。1999年的一项系统评价发现，尽管卧床休息对所研究的17种疾病没有任何好处，却被推荐给几乎所有患者，[31]这是一种相当过时的做法。在这里，我们看到了肌肉的代谢能力在主流医学界被完全忽视了。当我们中的大多数人已经开始缺失瘦肌肉时，将人固定在床上，美其名曰“卧床休息”，实在是一种有潜在危害的治疗方法。

除非你是一名终身运动员，一直都把蛋白质和肌肉构建放在首位，否则你可能需要更多健康的肌肉。最近的评估表明，在60岁以下的人群中，有8%～36%的人被认为肌肉萎缩，而在60岁及以上的人群中，这一比例为10%～27%。60岁以上人群中严重肌肉萎缩的比例为2%～9%。[32]即将到人生的第5个10年，改善新陈代谢变得更加困难，但保持健康的窗口从未完全关闭。在这个年龄段，如果你摄入适量的高质量蛋白质并积极训练（见第五章和第九章），来治愈和塑造你的肌肉，你仍有机会逆转代谢功能障碍，并且根据你当前的指标，在几个月内增加数磅肌肉。所以，是时候开始努力了！

想要永远强壮，永远不会太晚。

“请记住，年龄是伟大的平衡者。你的习惯决定了你如何应对成熟。”

50多岁

变老带给我们成熟，带给我们判断力和智慧！而且，为期20年的研究表明，我们中的许多人随着年龄的增长感受到的压力也变小了。[33]然而，时间之父也给我们带来了骨骼肌减少的挑战。

大约在50岁以后，肌肉量每年减少1%～2%。[34]通常，失去的肌肉被脂肪所取代，这削弱了肌肉力量，降低了运动能力，同时也打乱了新陈代谢。

肌肉力量的下降幅度更大。活动量减少、低于标准的营养摄入、激素分泌减少、受伤和炎症都在这个过程中起一定的作用。但不同于天气，我们可以改变造成这些衰退的力量。我们可以通过正确地摄入蛋白质和进行抗阻训练来弥补肌肉量和肌肉力量的损失。正如之前提到的，老年人需要摄入更多的蛋白质来支撑健康，促进痊愈过程，并维护身体的各项功能。

老年人摄取高蛋白的益处

- 提高骨密度
- 放缓骨质流失速度
- 放缓肌肉流失速度
- 改善体成分

将最佳的蛋白质摄入与抗阻训练相结合，可以维护肌肉健康，并有助于解决饮食失调、脂肪肝、肥胖、高血压、高血糖和高胆固醇等问题，同时预防许多其他疾病。

专业医护人员就年轻时或中年时少吃蛋白质、多吃蔬菜的问题争论不休，但争论到此为止。没有一位受人尊敬的老年病学家会说出低蛋白饮食或牺牲肌肉量对成年人群体是安全的这种话。肌少症导致肌肉量缓慢减少，增加了罹患慢性疾病的风险，是未来失能的直接预测指标。我们的目标是获得并保持尽可能多的肌肉，以应对这种不可避免的衰退。幸运的是，即使是老化的肌肉仍然具有可塑性，这意味着改善始终是可能的。

更年期

几乎每个处于更年期或即将进入更年期的女性都能证实这一时期发生的体脂分布变化。随着更年期雌激素和孕酮分泌的减少，它们相对于皮质醇的失衡进一步加剧了胰岛素抵抗。这些激素变化，再加上能量消耗的减少，可能会导致体重增加。但只是可能，并不意味着一定会发生。**过度肥胖和肌肉健康下降并非不可避免！**

随着孕酮和雌激素分泌的减少，你可以通过饮食干预和有氧训练及抗阻训练提供的强大刺激来抵消这些激素下降产生的影响。减轻更年期变化的工具就在你自己手中，直接由你控制，完全听你召唤。

女性在这一转变期最常见的困扰是几乎立即出现的脂肪堆积和肌肉量减少。这影响了自信、情绪和整体生活质量。我无数次目睹更年期女性“缴械投降”，她们说，自己就是老了，尝试也没有意义。但实际情况远非如此。

一旦你了解了随着激素变化身体发生的改变，你就可以制订一个计划，保证你在任何激素状态下都能取胜。围绝经期是调整你的心态框架、完善你的高强度间歇训练（HIIT）（详见第237页）并优化蛋白质摄入的时期，同时适度控制碳水化合物的摄入——尤其是在运动后和睡前。采取这些步骤将为你筑起一个坚固的、健康的瘦肌肉新陈代谢基准，帮助你安然度过即将到来的变化。

更年期带来雌激素的迅速减少，从而导致睾酮占主导地位。绝经后的卵巢成为雄激素的分泌器官，分泌量约占睾酮总量的25%。问题不是这个时期产生了更多的睾酮，问题在于雌激素分泌减少，无法对雄激素提供足够的反作用力。雌激素将体重主要分配在女性的腰部和臀部，而睾酮则促进腹部周围脂肪的堆积。这种转变表现为肌肉量和骨密度突然减少，以及躯干肥胖的概率增加。

研究表明，女性体内的雌激素会影响骨骼肌的功能和肥大（由细胞体积增大而导致的器官体积增大）。[35]随着雌激素水平下降，一直受雌激素水平支持的骨骼肌器官系统开始衰退。因为雌激素为肌腱和韧带提供关键支持，所以更年期的激素衰减增加了受伤和关节疼痛的风险。同样的效果在服用抑制自然激素产生的避孕药的女性身上也可以看到。

饮食不规律加剧了更年期的脆弱性。我看到许多女性午餐只吃哈密瓜，晚餐吃一小份鸡胸肉沙拉加一杯咖啡，同时参加健步走、尊巴舞或普拉提训练，这样的饮食健身模式影响了她们的健康。这不是我们给更年期女性强健身体准备的强效药。

相反，采取以肌肉为中心的生活方式，包括营养素设计均衡的高蛋白饮食、严格的热量预算，同时结合能将蛋白质转化为肌肉的抗阻训练，会让你在整个更年期保持强壮、健康和充满活力。

吉姆的故事

63岁的吉姆非常活跃。她坚持生酮饮食多年，并定期做举重训练。大约10年前，吉姆进入更年期，她开始了激素替代疗法。她通常会禁食到中午，然后严格遵守低碳水生酮饮食。尽管如此，她的腹部仍然开始堆积脂肪，头发也开始脱落，并且尽管每周进行3次举重训练，她仍然看不到肌肉量增加的迹象。她来找我帮她调整营养健身计划，以确保能够优雅地老去。我见到她时，她的肌肉整体状况还不错，但她的膳食蛋白质和运动需要做一下调整。

首先我们解决她的饮食问题。她的生酮饮食脂肪含量过高而蛋白质含量过低，无法跟上老化带来的代谢变化。这导致她无法触发肌肉生长反应——直到我调整了她的饮食计划。我让她停止禁食，并将生酮饮食转变为高蛋白饮食。我们把她的蛋白质摄入量增加到每天80克（大约每千克体重1.6克），以抵消她的肌肉损失。我们添加了肌酸和支链氨基酸（BCAA），以及乳清蛋白奶昔。补充的目标是在保持低热量的同时，用肌酸支持大脑和肌肉健康，并用BCAA促进肌肉合成。此外，由于她无法像40多岁时那样进行同样强度的训练，我们添加了一种必需氨基酸饮料，以进一步增加她的蛋白质摄入量（没有额外的热量，完全不需要她去健身房消耗）。按照这个计划，吉姆在第1个月增加了1千克的肌肉。

提高她的训练量和对训练的专注度也有帮助。我们减少了她的有氧训练，并让她利用这段时间进行那些能使肌肉达到力竭和疲劳的训练。吉姆2天全身抗阻训练，然后1天上半身训练加上1天下半身训练。她体会到了全力以赴的满足感。我们关闭了她的肌肉流失模式，帮她每2个月左右增加约0.2千克肌肉。通过停止禁食、减少脂肪摄入、添加适当的补充剂、增加蛋白质摄入，同时改变训练方式，吉姆取得了惊人的进步。

男性更年期

不是只有女性才会经历与年龄相关的激素变化。睾酮的减少——在男性衰老过程中自然且意料之中的事——导致肌肉减少和脂肪增加，而后者将导致体成分失衡，罹患伴随肌肉健康下降出现的疾病的风险增加。

睾酮促进肌肉蛋白合成，有助于防止肌肉组织分解，并保护心血管不受疾病侵害。这些功能随着年龄的增长或面临健康挑战时变得越来越重要。作为增加肌肉量和增强力量的一部分，睾酮会增加卫星细胞的数量，促进正常生长、修复和再生。如果没有抗阻训练的刺激，这些细胞就会进入“暂停”或休眠状态，而且处于非活跃状态的时间越长，重新激活它们就越困难。通过运动刺激这些细胞可以防止其休眠并减缓肌肉衰退。[36]

换句话说，随着年龄增长，优先进行抗阻训练的男性能够防止卫星细胞“暂停”，塑造更大、更强壮且有能力进行自我修复的肌肉组织。相反，总是久坐不动的男性，其肌肉将不具备这些再生和生长能力。结果就是，他终将拥有更虚弱、更多胰岛素抵抗的肌肉。

这好像开了个头，后续问题源源不断。不同于女性更年期有一个明确的终点，男性更年期（低睾酮水平）会持续几十年。除了实验室测试，你怎么知道自己有低睾酮水平问题呢？警惕低性欲、肌肉增加困难或腹部脂肪堆积，所有这些都可能是男性更年期的迹象。请记住，虽然变老是不可避免的，但由于肌肉量减少而引起的健康滑坡并非不可避免！**结合了营养和运动的以肌肉为中心的生活方式将重写你的人生故事。**

60岁及更老

超过60岁后，你将收获之前为了身体强壮所做的一切努力及培养良好习惯所带来的回报。你的肌肉是有细胞记忆的，因此经过良好训练的运动神经系统这时已经准备好保护你了。如果到目前为止，你的健康习惯不尽如人意，肌肉量的显著减少和体成分的变化就是迫使你觉醒的警钟，从今天开始真正的改变吧！因为在这个时期，较容易出现长时间不活动和伤病等情况，从而限制行动能力，所以从内到外采取明智的措施来加强自我防护，是建立健康习惯的重要部分，这些健康习惯将在你的余生中发挥作用。

对于60岁以上的人来说，生活质量成为任何饮食和运动计划的首要考虑因素。我再说一遍：**保护骨骼肌是保障你独立性的最佳方式。**根据美国疾病控制与预防中心（CDC）的数据，每年约有300万名老年人因跌倒被送往急诊室。每年有1/3的65岁以上成年人跌倒。其中，又有约1/4髋部骨折并在随后1年内死亡。65岁以上人群中意外死亡的最常见原因是跌倒及相关伤害。[37]你不必成为其中的一分子！

研究表明，每周进行2～4天精心设计的抗阻训练能够成功地增加65岁以上个体的最大力量、肌肉量、肌肉力量和功能容量。其他研究强调了有氧训练和抗阻训练对这一年龄组人群在认知方面的益处，指出这些类型的运动释放的令人愉悦的激素能够健脑并提升身体觉知。[38]就算改善的速度不会像年轻时那么快，就算你在晚年才开始锻炼，一个精心设计的健身计划也能为你带来这些好处。

由于较少有人因从悬崖上跌落而死亡，因此在官方死因统计中，跌落致死的数字似乎微不足道。然而实际上，在十大死因中，肌肉健康和行动能力问题导致的死亡至少占了9个。为了更好理解这一点，换个角度说，根据CDC的数据，肥胖没有被列为主要死因。然而，肥胖是导致心脏病、癌症、糖尿病、呼吸紧张、阿尔茨海默病等的潜在原因。肥胖、肌肉健康和行动能力都是死亡的主要因素，但CDC无法量化这种关系，它只报告医生在死亡证明上写的内容。

跌倒后，无法保持日常生活活动（ADL）成为一个主要的健康问题，它影响了从认知、情绪、心理到代谢健康等各个方面。

美国每年65岁以上成年人因髋部骨折住院的约有30万。这为接下来几年将发生的分解代谢危机奠定了基础。心脏病在美国每年导致约38万人死亡。另有32万人因心脏停止跳动（原因未知）而死亡。如果我们从分解代谢危机的视角来看待跌倒，它们就成为65岁及以上人群的主要伤害和死亡原因，也是全球意外死亡的第二大原因。[39]骨骼肌是你生命之战中的身体盔甲！

我永远不会美化那些让受损肌肉更难修复的科学过程。但我要毫不含糊地告诉你，**改善你的肌肉健康永远不会太晚！**

即使疾病、伤痛或者乏味的老年生活让你的活动量不甚理想，你仍然可以变得更强壮、更健康，并享受到新迸发出来的满满活力。将任何犹豫从决策中剔除吧。轻松地告诉自己，今天是开始训练的日子。当然，你可能无法以你希望拥有的或曾经拥有的力量和敏捷度开始，但不要让失败的消极态度阻碍你。选择一些可行的、能让你感觉良好的事情去做。不要因为任何退步而自责，而要激励自己继续前进。

心态重塑

克服现在的偏见

我们跟踪并监控我们的时间、金钱和热量，但很少花时间去追踪我们复杂的思维。你的思维一直在影响着你的健康。我在这里为你提供一个模型来创建心态框架，控制并塑造你的身体。有了这个框架，我们就可以预见你在“战场上”可能遇到的障碍。其中最难征服的就是现在的偏见。

人类倾向于**现在的偏见，优先考虑当前的想法和欲望，而不是长期的个人目标**。本质上，我们做出的选择更偏向于满足当前自我，而不是未来自我。现在的偏见体现了拖延的挣扎——将需要今天采取的行动推迟到明天。我在诊所经常看到这样的例子。一些患者尽管迫切希望减脂并增加健康的瘦肌肉，但他们却难以坚持吃那些他们明知对未来健康有益的食物。不关注眼下的行为对他们的健康目标有何长期的影响，他们最终总是屈服于对一盒饼干、一瓶酒或一袋薯片的即时欲望。

现在的偏见是一种根深蒂固的倾向，导致人们屈服于短期欲望，而不顾长期结果。这种现象涉及两个不同的角色，当前自我和未来自我，二者差距可能很大。当前自我和未来自我都是你的一部分。你培养更多的那一个将占主导地位。

这里有一个例子。我的患者玛利亚是3个孩子的母亲，她感觉她的身体在孩子们出生后从未恢复过。3年来，她一直想努力减肥。她说：“我真的想减肥，白天的时候我非常有规律，但到了晚上孩子们吃饼干时，我也会跟着吃。我告诉自己明天会做得更好。”

对于玛利亚来说，那个“明天”至少3年都没有到来。这是一个典型的例子，表明她的当前自我战胜了未来自我。让我们分析一下这是如何发生的。做出像这样自毁性的选择，意味着选择了眼下的小奖励（享受零食）而不是未来拥有完美身材的大奖励。通过屈服于饼干的诱惑，玛利亚试图减轻做她不想做的事情带来的不适和压力。

从心理学角度来看，玛利亚的选择可能有很多原因。也许她的自我价值感很低（见第223页以评估你的自我价值感）。也许她觉得自己不配减肥。也许她习惯于将食物作为情感慰藉。无论她是有意识的还是无意识的，她的当前自我正在破坏她未来的梦想，破坏她的生活。在非常原始的层面上，这不是她的错。为了获得生活中真正想要的东西，我们每个人都必须与当前自我战斗。

玛利亚和我进行了一次非常艰难的谈心，我们讨论了她的当前自我是如何破坏她的未来自我的，最后她明白了。首先，我让她认识到她的未来自我——那个自律、健康并且明白为了保持这个未来自我，必须缩小现在和将来之间距离的玛利亚。她必须让未来自我比当前自我更强大。这就是真正的训练所在——不是在体重，而是在思想上。

我们一起探讨了她想成为的那种人，并勾勒出能把她带到那里的每一步行动。然后我们设置了后果，将其作为建立“护栏”的一种方式。对玛利亚有效的方法是这样的：每当她的当前自我吃饼干时，她就拿出一沓20美元的钞票扔掉。这让她感到刺痛。她讨厌浪费，所以对她而言，这是与未来自我失之交臂的一个后果。猜猜她需要多少次承担这个后果?

1次。仅仅1次她就改变了这个习惯，永久性地。通过建立适当的“护栏”并与未来自我建立紧密的联系，使两个自我合二为一，玛利亚最终达成了她的目标。

未来展望

人们常说，你应该去想象一下自己想要的东西以及得到它时的感觉。而我发现一个更有效的方法：做一个未来的预测，坚持当前的坏习惯将会让你付出什么代价。这非常有效。它突出显示了如果你继续做出负面选择，你将不得不放弃什么。

找一个安静的地方坐下，然后想象一下……如果你继续这些负面的做法，2年之后你将付出什么代价？4年之后呢？20年后又会怎样？

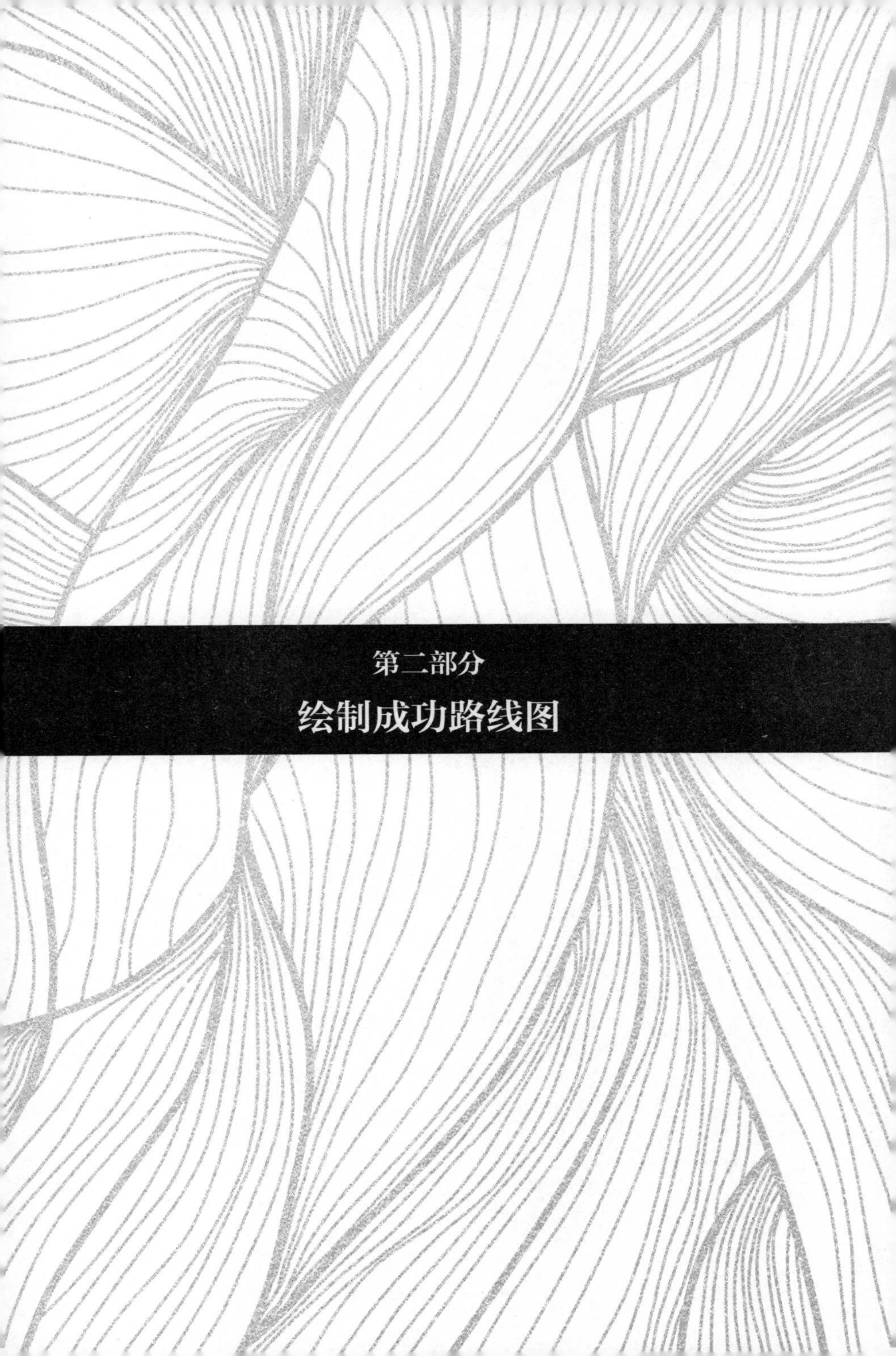

第二部分

绘制成功路线图

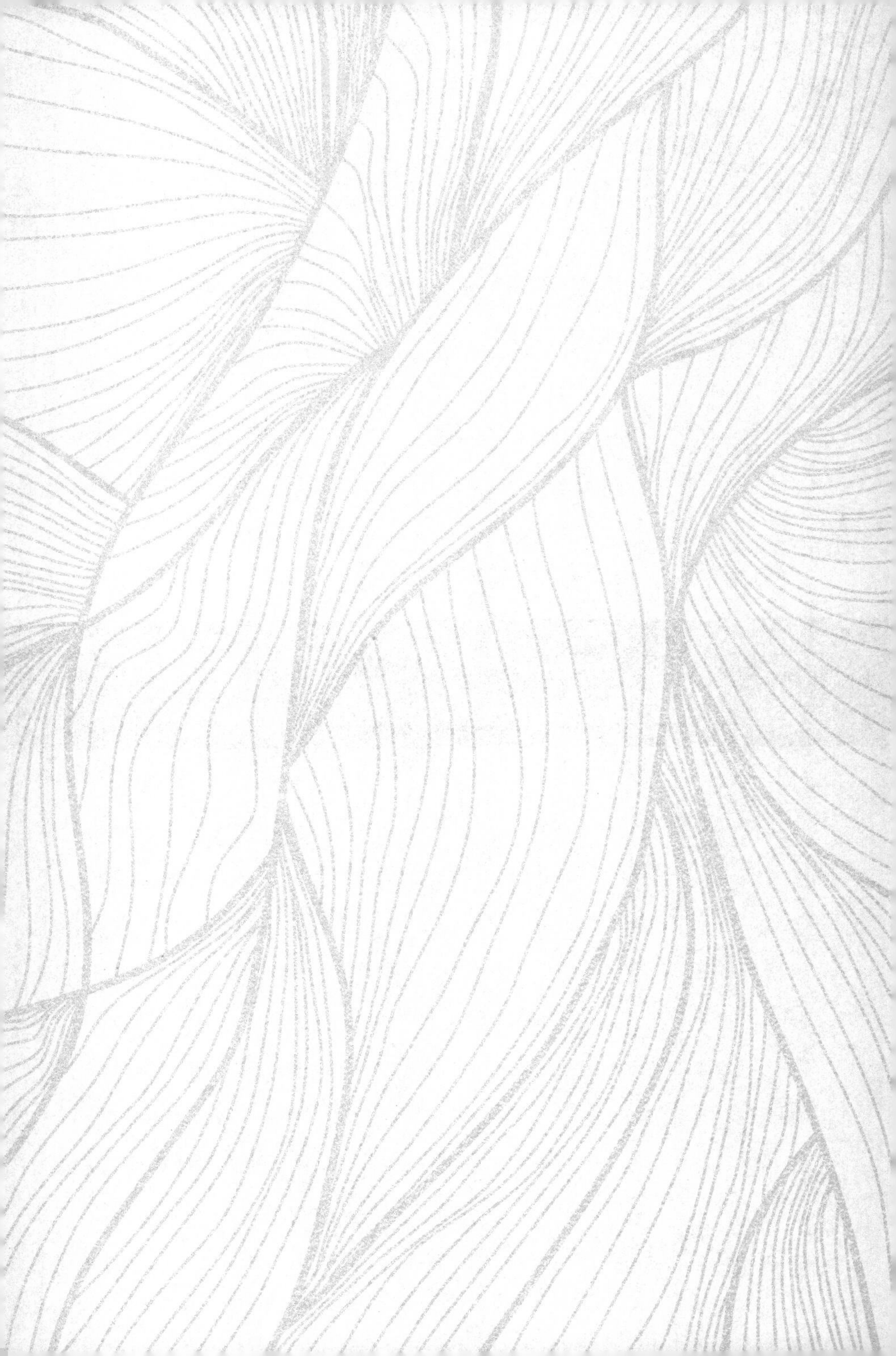

第四章

借力营养学实现绝对成功

在深入探讨通往成功的行动计划之前，我想先谈谈我们许多人在尝试变得更健康时遇到的一个最大障碍：面对相互冲突的（错误的）海量信息，我们如何确定应该遵循的那个呢？查阅经临床验证的公开数据可以帮助我们拨云见日，找到一条通往健康生活的切实之道。

里昂方案的营养策略是帮助你通往成功的一个关键组成部分。**收集帮助你保持专注于目标的准确信息，是制订一个万无一失的计划的关键部分。**为了保持动力，理解我们所做的选择会有什么样的后果——无论它是正面的还是负面的——至关重要。这意味着我们要正面应对可能已经被我们接受的任何关于健康保健的偏见。

由于目前广泛传播的营养“常识”大多建立在错误的基础之上，你接触到的大部分“科学”很可能需要彻底更新换代。知道该做什么只是这个计划的一部分，另一个关键是学会如何思考营养的真正含义，这样你就能明智地审视自己的日常选择，并能对任何新的健康信息进行过滤筛选。帮助你纠正错误观念是我的最大荣幸。

现代饮食科学是一个相对年轻的学科。回到20世纪初，人类营养学的研究主要由化学家进行，他们检查食物中的蛋白质、脂肪和碳水化合物成分。直到1926年，科学家才分离并识别出第一种维生素，开启了50年专注于预防营养缺乏症的研究。最近，特别是在2000年之后，焦点转移到了营养对慢性疾病如心血管疾病、糖尿病、肥胖和癌症的影响上。[1]可是我们仍然生活在过去的研究发现中——尽管其中有些已被近期的研究所推翻。

我常想，对于最早的营养学家来说，渴望与公众分享新信息是怎样的一种体验。我想这个过程很多时候就像今天一样，无数人发表自己的观点，包括那些有影响力的大V，他们的声音被放大，他们的信息传播无远弗届。这一章的目标之一，就是让大家看到科学是如何反映每个历史时刻的观点的。为了帮助你在食品科学信息的洪流中乘风破浪，我想在这里强调营养建议和文化运动是如何相辅相成的。我还想教你如何越过新闻标题来深入背后，通过辨别证据的质量，来评估最新的营养新闻的准确性。

营养学与饮食指南的诞生

营养建议从未将个体的最佳健康——也就是你的健康——作

为优先考虑事项，它从一开始就受到政治和政策因素的影响。[2]撩开这些营养建议的历史面纱，我们看到了错误信息的混乱之源，它已经让我们许多人变得过度肥胖、肌肉不足并且深陷困惑之中。政治、社会规范、道德和宗教等一直在饮食选择中发挥作用，但你知道这些外部因素对营养学的影响有多大吗？

作为一个专注于事实和结果的医生，我发现，研究政治和社会力量对大众饮食产生的长期巨大的影响非常有价值。一个关于饮食与道德之间纠缠不清的例子来自19世纪中期一位名叫西尔维斯特·格雷厄姆（Sylvester Graham，一个饼干品牌还以他的名字命名）的牧师，他被称为“素食主义之父”。出于对肉类和酒精会促进贪食，伤害个人、家庭和社会的担忧，格雷厄姆呼吁一种“更简单、更朴素、更自然的饮食”，他排除了肉类、白面粉、调味品和酒精，提倡食用更多新鲜水果和蔬菜。格雷厄姆宣称，健康的食物造就了健康的人，[3]他帮助启动了美国最早的植物性饮食运动。他所提倡的饮食方案被看作是对抗社会、精神和身体腐败的解药。这种从动物蛋白向碳水化合物消费的转变被格雷厄姆的追随者约翰·哈维·凯洛格（John Harvey Kellogg）进一步推广。没错，就是那个凯洛格牌谷物（Kellogg）的创始人，他在1878年推出了格兰诺拉麦片（Granola）。我觉得不可思议的是，直至今日，这两个人仍然对标准美式饮食（Standard American Diet，SAD）有着难以置信的强大影响力。

战时配给

宗教并不是唯一影响美式饮食的社会力量，战争同样也发挥了作用。如何为作战力量提供营养的现实问题，以持久而显著的方式推动了科学的发展，资助了相关科学研究。1917年，伍德罗·威尔逊（Woodrow Wilson）总统建立了美国食品管理局，以确保在海外参加第一次世界大战的部队有足够的食品供应。食品管理局由赫伯特·胡佛（Herbert Hoover）领导，他提出了“食物会赢得战争”的口号。该机构部分采取在后方指定某些天为无肉日、无甜日、无麦日和无猪肉日的方式，努力控制食品的供应、分配和保存。

在第二次世界大战之前，科学家们仍在努力识别食物中的维生素和矿物质。在美国即将介入战争的压力下，健康饮食的构成具有了地缘政治意义。大萧条期间，经济困难导致美国大部分人蛋白质摄入不足和营养不良。当军方难以找到足够健康的部队进行部署时，政府寻求营养学家的帮助，资助建立了将营养作为健康学科支柱的研究中心。

一旦美国介入战争，食品消费就被配给制度所控制，因为大部分营养密集型和高蛋白食品被送往海外。[4]胡佛在1943年1月发出关于美国肉类供应状况的警告。他宣称，“肉类和脂肪在这场战争中就像坦克和飞机一样是弹药”。[5]

接下来的30年见证了营养研究的扩张，这些研究深化了人们对食物、生理和食品加工的理解——但是这些研究都是从一个特定视角出发的，即加强士兵的体魄。那时进行的研究现在仍在继续。研究成果继续作为影响所有人的饮食指南的基础，尽管这些研究主要是在年轻男性，而非女性、儿童或老年人身上进行的。**这些研究旨在防止营养缺乏症，明确专注于提升短期表现而不是优化长期健康，由政府资助的研究推动了至今仍对我们有影响的饮食指南的发展。**

追踪观察一段时间内的营养变化趋势，可以让我们对影响营养学的不同外部力量具有新的洞见。想想看，战时配给限制了人们对广受追捧的肉类和其他动物性食品的获取。在40年后的1980年代，低脂、低胆固醇最狂热的时代，个人开始自我限制蛋白质的摄取。这一次的转变不再基于战时配给，而是基于公众压力和误导信息。我们是如何妖魔化曾被认为如此宝贵以至于民众必须为了前线士兵而放弃的高质量蛋白质的？这种变化又是如何导致如今大众对植物蛋白人造肉的狂热的？

让我们来探究一下……

饮食指南设定最小摄入值的意图是为了防止缺乏症的发生。正如我们所见，早期研究关注的是微量营养素——我们为了生存需要的维生素和矿物质——这是正确的。短期内，微量营养素缺乏是致命的。

以坏血病、佝偻病和脚气病为例。每种疾病都是由某一特定营养素缺乏引起的。例如，坏血病是由维生素C缺乏引起的，它在16～18世纪造成200万名水手死亡，直到英国皇家海军和美国海军开始向口粮中添加维生素C。[6]

纵观历史，对军事营养需求的研究和标准制定在历史上起到了推动作用，它不仅影响了军队的膳食供应，还逐渐影响了广大民众的营养需求和健康标准。有趣的是，今天的主流饮食建议，即少吃蛋白质、多吃谷物，在某些方面模仿了曾经导致许多人营养不良的大萧条时期的饮食。只不过今天，这种饮食改头换面，被赋予一个不同的表达。在历史的长河中，肉类一直被人类珍视。但在过去的几十年里，它已经不再受到青睐，取而代之的是毫不掩饰加工痕迹的“植物肉”。不幸的是，这种变化并非源于严谨的基于科学的新证据，而更多来自行业、政策和学术论文。

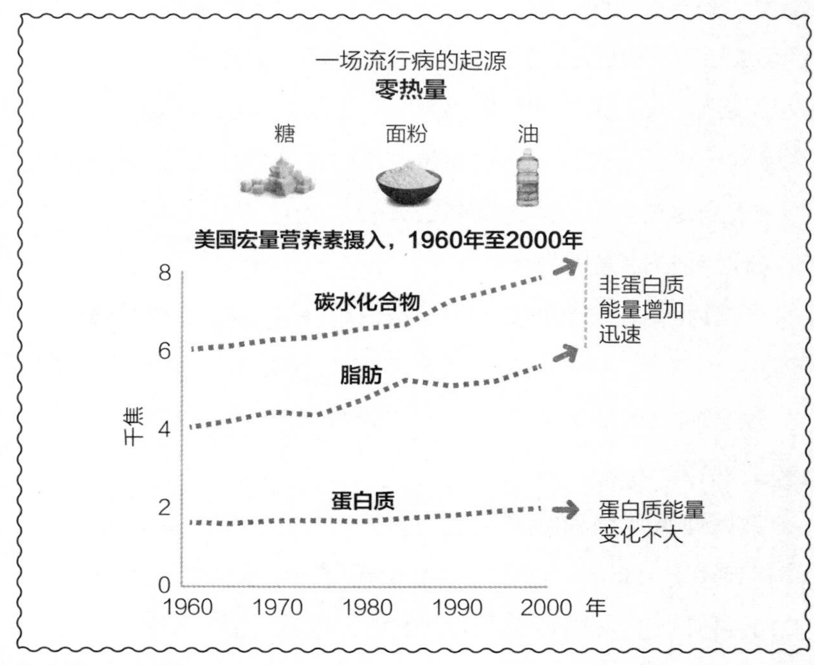

图表来源：Ted Naiman，MD

营养学长期以来一直过于简单地将脂肪视为健康问题的源头，以至于未能适应新的科学信息，忽视蛋白质在健康和长寿中的重要作用导致了严重的后果。在更深入地解析围绕于营养学的政治和鼓吹之前，我想用一些工具来评估充斥在媒体口中的各个健康建议。

证据的质量

高质量的讨论需要高质量的证据支撑。为了防止你盲目追随最新的健身热潮，让我们来讨论一下，在做出健康决策之前应该参考哪些类型的证据。评估饮食指南要求我们理解，并非所有关于食物的信息都具有同等的重要性。随机对照试验（RCT）和其他高质量证据往往被忽视，人们更倾向于从相关性而非因果性中得出结论。RCT经常被忽视的一个原因，是它们通常涉及的参与者数量较少。这是因为控制一个人生活的所有方面非常困难——除非受试者生活在一个代谢病房中，而那里条件的设置与日常生活相差甚远。

在代谢病房中，个体生活在一个小型密闭舱室内，舱室内的气体组成是已知的，通过管道进入的空气是唯一的气体来源。室内的人通过呼吸消耗氧气并呼出二氧化碳。传感器监测舱室内的气体交换，精确计算他们的代谢情况。氧气和二氧化碳的比率可用于判断个体主要是燃烧碳水化合物还是燃烧脂肪。研究人员通过分析收集的尿液来测量蛋白质氧化率。这显然不是一个常规的日常例程，对吧?

像这样的试验挑战导致依赖低质量证据的“研究”激增，情绪反应和被误认为是事实的观点传播给大众，因为它们能制造出引人注目的头条。难怪消费者和普通人很难获取高质量的信息。这就是为什么我想花些时间指导你如何评估扑面而来的信息。第一步是了解证据质量的等级。

以下是细分。最低质量的证据包括背景信息或缺乏印证的专家意见。例如，如果我告诉你蛋白质非常适合减肥，因为我“看到”它有效，请不要相信我——至少在我给你展示证据并解释为什么之前不要相信我。没有严谨的科学支撑，专家给出的只不过是他们的意见。(我致力于将我所有的建议都根植于高质量、可验证的研究成果，如果我分享的是基于临床经验的观点，我会如实相告！)

在证据质量的等级中，接下来是观察性研究。这种证据包括案例研究和报告、队列研究以及病例对照研究，所有这些都是在没有任何人为干预的情况下，随着时间推移或回溯性地观察人群。因为不能证明因果关系，这种证据被认为是弱证据，但它们可以让人们对值得进一步探究的概念有深入的了解。这些证据的关键价值是生成假设，以便使用高质量研究如RCT进行测试。

虽然观察性研究在发展良好的科学中发挥着作用，但它们本身并不构成良好的科学。因为它们依赖于相关关系而非因果关系，所以不应该用来做健康声明。尽管如此，当前的健康和营养领域重度依赖相关性数据，因为这些数据容易获得。由于不需要实际干预，研究人员需要控制的变量少得多。同时，案例报告基于单个案例，因此构成的证据力较弱。

请记住，许多强烈相关的因素可能实际上并没有任何实际联系。举一个荒唐的例子。10年间，美国人均人造奶油消费量和缅因州的离婚率呈现出0.99的相关性（最高可能的相关性为1.00）。[7]然而，据推测，这两者之间并不互相导致。看出这种思维方式的问题了吗？

强有力证据的黄金标准来自RCT。科学家们利用观察性数据生成的假设，创建一个实验环境，在其中可以控制外部（混杂）变量。观察性研究不具备这些好处，而RCT允许隔离假设，将因果联系起来。

评估研究时要考虑的其他标准包括样本大小、排除标准和相对风险。最佳的健康和营养数据来自精心设计的、可复制的RCT研究。针对特定主题的多个RCT研究结果，也可以在所谓的系统评价中进行回顾和分析。虽然系统评价不是万无一失的，但鉴于整体研究的质量有赖于每个原始RCT的质量，系统评价可以提供极其宝贵的信息。统计检验结果形成荟萃分析，这是一种有效、客观、科学的方法，用于分析和综合不同的研究结果。

到现在为止，你可能会问："我究竟应该如何利用所有这些证据信息？"我刚刚给你提供的就是区分可靠科学和热点炒作的方法。使用我为你提供的评估数据的工具，你不会再随便接受常见的营养观点。

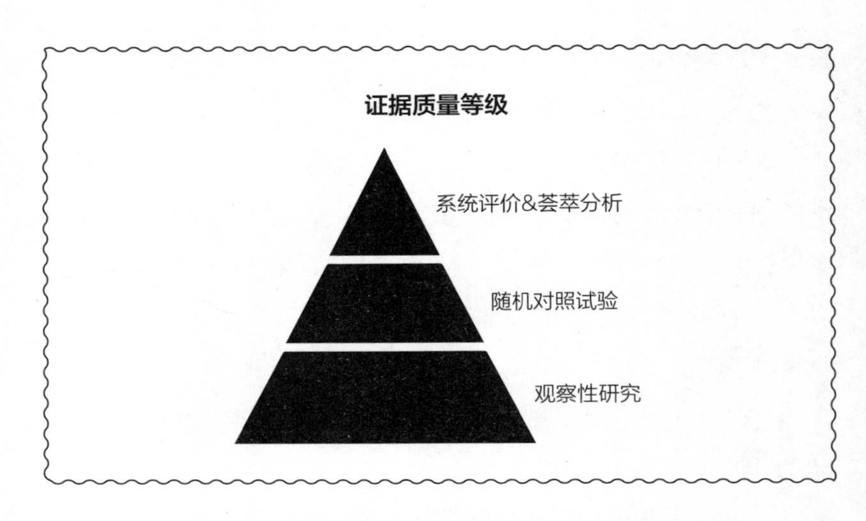

下次当你在网上看到某条头条新闻时，请仔细分析一下。首先问问自己：这条新闻基于的是研究成果还是观点？如果信息来自已发表的同行评审的论文，那这项研究是在动物身上还是在人身上进行的？然后，查看证据质量等级金字塔，看看这项研究位于哪个等级。如果发现它来自金字塔底部，那么你就知道要用审视的眼光看待它的数据，而不是仅凭描述就对其信以为真。

■

很快你将注意到，健康领域中那些关注极端情况的信息几乎都来自用情绪包装的低质量数据。这是你自己解析信息的第一步，不再依赖那些对有违他们议题的数据视而不见的所谓“专家”。

我相信，获得了清晰、可靠、可验证信息的人一定能够做出正确、健康的选择。基于此，本章将帮助你：

1 理解改变既定范式的事实。

2 参与到健康所必需的真正透明的对话中。

参与者

谁提供营养建议？

为什么营养建议如此令人困惑且经常自相矛盾？简单的答案是：因为有权提供营养建议的机构非常多。美国农业部（USDA）、美国国家卫生研究院（NIH）、世界卫生组织（WHO）、美国国家科学院食品与营养委员会（NASFNB）。使问题更复杂的是，所有这些机构在他们的相关建议中考虑的不仅仅是循证营养学，还包括食品工业的优先事项。它们的意义远远超出了建议本身。由USDA和NIH提供的饮食指南确立了美国政府的公共政策，影响到任何接受公共资金的机构。学校、养老院、医院、监狱、日托中心……所有这些都必须根据这些指南设计餐食。与此同时，没有实施权的 NASFNB却严格基于科学制定膳食营养素参考摄入量（DRI）。

USDA还是FTC？关于健康声明（及其限制）的真相

美国军方在营养学上的研究投资不仅催生了基础的营养建议，而且这些资金还促进了食品加工行业的重大变革，使加工食品生产商对哪些营养信息能够触达消费者拥有了更大的影响力。因为加工食品和大宗商品受不同机构的监管，用于加工食品的营销资金远远超过了大宗商品（农业）生产商的营销资金。2021年，百事公司在美国的广告投入达到19.6亿美元。[8]这个惊人的数字仅代表一家公司在一个国家的情况。多个商业巨头在市场上展示着他们的货币实力，而所有大宗商品的集体预算却只有区区7.5亿美元。影响力在货币方面的失衡是显而易见的。

什么是大宗商品?

你肯定听过这样的宣传口号："牛肉。这就是晚餐""猪肉。另一种白肉""有牛奶吗？"注意，这些主流推广活动并没有宣传一个特定的供应商或品牌。相反，他们提到的是一类产品。这样的信息是美国政府批准的、生产商资助的，旨在努力提升大众对农业大宗商品的需求。[9]所谓的"农业大宗商品"指的是基本的农业产品，如大豆、玉米、小麦、咖啡豆、糖、棕榈油、鸡蛋、牛奶、水果、蔬菜、牛肉、棉花和橡胶。

大宗商品不是一个品牌。一个品牌拥有一家公司、预算和专业团队，致力于开发创意营销和沟通计划，以将自身与竞争对手区分开来。现在想想牛肉。虽然有多个品牌可供选择，但它们的产品仍然作为牛肉来销售，这些牛肉可以来自这个牧场主或那个牧场主（以及生产链上的其他供应商）。这些生产商缺乏将他们的牛肉成功推销出去的手段。因此，为了在市场上竞争，这些生产商集资对整个商品类别进行推广和营销。所谓的Checkoff是一种自助计划，生产商通过该计划汇集资源，共同提升大众对诸如鸡蛋、牛奶和牛肉等产品的需求和认知。美国农业部负责监督以确保计划对所有生产商是公平的。该机构还限制并规范向公众发布的有关这些产品的健康声明。

大宗商品生产商可以说他们的产品是健康饮食的一部分，但他们不能说，类似“牛肉是生物利用率高的锌、铁和蛋白质的更优质来源”这样的话。这种差异显示了包装消费品（CPG）和大宗商品在营销/推广能力方面鲜为人知的细微差别。《营养标签和教育法》（NLEA）要求包装消费品上必须有标准化的营养成分标签。但美国农业部对大宗商品持有更为严格的超出NLEA之外的标准。大宗商品不能与其他食物进行比较，比如鼓吹牛肉和豆类之间的蛋白质质量差异，因为那可能被解释为贬低豆类。虽然生产商被允许提供事实，例如“牛肉包含9种必需氨基酸”或“牛奶对你的骨骼有益”，但他们不能说牛奶中的钙比杏仁奶中的钙更易于生物吸收。这是因为大宗商品是作为一个整体来营销的，不能通过相互指责来竞争。看出区别了吗？

生产商不能在营销中添加主观的、质量方面的声明，例如“牛肉是帮助构建和维持肌肉的更好选择，因为它包含所有人体必需的氨基酸”，即使这个声明是真的。[10]与加工食品公司所做的声明不同，大宗商品的每个营销声明——特别是那些与健康和营养相关的——都必须作为Checkoff计划的一部分接受严格的审查。这种严格审查的一个优点，至少对于消费者来说，是可以对大宗商品的声明更有信心。

加工食品的标准远没有那么精确，这给予加工食品生产商更多自由发挥的余地。他们不受美国农业部的监管，他们遵循美国联邦贸易委员会（FTC）的指导原则。他们虽然不能声称自己的产品能治愈疾病，但他们可以做出一系列广泛的健康声明——包括针对大宗商品的声明，比如“鸡蛋对你不好”，而他们的燕麦谷物是“有益心脏健康的”。而鸡蛋生产商却没有机制来反驳这一错误声明。即使做出误导性声明，加工食品生产商（和销售商）会受到FTC违规诉讼，但FTC不可能监管所有那些疯狂的东西。在加工食品生产商和大宗商品生产商的竞争中出现了一股新势力——“植物肉”生产商。像这样的食品生产商通过复杂的营销技巧，可能会挤压法律边界并最终传播误导性信息。因此从营销的角度来看，加工食品和大宗商品并不处于一个公平的竞争环境中。

如你所见，大宗商品就像是一只拿着麦克风的小老鼠，试图在掌控大部分话语权的少数加工食品生产商面前发声，但终被淹没。结果，医生和普通人都在无意中使用着可能导致做出致命决策的错误信息。医学院教给医生的有限的营养学知识往往是基于议程而非科学证据的。这种情况向下渗透，逐渐对医生和患者产生了负面影响。

蛋白质无可争议的好处

能量、金钱和注意力是有限的资源。专注于科学的某一领域（例如脂肪和心血管疾病）而忽略另一个领域（例如蛋白质在营养学中被长期忽视）可能会让所有人得到有偏差的信息。有趣的是，尽管认可度不足，但与脂肪和碳水化合物不同，蛋白质对人体的好处长期以来一直无可争议。关于碳水化合物的说法多年来则一直反复横跳。不同类型的脂肪也曾被妖魔化，然后又被洗白。而同时蛋白质并没有受到太多质疑，它完全被排除在话题之外。

令人惊讶的是，研究人员对脂肪的关注最终使蛋白质成为最重要且最被低估的宏量营养素。如今的营养师都学会了在确定客户或患者的总体能量需求后，算进他们饮食的**第一个也是最重要的营养素就是蛋白质。只有确定了蛋白质的摄入量后，他们才会用碳水化合物和脂肪填补剩余的部分。**

这是否意味着营养指南终于要跟上蛋白质的核心地位了？由于美国政策规定，每5年要审查一次营养建议，那么今天的营养标准应该与科学进步同步，是吗？并非如此。尽管蛋白质在健康和长寿中扮演着关键角色，但从1980年到2010年的公共健康指南中几乎完全忽视了这种宏量营养素。在过去的30年中，蛋白质推荐摄入量保持不变——处于低于最低限度的水平。这是一个关键点，也清楚地表明消费者在可能显著影响他们健康的关键信息上被蒙在鼓里。事实是，**尽管所有营养师都接受了基本培训，但当**

前的营养指南首先讨论的是碳水化合物和脂肪，然后再根据其他宏量营养素分配蛋白质的推荐摄入量。这是一个带来严重后果的重大缺陷。原因如下。

你摄入的热量越少，这些热量中蛋白质所占的比重就应该越高。但因为人对蛋白质的需求是绝对需求，将其视为热量的百分比可能会产生误导。因为根据你摄入的热量，你可能最终获取的蛋白质太少。例如，如果我们按照营养指南推荐的蛋白质占热量摄入的15%算，一个体重70千克的成年人每天摄入2500千卡热量，那么他将会获得约94克蛋白质。然而，还是这个人，在低热量饮食下，每天只摄入1400千卡热量，那么他将只获得约53克蛋白质，这对健康肌肉来说太低了。

我们将在第五章深入探讨蛋白质的数量、质量和摄入时机的问题。在本章，我们先做个快速预览。因为我们摄取蛋白质并不是为了蛋白质本身，而是为了氨基酸，所以，作为高质量、营养密集的蛋白质来源的动物性食品非常重要。你可以从植物性食品中获取足够的蛋白质，但就它们的碳水化合物和热量负荷以及营养密度来说，这可能不是一个理想的策略。

正如我们讨论过的，蛋白质的膳食营养素推荐供给量（RDA）代表的是预防缺乏症的最小量，它在过去30年里没有改变。所有现有的可靠科学都清楚地表明，今天的RDA——特别是对蛋白质而言——远非最佳。当前的RDA建议每千克体重摄入0.8克蛋白质。而我推荐的标准是每千克体重至少摄入1.6克蛋白质，我优先考虑的是个人的需求和健康。（这个推荐摄入量是基于触发肌肉蛋白合成所必需的亮氨酸阈值的开创性研究，我将在第120页详细讨论。）简而言之，我的处方是，**每个成年人每天至少应摄入每磅理想体重1.0克蛋白质（约等于每千克理想体重2.2克蛋白质）。而且，你每天的第一餐和最后一餐应各含至少30克高质量蛋白质。**

我的建议是：如果你具备追求最佳健康的资源，不要对你的健康吝啬。我们可能生活在一个全球化的食品环境中，但你放弃牛排并不意味着它会出现在地球另一端某个人的餐桌上。相反，我建议你考虑一下降低饮食质量的后果。也许是导致健康问题和相关成本的巨大增加？

与我们今天许多人接收到的信息相反，将丰盛的牛排作为你饮食的一部分，比食用超加工的植物性食品——如Twinkies海绵蛋糕、Lucky Charms麦片和Impossible汉堡——更有益于健康。根据最近的调查显示，超过1200万美国人已经将所有肉类从他们的饮食中剔除，[11]而数以千万计的人减少了对牛排和汉堡的消费。[12]根据美国农业部（USDA）的数据，从1970年到2020年，美国人均牛肉消费量平均每年下降34%，然而这些并没有带来任何健康上或环境上的益处。我们仍然将几乎所有的健康问题归咎于红肉。作为一名医生，这让我感到恐惧。

高质量的动物蛋白是最早的超级食物，在人类健康中扮演着关键角色。最近发表在《营养学杂志》（*Journal of Nutrition*）上的一项研究得出结论，成年人所需蛋白质的45% ~ 60%需要从动物性食品中获取，以确保其他营养素的充足。[13]如果人们继续回避红肉，转而选择低质量的植物性食品，包括面包、糕点和比萨，慢性疾病发病率将继续飙升。众所周知，动物蛋白来源还含有其他重要营养素，如铁、锌、钙和维生素B_{12}。

随着人们减少动物蛋白的摄入，他们的饮食的整体营养充足性也受到了影响。当人们减少红肉消费时，他们通常会转而大量食用高度加工的便利食品。当前普通美国人的饮食已经包含超过60%的过度加工食品。避免动物性食品与大量消费过度加工食品的现象有关，比如面包（精制和全麦）、即食早餐谷物、蛋糕、甜点心、比萨、薯条、软饮料（汽水和果汁饮料）以及冰激凌等。[14]在从多年实践中我看到这样的趋势：当人们减少食用动物性食品时，他们并不会以菠菜等蔬菜作为替代，而是转而吃垃圾食品。另一个关键点是：在美国，最常被消费的两种蔬菜是土豆和番茄。在那里，近70%的土豆被加工或冷冻处理，以薯条、土豆泥或薯片的形式被人们食用。被消费的番茄有60%是罐装的，常作为番茄酱和比萨酱被人们食用。[15]显然，并非所有的素食或严格素食都对健康有益。一概而论地推崇植物性饮食、反对动物性食品的建议，应对慢性疾病发病率的飙升负有很大责任。

席琳的故事

我在25岁的患者席琳身上看到了素食所造成的伤害。席琳试图通过这种“干净饮食”来平衡快节奏的纽约生活对她造成的影响。她以纯素食为主。她定期运动，但她发现没有足够的能量来完成运动目标。她身形瘦弱，肌肉量非常低，且经常与低血糖做斗争。她的月经不规律，并且头发开始脱落。

我帮助席琳逐步过渡到执行里昂方案，因为她几乎10年没吃过动物性食品了。我们减少了她的果糖摄入量，一开始用植物蛋白奶昔替换，然后逐渐转向乳清蛋白。我在她的饮食中每周只添加一次红肉就看到了她惊人的改变。在3个月内，她焕然一新。她的头发停止脱落，她的月经变得规律，甚至她的眼睛也发生了变化，变得更清晰。仅仅12周，席琳增加了近1千克的肌肉，减少了约4千克的脂肪。因为她的年龄，她摄入比我通常建议的蛋白质量稍低一点也没问题，我们仍然看到了喜人的结果。席琳的目标和初衷都是好的，但不幸使用了错误的信息。明确的指导和循证的干预让这一切改变成为可能。

肉类神话

动物性食品在近几十年里被描绘为不健康、不可持续和不道德的，特别是在西方。尽管摄入这些富含营养的食物对健康有显著的益处，但上述观念的传播之广令人惊讶。你知道，减少动物蛋白摄入与女性腰围增加有关吗？[16]人们减少动物蛋白的消费往往会用碳水化合物来替代。来自绿色蔬菜如羽衣甘蓝或西蓝花的碳水化合物对我们的健康大有益处，但人们倾向于选择如白面包、意大利面、薯片和薯条这类营养价值低的食物。根据塔夫茨大学（Tufts University）对近44000个成年人从1999年到2016年的研究，美国人每天超过40%的热量来自低质量的碳水化合物。[17]

植物性食品的趋势已经持续了数十年。在1990年代，营养学家告诉美国人，脂肪是所有健康问题的罪魁祸首。当SnackWell以健康的“无脂肪”替代品推销其饼干时，大受美国人欢迎，以至于该品牌的饼干销量超过了奥利奥（Oreo）。尽管饼干主打“健康”，但消费者摄入的热量几乎与传统饼干相同——因为脂肪被糖替代了。

今天，历史似乎在重演，这一次人们疯狂追捧植物性人造肉。快餐连锁店正在推出植物性替代品，如汉堡王的“不可能的汉堡”，试图模仿真正的牛肉汉堡，但它含有较少的蛋白质、更多的钠、更多的饱和脂肪和几乎一样的热量，以及大量的添加剂。[18]这些过度加工的人造肉产品绝对不会比真正的牛肉更健康或对环境更友好。美国人在用植物性食品替代肉类之前应该三思。消费动物性食品的一个重要优势是营养素的高生物利用率，而仅从植物性食品中获得这些营养素要困难得多。动物性食品为独特的营养成分提供了优质的来源，这些营养成分在人的发育、功能维持和生存中起着至关重要的作用，且适用于所有年龄段的人群。

一份4盎司*的牛排提供28克蛋白质——这是预防缺乏症所

* 1盎司约等于28克。

需蛋白质的一半。（当前美国的膳食营养素推荐供给量对男性是56克蛋白质，对女性是46克蛋白质。）而且比起大豆或小麦中的蛋白质，人体处理红肉中的蛋白质更有效率。各种长链脂肪酸（二十碳五烯酸和二十二碳六烯酸）、矿物质（锌和铁）以及维生素（维生素D和维生素B_{12}）在植物中要么（几乎）不存在，要么生物利用率较低，其中的抗营养因子可能使你的身体更难吸收或利用它们。[19]实际上，红肉甚至比鸡肉或鱼肉更富含营养。蛋白质和其他所有维生素及矿物质一起使红肉成为一种特别容易被人体吸收利用的食物，而且支持肌肉健康。虽然所有动物蛋白的生物利用率都高，但红肉是铁和B族维生素最佳的肉类来源之一。许多动物内脏含有更多的维生素和矿物质，但美式饮食中通常不包括太多的肝、心或肾。一如既往，我们看待食物要将其作为一个整体，而不是只强调其营养价值的某一个方面，这是很重要的。看看食物金字塔吧，一目了然，美国数十年来一直沉溺于植物性饮食——这样的饮食习惯正在慢慢杀死我们。

我们可以看到，迄今为止那些所谓的“营养学遗产”是如何通过错误的信息让我们做出错误决策的。如果我们能回到过去……如果我们过去几十年都在正确的范式下生活，我们就会看到进步。各种神话、错误信息和误导性信息主宰了主流的营养和健康观念数十年，打破这些迷思对于培养以肌肉为中心的生活方式至关重要。

对肉类的偏见

影响主流健康观念的“谈脂色变”，只是当前营养学界对动物性食品持有偏见的一个原因。其他更复杂的原因还包括对食用肉类和/或乳制品的道德/伦理担忧。这个极其复杂的话题涉及多重考量。动植物之间的分歧由来已久。在21世纪中期，随着涉及食物链基础设施的变革，素食社会逐步确立。这些变化导致了小型家庭农场的消失，以及畜牧业的工业化，这开始使人们与饲养和捕猎动物作为食物的过程相脱节。

如我们所见，食物选择的道德考量并不是什么新鲜事。几千年来，世界上的主要宗教都包括了饮食规则。更近一些，在1971年，一本书《一座小行星的饮食》（*Diet for a Small Planet*）产生了巨大的社会影响，它将“好”的饮食标准转变为需要同时考量营养和环境因素。[20]这引发了新的二元对立，如人造与自然、动物与植物的对立。[21]

动物性食品的消费越来越多地被指责为不道德，对我们的健康和地球都有害。今天，一些人主张完全不吃，或极少量地食用动物性食品。有些人甚至呼吁结束畜牧业，支持成立生产植物性“肉类”和“乳制品”的加工食品公司。[22]食品生产确实与全球环境有关。但是，**我们不可能仅靠吃东西来解决气候变化问题。**

根据当前的讨论，你可能会认为拯救地球的方式是停止吃肉。最近，牛成了一切问题的替罪羊。环境保护署（EPA）的科学家们已经量化了美国畜牧业的影响，它约占总温室气体排放

（GHGE）的4.2%，其中菜牛占2.2%，奶牛占1.37%。[23]全球变暖是个大问题，我们不能把化石燃料的罪过归咎于牛。

环境影响的具体数据

为公众所熟知的模型旨在表明，如果我们把动物从食品生产链中彻底去除会带来什么后果——GHGE将减少28%。[24]然而，实际上这一数字要小得多。美国所有农业活动产生的GHGE大约只占总量的10%，其中大多数由种植业产生。[25]削减畜牧业实际上只能减少美国总GHGE的3%，或在全球层面上减少0.5%。

这些模型还显示，从美国人的饮食中去除动物性食品会导致必需营养素（特别是氨基酸和脂肪酸）缺乏问题加重，并且随着人们试图满足最低的蛋白质需求，总体摄入热量也会增加。[26]正如我们所见，这些变化只会加剧肥胖和代谢综合征的流行。

在当前动物性食品与植物性食品的辩论中，经常被忽视的另一个方面是畜牧业对可持续发展倡议的贡献。考虑一下，牛和羊等反刍动物能够将种植业中不可消化的残余物转化为富含必需氨基酸和微量营养素（包括肉碱、肌酸、锌、血红素铁和B族维生素）的肉类。[27]

这些动物在维护和恢复地表土壤及碳循环中也扮演着不可或缺的角色。[28]美国现代工业化农业实践导致的土壤侵蚀估计每年给GHGE贡献约10亿吨碳，[29]这大约占年度总GHGE的20%。将反刍动物纳入土地管理中，还可能减少农业对合成氮肥的需求，而这些氮肥是温室气体一氧化二氮的主要排放源。[30]

忽视反刍动物对土壤保护和恢复所做的积极贡献，将会错失在下个世纪显著减少总GHGE的巨大机会。优先考虑这些不仅会降低GHGE，还会对水和空气质量产生巨大影响，[31]水和空气是环境关注的另外两个重要领域。

仅仅把畜牧业从美国农业体系中移除，对总GHGE的影响几乎可以忽略不计，而将动物性食品从美国人的饮食中移除，反而会在这个超过40%的成年人已被认定为肥胖的社会中，进一步恶化人们的代谢健康状况。[32]

多年以来，我目睹许多患者努力做出对自己的身体、社会及地球都有益的正确选择。他们常常陷入挫败之中，不断被混乱的信息所困扰。这就是危险所在：单一科学派别在营养讨论中占据主导地位，拥有较大的影响力。然而，今天这种情况正在发生变化，人们开始更多地认识到动物蛋白的重要性。

我的导师唐·雷曼博士（Dr. Don Layman）曾经说："关于植物性饮食的论述很难在蛋白质质量上站住脚。"基于流行病学或被篡改的全球变暖统计数据来主张植物性饮食的优越性，是主观且错误的。这样的方法虽然能够制造引人注目的标题，但是当面对一个事实时，即动物性食品提供了更高质量的蛋白质，却没有人能提出异议。现在，我们不应该再将营养分割为植物性或动物性两个阵营了，而应该在饮食中二者兼顾。红肉是最经典的例子——它提供了最高生物利用率的蛋白质和氨基酸，是超级食物的典范。

心态重塑

设定标准（而不是目标……）

以我的患者布莱恩为例，他在面对人生中一个转折点时，展现出了不凡的韧性和适应能力。布莱恩在农场出生，身高182厘米，肌肉紧实，体重117千克，他在部队服役了

15年，是那种专门负责冲锋陷阵的硬汉。尽管他曾多次被派往一些极为危险的地方执行任务，但布莱恩从未受伤，直到他结束海外任务回国。

一天，布莱恩骑着摩托车以每小时8千米的速度行驶，被一个一边玩手机一边开车的年轻人撞了。摩托车报废，布莱恩的一条腿从膝盖以下截肢。在那之后的几个月，因为剧烈的疼痛，他向多位医生寻求帮助，最终来到了我这里。我这种“熊妈妈”式的医生在与军人打交道时往往能收到很好的效果。我一进门，就直奔重点。

“布莱恩，我知道这对你来说非常困难。你这样一个强壮的男子汉，经历过多次艰难的任务，你在与死神擦肩而过的战斗中都未受一伤，却因为一个不负责任的年轻人而失去了一条腿。你现在的感受如何？”如果他想要抱怨，我已经为此做好了铺垫。

他回答说：“嗯，夫人，就像我之前说的，我感到非常疲惫，还有幻肢痛。”

“我是说，你是如何处理这一切的？”

他给了我一个迷茫的表情，说：“医生，你是什么意思？哦，你是说我的腿？那已经是6个月前的事了。”

明白我的意思吗？布莱恩在6个月前失去了腿，但他已经走出了那个阴影，继续前进。你能在6个月内做到这一点吗？我们大多数人可能做不到。[33]

许多人萦绕耳边挥之不去的内在声音（指某种固有的思维模式），在布莱恩身上荡然无存。他不让自己的思维随波逐流；相反，他把思维当作工具来使用。布莱恩告诉我，你可以培养出摆脱有害心理杂念的能力。他主动采取措施的态度，帮助他很快适应了我为他制订的营养计划，防止他因受伤而导致肌肉消耗。

布莱恩专注于蛋白质摄入以促进身体恢复，食用营养密集的全食物。当我们调整他的训练计划以适应他新的身体状态时，这样的饮食能控制肌肉量的损失。布莱恩充分地利用卓越的心态架构，他从不找借口说“我做不到”。他意识到，受害者心态只会让他离目标更远，因此他持续推进自己的计划，专注于肌肉增长和保护，而不被那些会阻碍他的说法所困扰。

我们每个人根据自己的人生经历和大脑构建不同的信息处理方式。没有两个人是完全相同的。这一简单而深刻的道理导致了高度个体化的生活结果。

掌控自我对话

不要让你的内心独白主导一切，而应该利用它为你的事业服务，引导你的自我对话鼓励而不是贬低自己。这种做法能有效提升自我价值感。刚开始时，那些内心的声音可能会很大声，甚至可能会带有否定性。一旦你学会了如何重构这些言语，并使之服务于你的目标，它们就能从阻碍变为助力。

你内心深处的涌流最终会影响你对自己的感受以及你对待自己的方式。自我价值感成为你行为的指挥棒。它就像你梦想之家的奢华内饰。

你是否为拥有一个美丽的家而感到满足？你觉得自己配拥有梦想之家吗？你是否在新房子中感到身体舒适、身心健康？你愿意为你的梦想之家投入多少时间和金钱？自我价值感决定了你愿意在这个领域付出多少努力。你对自己的看法决定了你控制自己行为的能力。

当你优先考虑的是你的计划而不是内心的反对声音时，成果自然会随之而来。培养观察自己思维模式的习惯是很有益处的。列出清单，给这些反复出现的声音命名，然后开始逐一解决它们。

- 悲观主义者。你不断地把事情往最坏的方面想，总是设想所有情况下的最糟糕场景。如果你要出行，你会担心在去机场的路上遭遇严重的车祸。在排队安检时，你的脑海中浮现出飞机坠毁的画面。
- 止步于恐惧。“太让人受不了，我什么也做不了。”你将压力夸大，并以不知所措为借口躲避。你的压力等级始终保持在9分到10分之间。你无法服用补充剂，因为订购它们并准备好一周的用量简直是一种负担。去健身房？你做不到，因为那里的所有器械都太复杂，你不知道怎么用。基本上，一切都是不可能的，你在开始之前就已经准备好了借口。

- “可怜虫”心态。“我永远也练不出好身材，别人做起来都比我容易。”“我一出生就超重，我的父母也没那么健康。”“我的童年充满创伤，使我总是依靠食物来寻找情感慰藉。”这类自怨自艾的言论有无数变体，它们源自不断地与他人比较。这种思维模式之所以能够不断循环，是因为大脑很擅长重复已经习得的内容。

负面的思维模式带来的3个主要后果通常是抑郁、焦虑和身体健康问题。你的某个思维模式中包含了可能引发这些后果的想法。与其让这些消极的声音在你心头盘旋，不如直接回应它们。一旦你列出最常见的几种思维模式，你就会知道如何在它们刚刚冒头时就将其识别出来。每当那些声音再次响起，直面它。将单向的自我对话转变为双向对话，你将掌握对话的主导权。

以“可怜虫”心态为例。一个声音坚持说：“我身材这么差，我永远也别想靠健身塑形。别人做起来都比我容易多了。”你应该怎么回应？你可以这样反驳它：“嘿，我能搞定。只要我努力和专注执行。”每次“可怜虫”心态出现时就用这种方式回应。促进改变的最简单的方法是提醒自己，你的内心独白并没有定义你，它不是只针对你的，也不是个人攻击。实际上，你总会以某种形式进行自我对话，其中一些很可能让人烦恼、消极，甚至是彻头彻尾的侮辱。你对这些言论采取的行动决定了谁是控制者——你，还是你的思维。显然，决定者是你，你决定了实现目标所需要的步骤。我在这里的作用就是帮助你。

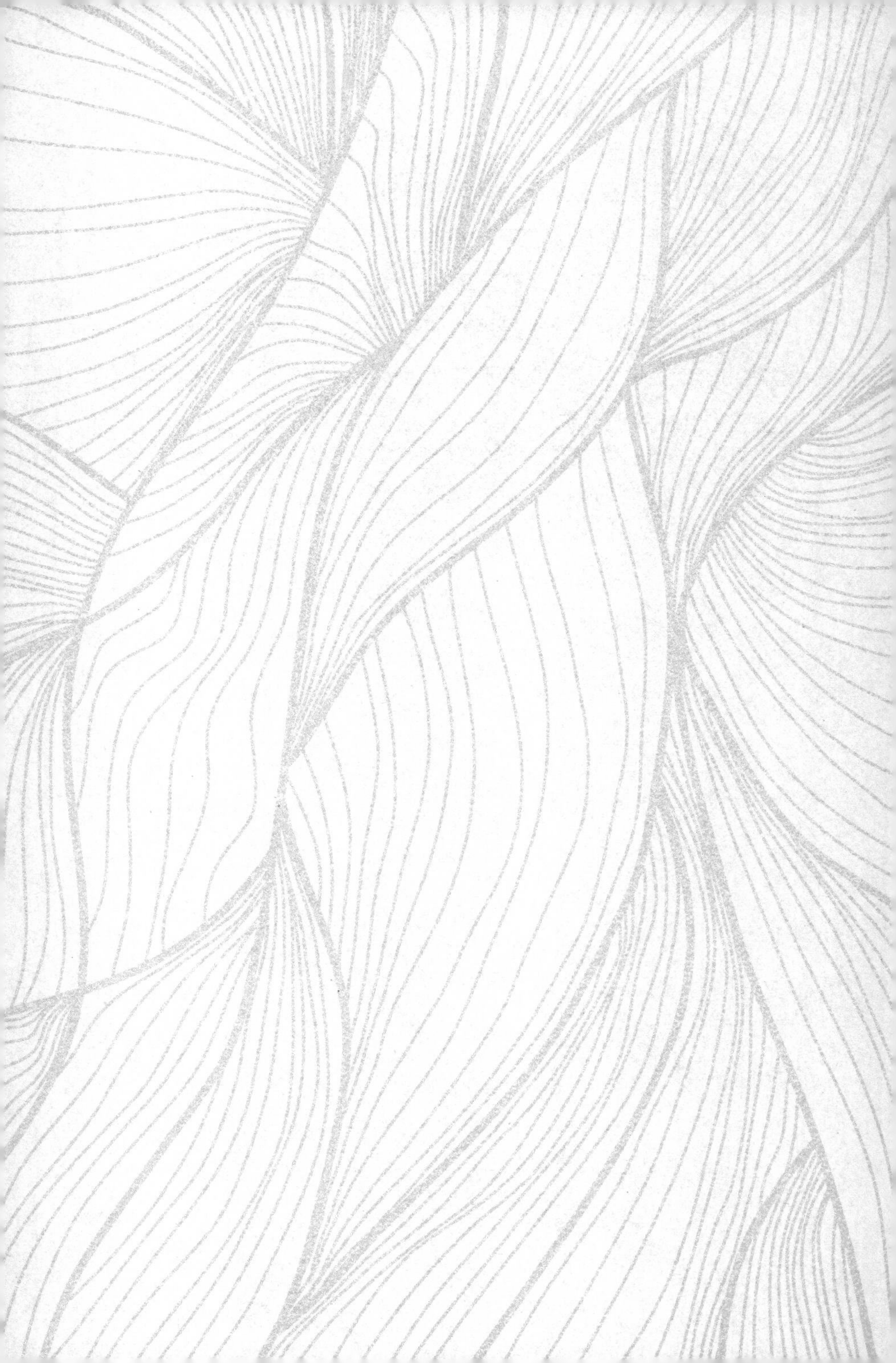

第五章

蛋白质：不仅仅是一种宏量营养素

人体大约60%由水分构成，剩余的40%中有一半是蛋白质。人的骨头、韧带、肌腱、肝脏、大脑、皮肤以及指甲都是由蛋白质构建的。然而，蛋白质作为一种极为重要的宏量营养素，它的功能远不止于构建身体的各个组成部分。蛋白质在人体中扮演着调控大师的角色，掌管着所有组织和器官的功能，包括肌肉。它们还包括了酶——这是一类能催化体内所有化学反应的蛋白质。蛋白质还支持能量生产和细胞间的通信过程。

蛋白质在平衡激素、调节免疫系统等方面发挥着至关重要的作用。如第二章所述，作为免疫应答的一部分，能够抑制病原体的抗体就是一种蛋白质；许多激素，包括胰岛素，也是蛋白质。甲状腺激素——这种影响血糖调节、代谢速率、生长激素分泌及骨骼健康的激素——是由蛋白质所提供的氨基酸组成的。大脑利用富含蛋白质的食物生产神经递质，如肾上腺素、去甲肾上腺素、多巴胺和血清素，这些对于大脑细胞间的通信至关重要。这些化合物直接与神经发育、睡眠和情绪调节密切相关。

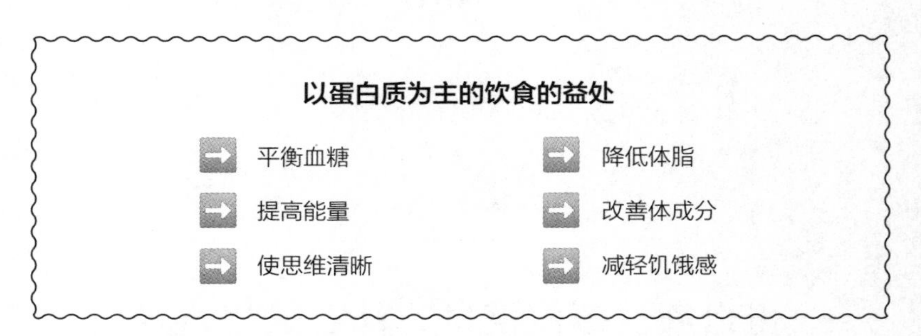

到目前为止，我希望你已经清楚地认识到蛋白质的重要作用远不止于构建肌肉。它在所有身体系统中发挥的作用是不可替代的。**这些作用使蛋白质对于长寿、代谢功能和生活质量至关重要。**关于膳食蛋白质重要性的科学观点已经发生了很大的变化，然而公众对此仍然了解不多。一些被研究证实为错误的旧观点仍然根深蒂固，以至于一些医生仍在与病患分享过时的建议。

基于最新研究，适当的蛋白质摄入对运行所有身体系统都是必要的。围绕蛋白质的**数量、质量和分布**设计你的饮食，满足肌肉优化的需求，这将为大脑细胞通信、食欲调节和激素分泌等所有其他重要功能提供充足的氨基酸。在以蛋白质为主的饮食结构下，所有其他需要考虑的营养问题都会迎刃而解。

数量

首先，我们来讨论一下蛋白质的数量。当前美国蛋白质的膳食营养素推荐供给量（RDA）设定为每千克体重0.8克。对于一个体重约68千克的人来说，这相当于每天只需摄入大约54克蛋白质。（女性的蛋白质RDA为46克，男性的为56克。）这些数字基于老式的氮平衡方法，这种方法最初是为畜牧业开发的，严重低估了人的实际需求。[1]

我发现大多数人的蛋白质摄入量不足，而且很多人都不知道自己缺失了多少。这就是为什么补充蛋白质的第一步，就是记录饮食日志和用食物秤来准确算出你吃了多少。（更多内容将在第七章讨论。）即使你目前不缺乏蛋白质，除非你已经特别注意你摄入的蛋白质数量、质量和分布，否则你也很可能还未达到蛋白质优化的状态。

打破迷思

你可能听说过一个关于高蛋白饮食导致肾功能障碍的传说。但数据告诉我们的是另一番情况。

由著名的蛋白质研究专家司徒·菲利普（Stu Philips）进行的一项荟萃分析，检视了高蛋白饮食（≥1.5克/千克体重，或≥20%能量摄入，或≥100克/天）对肾功能的影响。肾小球滤过率（GFR）是反映肾功能变化的指标。在与正常或较低蛋白饮食（每天来自蛋白质的能量摄入至少减少5%）相比较时，高蛋白饮食干预并未显著提高GFR。研究者们得出结论，高蛋白饮食不会对健康成年人的肾功能产生负面影响。[2]

范·埃尔斯维克（Van Elswyk）等人进行的一项包括了随机对照试验和流行病学研究的系统评价发现，与遵照美国蛋白质RDA（0.8克/千克，或10%～15%能量摄入）的对照组进行比较时，高蛋白摄入（来自蛋白质的能量摄入≥20%且< 35%，或比对照组摄入量至少高10%）对肾功能的血液指标影响甚微。[3]

你为什么不能忽视蛋白质……
细胞功能所需
影响新陈代谢
构建身体结构所需
影响睡眠和心情
大脑、骨骼、肌腱、韧带、肝脏、皮肤、指甲等的健康所需

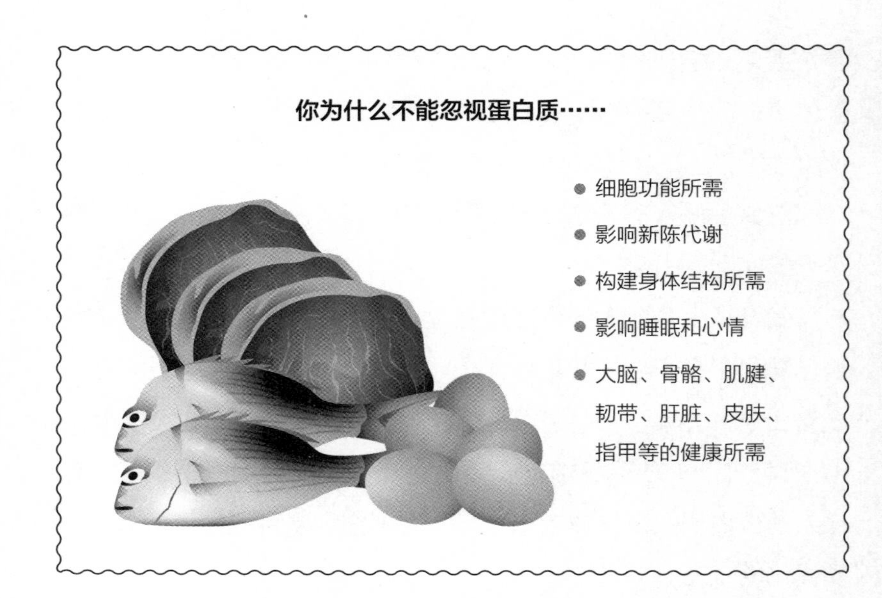

防止肌肉和组织分解

人体内的所有组织都是由蛋白质构成的。在短短的一年里，身体里的这些蛋白质会被新的蛋白质全部替换掉。所以，确保你摄入足够、适当的营养来满足并超越这些需求，是至关重要的。一个依靠低蛋白饮食的身体会优先保障肝脏、心脏、大脑、肾脏和胃肠道的生存。身体在重建和修复周期中，这些器官对氨基酸的需求很高，所以身体总是会先努力照顾它们。仅仅摄入足够支持这些基本功能的蛋白质，会导致氨基酸供应缺乏，无法支持肌肉的生长和修复。然而，通过饮食来促进肌肉健康，不仅能满足所有基本的生物需求，同时还能优化体成分。

你的身体依赖你提供必要的养分进行修复和重建。那么，这些必要的养分究竟是什么呢？即我们所称的膳食蛋白质中的一整套特定氨基酸。

蛋白质质量：氨基酸

我们通常将蛋白质视为一种单一的宏量营养素，但实际上它仅仅是20种不同氨基酸的传递系统。这些氨基酸扮演着双重角色：蛋白质合成以及新生物分子和/或代谢信号生成。这意味着所有氨基酸（AA）有两个主要目的：

- 支持人体物理结构。
- 支持生理功能，如神经递质和抗氧化剂的生成以及蛋白质合成。

我们需要明白，我们吃东西不仅仅是为了蛋白质本身，而是为了氨基酸。饮食中的蛋白质只是一个载体。将蛋白质视为单一单位的看法是实现氨基酸平衡摄入的一个常见障碍。这意味着，**追求蛋白质质量的饮食需要充分摄入人体无法自行合成的各种氨基酸。**查看你常吃的食物的营养成分标签，能看到碳水化合物这样的宏量营养素是如何被细分为糖、膳食纤维和总碳水化合物的吗？脂肪也被区分为不同的亚型：饱和脂肪、反式脂肪和胆固醇。来看看蛋白质。它只是简单地被列为蛋白质，这是极具误导性的。

并非所有蛋白质都是“生而平等的”。不同的蛋白质由不同的氨基酸组成，20种氨基酸的不同组合具有独特的属性，在人体中发挥着独特的作用。这在食品包装要求中完全被忽视了。即使是膳食营养素推荐供给量（RDA），也没有充分认识到不同氨基酸的饮食需求。难怪我们中的许多人都没有摄入身体需要的优质蛋白质。

在20种氨基酸中，有9种被指定为“必需氨基酸”，这意味着我们必须通过饮食或补充品获取它们，因为身体不能独立制造它们。我们需要摄入特定数量的这些氨基酸以刺激蛋白质合成。在计算蛋白质摄入量时，真正的任务是确保从不同食物来源获取的氨基酸的适当平衡。这保证了我们拥有足够的“基石”来为身体系统提供能量，同时优化肌肉组织的维护和发展。

我们需要3种不同类型的氨基酸来保持整体健康。

- 非必需氨基酸。如果摄入足够的蛋白质，身体可以自己合成这些氨基酸。
- 条件性必需氨基酸。在受伤或生病时，身体不能自行制造足够的这类氨基酸，需要依赖饮食来源。
- 必需氨基酸。这些氨基酸直接来自饮食。尽管它们被称为必需氨基酸，但即使是这一类的氨基酸也并非同等重要。这是因为在不食用动物性食品的情况下，要获取足够的某些氨基酸——如亮氨酸、蛋氨酸和赖氨酸——是很困难的。

我们稍后会更深入地探讨必需氨基酸，下面先列出11种非必需氨基酸。

- 丙氨酸
- 精氨酸
- 天冬酰胺
- 天冬氨酸
- 半胱氨酸
- 谷氨酸
- 谷氨酰胺
- 甘氨酸
- 脯氨酸
- 丝氨酸
- 酪氨酸

我要告诉你，这些非必需氨基酸有时会变成必需氨基酸。这使它们在条件性必需氨基酸这一类别中占据了一席之地。在正常情况下，身体可以自行合成这些氨基酸。但是当面临健康挑战和代谢需求增加时，身体可能无法满足合成这类氨基酸的生理需求。感染、手术、癌症、肠胃问题、压力和长时间的剧烈活动有时会使你缺乏：

- 精氨酸
- 半胱氨酸
- 谷氨酰胺
- 甘氨酸

- 脯氨酸
- 丝氨酸
- 酪氨酸

当身体无法自行制造足够的特定氨基酸时，你就需要通过饮食来补充这些所谓的“条件性必需氨基酸”。

以谷氨酰胺为例。作为体内最常见的氨基酸，谷氨酰胺是条件性必需氨基酸家族中极其“多才多艺”的一员，在多个器官系统如肠道、肾脏、肝脏和心脏以及神经元的正常运作中发挥着关键作用，并为细胞的快速分裂提供燃料。这些快速周转的细胞包括免疫系统中的淋巴细胞和肠道内衬中的肠细胞。因此，谷氨酰胺对于免疫健康和维持肠道屏障功能至关重要。超过70%的循环的谷氨酰胺来自骨骼肌。因为支链氨基酸（BCAA）是唯一在骨骼肌中代谢的氨基酸，所以增加体内谷氨酰胺的最佳方式是摄入大量的BCAA。它们通常存在于高质量（也称为动物来源的）蛋白质中，并且作为谷氨酰胺的前体存在。

必需氨基酸

现在让我们谈谈必需氨基酸。别担心，我不会上一堂有关这9种氨基酸的生物化学课，但我确实想简要介绍一下这些氨基酸的显著特征。身体构造决定了我们需要从环境中获取这些氨基酸，而不是自己制造它们。我们通过饮食摄入的就是这些氨基酸。

必需氨基酸：PVT TIM HALL

如果你想记住这9种必需氨基酸的名称，助记符 PVT TIM HALL 可以帮助你。

- 苯丙氨酸（Phenylalanine）
- 苏氨酸（Threonine）
- 异亮氨酸（Isoleucine）
- 组氨酸（Histidine）
- 亮氨酸（Leucine）
- 缬氨酸（Valine）
- 色氨酸（Tryptophan）
- 蛋氨酸（Methionine）
- 赖氨酸（Lysine）

确实很神奇，想想看，我们所有的蛋白质仅由20种氨基酸组成，其中一些身体可以自制，而另一些必须通过食物摄入。为了获得最佳的健康状态，一些必需氨基酸必须以特定剂量摄入。

虽然每种必需氨基酸在身体功能方面都扮演着重要的角色，但其中有3种在评估食物质量时具有独特的重要性。

亮氨酸、赖氨酸和蛋氨酸。这三种氨基酸一起摄入时效果最佳，其中亮氨酸对肌肉健康最为重要。前面我讲了肌肉蛋白合成（MPS）和摄入足够的蛋白质对于激发这一关键反应的必要性。现在是时候带你了解一下哺乳动物雷帕霉素靶蛋白（mTOR）的科学机制了，这一机制是在1990年代由我的导师雷曼博士（Dr. Layman）发现的。这一突破性发现的关键在于mTOR对MPS影响的二元性。简单来说，你在一餐中摄入的蛋白质剂量要么足以触发肌肉蛋白合成，要么不足以触发该机制。任何未达到这一阈值的饮食都缺少一个关键组成部分来优化肌肉和使代谢健康。

mTOR依赖亮氨酸，后者是一种支链氨基酸（BCAA），通过每餐摄入特定剂量，激活肌肉组织中蛋白质合成机制。亮氨酸激活mTOR信号复合体的一个组件，它对于启动和维持细胞内蛋白质合成至关重要。可以将亮氨酸想象为汽车钥匙，你转动钥匙来启动汽车引擎。mTOR就是引擎，而身体所有可供使用的氨基酸提供燃料。整个系统推动了蛋白质合成。虽然mTOR机制是二元的——要么触发肌肉蛋白合成，要么不触发——但这个系统是有细微差别的。

决定mTOR阈值的一个主要因素是年龄。当你年轻且仍在长身体时，mTOR受激素（胰岛素、生长激素、IGF-1）调节，但随着年龄增长，骨骼肌变得“合成代谢抵抗”。这意味着身体对激素的反应减弱，对饮食质量和亮氨酸的敏感性增加。

蛋白质需求随时间变化

蛋白质是唯一需要根据年龄调整摄入数量和质量的宏量营养素。没有碳水化合物被认为是必需的，但人体对必需氨基酸的需求在人一生的不同阶段是不同的。鉴于人体随时在变化，为了改善肌肉健康，摄入特定剂量的蛋白质是绝佳的“食补”方案。亮氨酸是人体保持长期的积极生理变化的关键驱动要素。

因为年轻，儿童只需要5～10克蛋白质就可以达到mTOR阈值。一些数据表明，健康活跃的人在20多岁，甚至到了30多岁时，也只需要在一餐中摄入1.7克亮氨酸就能获得强劲的肌肉蛋白合成（MPS）反应（更多可能效果更好）。[4]对老年人的几项研究表明，老年人每餐至少需要摄入2.5克亮氨酸才可以体验到对MPS的“恢复性”效果。**达到这种恢复水平需要每餐摄入至少30克高质量蛋白质。**然而，若仅选择植物性饮食来达到亮氨酸阈值，你需要摄入比动物蛋白多35%~45%的植物蛋白（具体的量取决于来源），这意味着更多的热量摄入。

MPS的恢复潜力是显著的，特别是从早期干预的角度来看。正如我们现在所知，人类的衰老从三四十岁开始，这个过程不易察觉。MPS恢复的证据表明，早期采取干预措施可以保护肌肉组织，甚至可以使它恢复。此外，看看这个额外的好处：研究表明，向食物中添加富含亮氨酸的蛋白质不仅可以触发MPS，还有助于稳定血糖水平。

今天，大多数美国人摄入的亮氨酸远低于理想水平。根据美国国家健康和营养调查（NHANES）的数据，只有大约25%的51岁至70岁女性，和10%处于该年龄段的男性达到了膳食营养素推荐供给量（RDA）。根据博纳（Berner）等人的数据，[5]到了71岁及以上，只有一半的女性和大约30%的男性达到了推荐的每日蛋白质摄入水平。这些数据显示，超过50岁的人中几乎没有多少人摄入足够的蛋白质来满足最低的肌肉需求。尽管科学表明，**任何年纪较大或处于压力下的人应该摄入大约当前蛋白质RDA的2倍量**，但许多人甚至还没有达到蛋白质RDA，更不用说加倍了。这是我们绝对可以而且必须纠正的事情。

请记住，RDA指南是以缺陷模型为基础的，旨在明确维持生命所需的最小摄入量，对，只满足基本组织修复所需的最低需求。RDA没有考虑到积极的生活方式，或随着年龄增长以保护肌肉和长寿为目标对蛋白质摄入的要求。基于30年的科学文献和雷曼博士对亮氨酸阈值的发现，**我建议成年人每餐摄入30～50克高质量蛋白质。**听起来很多吗？别担心，我会告诉你如何做到。记住，我们的目标不是短期生存而是长期更好、更健康地生活。知识就是力量。保持知识更新、活到老学到老赋予你做出最佳决策的能力，由此你一定会活得更长、更强壮。

质量影响数量

现在应该清楚，想获得最佳健康，需要关注不同食物的氨基酸组成了吧。例如，豆类或藜麦中的蛋白质含有与牛肉或鸡肉中截然不同的氨基酸组成。如果你选择了低质量的蛋白质来源，你就需要在数量上弥补或补充营养剂。总的来说，含有最高量必需氨基酸的动物蛋白，在供应关键氨基酸以维持身体蛋白质依赖系统（包括肌肉）的正常运行方面，是最佳选择。通过富含乳制品和鸡蛋的蛋奶素食来获取这些氨基酸并非不可能。即使从纯素食中获取这些氨基酸也不是不可能，只是你的选择有限，而且你可能需要补充营养剂来防止营养缺乏。

每盎司食物（1盎司约等于28克）	蛋氨酸（克）	亮氨酸（克）	赖氨酸（克）
火鸡碎肉	0.140	0.385	0.455
牛后腿肉	0.260	0.793	0.843
无骨鸡胸肉	0.170	0.485	0.549
黄鳍金枪鱼	0.194	0.532	0.601
瘦猪排	0.189	0.584	0.635
硬豆腐	0.350	0.210	0.182
低脂乳清奶酪	0.800	0.346	0.379
巴西坚果	0.282	0.323	0.138
大白腰豆	0.980	0.522	0.449
菜豆	0.270	0.170	0.148
大个鸡蛋	0.106	0.305	0.256
印尼豆鼓	0.490	0.400	0.254

更多信息请浏览美国农业部（USDA）网站

关于必需氨基酸的讨论告一段落，但你在哪里可以找到它们呢？下一页的图表展示了各种食物所含氨基酸相互重叠的情况。交叉部分列出的是富含这3种关键氨基酸的食物，它们被称为限制性氨基酸。你会注意到，这些氨基酸在动物性食品中含量最高。

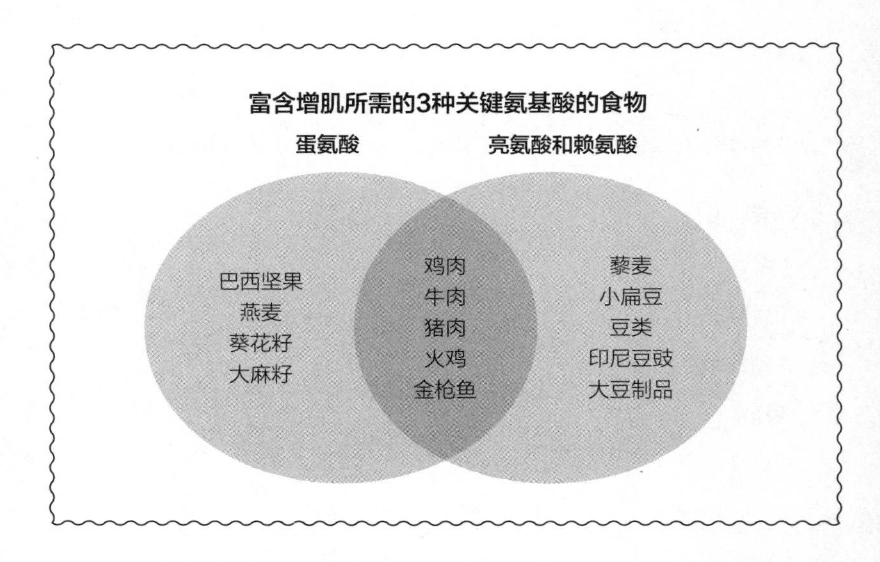

让我们再回顾一下食物的营养成分标签。从不同蛋白质的复杂氨基酸配置，你可以看出，一个食物营养成分标签上列出的蛋白质克数与另一个食物营养成分标签上标注的克数并不等价。换句话说，6克的大麻蛋白并不等同于6克的鸡蛋蛋白。不幸的是，今天的食物营养成分标签并没有根据蛋白质的质量或人体吸收蛋白质的能力来对食物进行分类。

但不用担心！我将教你如何解读营养成分标签，如何组合氨基酸以获得最佳的蛋白质摄入，并设计一套营养策略来确保你一天摄入足够的、剂量合适的高质量蛋白质。

完整蛋白质与互补蛋白质

也许你听说过“不完全蛋白质”这一术语，它指那些缺乏或只含有有限的一个或多个被人类健康所必需的氨基酸的食物。豆类是一个例子。虽然它们含有赖氨酸、苏氨酸和色氨酸，但豆类缺乏蛋氨酸。与此同时，谷物含有蛋氨酸，但其提供的赖氨酸数量有限，而且苏氨酸或色氨酸含量也有限。豆类和谷物组合食用提供的氨基酸混合物的质量比单独食用豆类或谷物都要高。这样的组合被认为提供了**互补蛋白质**，它们一起为人体提供了完全的氨基酸营养成分。尽管如此，这些氨基酸混合物的质量也不如肉类、牛奶、鸡蛋或鱼类所提供的质量那样高，因为它们含有的氨基酸数量仍然不足以实现蛋白质的最优化。此外，豆类和谷物的组合会导致碳水化合物摄入增加，这对于习惯久坐的普通成年人来说热量过高。

蛋白质的摄入方法充满着混乱与迷思，这对人的整体健康有着重大影响。即便是那些尽量吃健康食物的人也有可能掉入低蛋白饮食的陷阱，这损害了他们过上最好生活的能力。以珊蒂为例。她30多岁，是个聪明且具有健康知识的专业人士。在她找到我时，她眼下的黑眼圈非常明显，疲态尽显。她穿着宽松的衣服，肩膀耷拉着，她的身体状态传达出大量信息。我很少遇到我担心帮不了的患者。珊蒂是一个例外。她感到悲伤和无望，她被各种矛盾而混乱的有关健康的信息搞得身心俱疲。她的挫败感和健康状况让我担心，我担心她是否有足够的力量改善自己的健康状况。我们讨论了她为改善健康所做的一切努力。很快我明白了，她的宏量营养素严重失衡。

动物蛋白 *vs.* 植物蛋白

3盎司
136千卡热量
24.5克蛋白质

VS

藜麦	花生酱	黑豆	毛豆
3杯*	**8汤匙****	**1杯**	**1.3杯**
666千卡热量	632千卡热量	409千卡热量	244千卡热量
24.4克蛋白质	24克蛋白质	24.4克蛋白质	24.4克蛋白质

珊蒂因慢性甲状腺功能减退正在接受治疗，体重略有增加但并不很多。她的健康问题主要来自她对各种饮食建议的错误解读。她尽力做出她认为是健康的选择，随身携带食物以确保完成她为自己制定的只吃有机全食物的目标。如果食物来源是富含植物营养素、维生素和矿物质的全食物，珊蒂就全盘接受。她吃米饭和豆子、蔬菜配藜麦、奶昔和冰沙、甜土豆。她拒绝红肉，很少吃鱼或乳制品，偶尔吃鸡蛋。珊蒂失衡的高碳水饮食让她贫

* 不同国家地区对 1 杯的定义会有不同，本书 1 杯 =240 毫升。

** 不同国家地区对 1 汤匙的定义会有不同，本书 1 汤匙 =3 茶匙 =15 毫升。

血、能量不足，终日陷于低落的情绪和亚健康状态中。

减少珊蒂的碳水化合物摄入量并增加蛋白质摄入量，显著改善了她血液中的铁元素水平以及她的身体能量。但最显著的变化还是她整个人的状态的变化。饮食的调整给了她一种前所未有的自由感。身体感觉好转后她的情绪也得到了提升。借由新获得的能量，珊蒂掌握了自己的健康，由内而外充满力量。

素　食

平均而言，素食者每天摄入大约65克植物蛋白，这个量太低了，特别是考虑到所摄入氨基酸的质量，那更是远远不够。虽然现有证据不支持向仅摄入植物蛋白的人推荐特定的蛋白质量，但我预计在未来几年内，这将得到纠正——尤其是如果我们追求的是全食物，而非仅仅依赖蛋白粉来增加蛋白质摄入。

蛋白质成为最具争议的宏量营养素，因为动物蛋白的来源——动物也有生命。但如果我们的目标是获得最佳的健康和减脂，我们就应该抛开对食物来源的偏见。大量研究表明，最高质量的蛋白质来源于动物——通常来自陆地动物，如鸡、火鸡、牛和羊的肉。鸡蛋、乳制品和鱼类也很有帮助。除了拥有最优平衡的氨基酸（AA）营养成分，动物性食品在营养密度上也更胜一筹。此外，与植物性食品相比，动物性食品的核心营养素的生物利用率更高。

蛋白质行动

- 首先摄入蛋白质。它确保你摄入促进肌肉蛋白合成的氨基酸，并且使你更快产生饱腹感。
- 在吃不健康食物之前，先喝一杯20克的蛋白质奶昔。
- 用肉干或其他蛋白类薯片替换口感松脆但含盐量极高的零食。
- 可以在水里加一包氨基酸来平衡低蛋白餐食。它能帮助你激活肌肉代谢并放缓血糖的急剧上升。[6]

牛肉能给身体带来……

你所需要的更多营养。3盎司的瘦牛肉只有约150千卡热量，却能提供下列营养物质：

8%每日所需摄入量	热量
48%每日所需摄入量	蛋白质
48%每日所需摄入量	维生素B_{12}
40%每日所需摄入量	硒
36%每日所需摄入量	锌
26%每日所需摄入量	烟酸
22%每日所需摄入量	维生素B_6
19%每日所需摄入量	磷
16%每日所需摄入量	胆碱
12%每日所需摄入量	铁
10%每日所需摄入量	核黄素（维生素B_2）

牛肉的益处

- 一小块牛肉堪称一颗强大的“营养炸弹”。一份3盎司的熟牛肉，能为你提供10种必需营养素。
- 蛋白质帮助维持并塑造肌肉。
- 维生素B_6和B_{12}帮助维持大脑的正常功能。
- 硒帮助保护细胞免于受伤。
- 锌帮助维持健康的免疫系统。
- 烟酸支持身体的能量水平和新陈代谢。
- 磷能够保护骨骼和牙齿。
- 铁帮助身体更好地利用氧气。
- 牛磺酸、肌肽、鹅肌肽和肌酸这些在植物中不存在的物质，在牛肉中含量特别丰富。

牛肉中更多的有益营养素

- 牛磺酸是一种非蛋白质氨基酸，对儿童（特别是早产儿）至关重要，对成年人则是条件性必需的；它有助于形成胆汁盐，有助于消除胆固醇以及吸收膳食中的脂质和维生素。此外，牛磺酸还是一种主要的抗氧化剂，具有抗炎作用。
- 肌肽能减少活性脂质形成，增强谷胱甘肽血液水平的恢复。

■ 肌酸对大脑和骨骼肌的能量代谢至关重要。它还被用于改善认知功能和减少创伤性脑损伤的慢性影响。

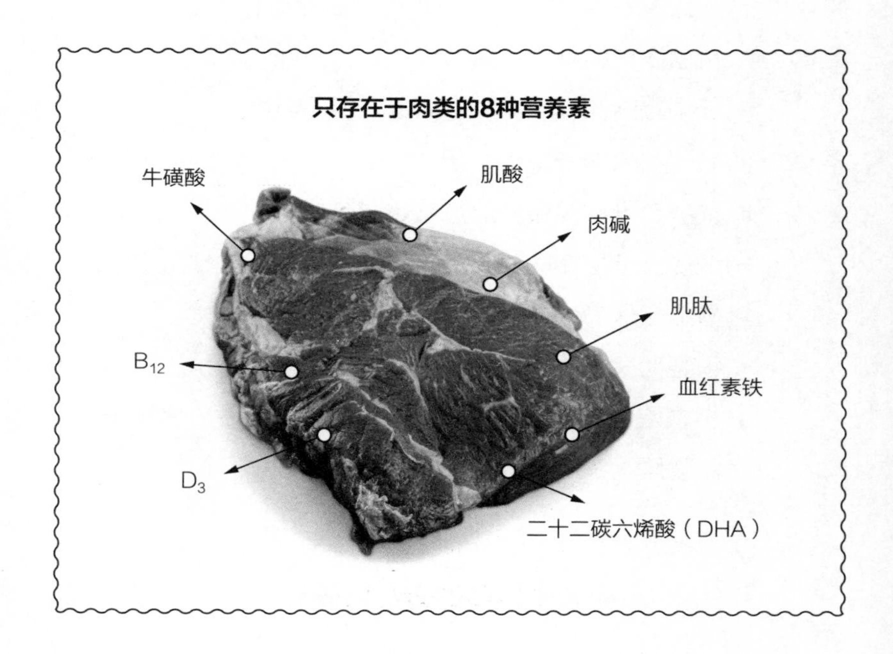

最大化肌肉蛋白合成的蛋白质分布

前面讨论了蛋白质的质量和数量对人体的影响是如何深度交织在一起的。实际上，一天中所摄入蛋白质的分布或时机也大有讲头。证据表明，典型的美式饮食使我们终其一生形成不良的肌肉量和健康状态。例如，匆匆吃下一碗麦片或在出门时抓起一个贝果，并不构成启动新陈代谢所需的一顿富含蛋白质的早餐。即便是吃了一份鸡蛋配吐司或酸奶配水果的人，也没有摄入足够的氨基酸来触发肌内蛋白合成（MPS）。假设你的午餐由一个小火鸡三明治或沙拉组成，晚餐以一大块牛排、土豆、鱼加一些蔬菜，或一份意大利面结束。正如图表所示，这样会导致蛋白质分布不均衡，且后果严重。

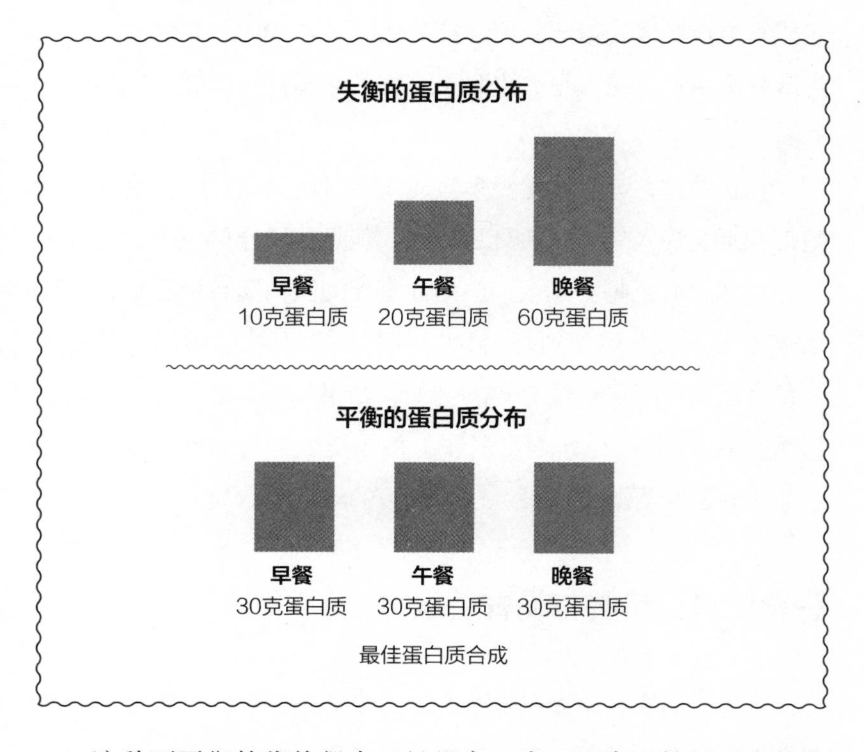

这种不平衡的代价很大，且贯穿一生。因为一份低蛋白餐食无法充分刺激身体的蛋白质合成能力，而且最终可能建立对我们不利的终身习惯。随着时间的推移，我们发现自己体脂增加、肌肉减少，同时变得更加虚弱和疲倦。随着激素水平逐年变化，伤害逐步加重——当我们不能随着激素水平的下降而改变饮食选择时，我们就会陷入合成代谢不足的状态。

好消息是：一旦你了解了如何将食物作为药物使用，你所做的决定就会帮助你向着身心俱佳的状态前进。尽管有人说每天总蛋白质摄入最重要，但文献表明，一天中均匀分配蛋白质摄入是建立和维持肌肉的最佳策略。在我的临床实践中，我发现每天适当地分配蛋白质摄入量，也利于我们长期坚持并遵守合理的饮食方案。

我解释过，为了优化大多数成人的肌肉蛋白合成，我的建议是每餐至少摄入30克高质量蛋白质。但具体操作取决于你的具体目标。你想增肌吗？那么，根据你每天的蛋白质目标总量，你可以将蛋白质摄入增加到每天4次、5次，甚至6次。增加次数比在一餐中摄入更多蛋白质有效。例如，如果你每天的蛋白质目标总量是200克，你已经计划了三餐，每餐至少含有40克蛋白质，那么你应该至少再增加一餐，包含剩下的80克蛋白质。

餐食时机：早餐和晚餐是冠军

就增肌而言，早餐是迄今为止最重要的一餐。这里所说的早餐指的是一天中的第一餐，无论那是什么时候。以大剂量的蛋白质作为第一餐，将为新陈代谢优化做好准备，同时刺激肌肉生长，减少饥饿感，并为你提供用于其他生物过程的氨基酸。

夜间禁食前的最后一餐是第二重要的餐食。选择那些能为你的身体提供足够氨基酸以生成葡萄糖的食物，它们可以帮助稳定夜间血糖水平并为第二天清晨做准备。国际运动营养学会推荐睡前摄入30～40克的酪蛋白，为夜间增加的肌肉蛋白合成提供能量，提高新陈代谢率，同时不会影响睡眠期间的脂肪燃烧率。[7]

蛋白质摄入时机的第三个高峰，对于年纪较大、肥胖或面临由于不健康的肌肉组织导致有代谢问题的人来说特别有帮助。**一轮运动后，尤其是抗阻训练后，摄入蛋白质可以促进肌肉蛋白合成。**肌肉收缩导致血流增加，使肌肉组织处于更容易吸收营养的状态。（如果你正尝试减肥，或刚开始运动，或正从疾病中恢复，那么运动后摄入蛋白质对于肌肉的反应性有很大帮助。我推荐喝一杯含20克乳清蛋白的蛋白奶昔。）本质上讲，在这一时期优先考虑蛋白质摄入，可以降低肌肉组织的合成阻力，使你在结合运动的情况下，即使摄入较少的蛋白质也能达到理想的效果。

蛋白质的超能力：饱腹感和产热效应

摄入更多蛋白质的另一个优势是饱腹感。能量平衡饮食对比的临床试验表明，高蛋白饮食更能增加饱腹感。[8]通过在一天摄入足够的蛋白质，你将不太可能过度饮食。

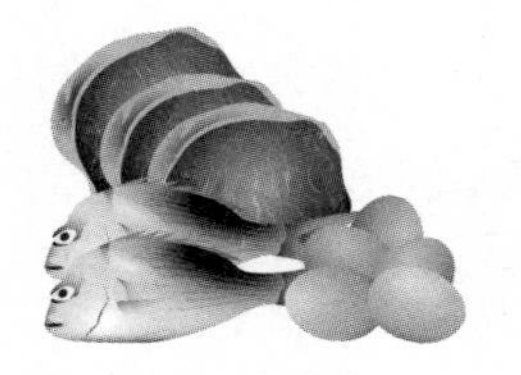

高蛋白饮食为什么有用

- 刺激肌肉蛋白合成，保护骨骼肌
- 增强身体的产热效应
- 增加饱腹感

摄入蛋白质可以减少饥饿感，这有助于人们通过保持热量缺口来减脂。研究还表明，在早餐、午餐和晚餐增加蛋白质，可以帮助人们感到即时且持续的饱腹感。这种效果是通过增加血浆酪酪肽（PYY）的浓度达成的，PYY是一种促进饱腹感的肠道激素，同时还能降低胃促生长素（它导致饥饿）的水平。[9]事实证明，人类和许多其他动物物种都表现出蛋白质优先，这意味着他们持续进食，直到摄入足够数量的蛋白质为止，即使为此目的他们必须摄入过量的非蛋白质热量（即碳水化合物和脂肪）。保持饮食中高比例的蛋白质，你就会自动倾向于吃得更少。由于食物热效应，你还会消耗更多摄入的热量。

让我们详细解释一下。消化、吸收和代谢宏量营养素需要热量，对吗？这个热量需求被称为产热效应。因此，蛋白质的产热效应是身体处理和使用摄入的蛋白质所需的热量。由于氨基酸的化学结构及其在人体内扮演的角色，代谢蛋白质比代谢碳水化合物或脂肪需要更多的能量。虽然传统上蛋白质的热量被计为4千卡/克，但蛋白质的消化和吸收会使蛋白质净热量摄入的耗能增加20%～35%。例如，假设你正在保持2000千卡热量的饮食，其中800千卡来自蛋白质，那么这些蛋白质的消化和吸收将燃烧160～280千卡热量。这就好像比食物营养成分标签上计算的蛋白质总热量少了20%～35%。换句话说，如果你摄入更多的蛋白质，你就启动了身体的代谢机制，等于你总体上吃的东西少了！既然我们现在知道要摄入多少蛋白质了，那我们该怎么对待那些变化无常的、令人困惑的有关碳水化合物和脂肪的建议呢？

心态重塑

这只是另一顿饭而已

对于人们来说，持续选择身体需要的、营养均衡的食物可能是一个挑战——特别是要你选择蛋白质而放弃碳水化合物的时候。我们给自己讲的故事增强了每顿饭的重要性——把每顿饭当作是最后一顿饭来对待。考虑一下我们在生日大餐、节日聚餐或烛光晚餐中投入的情感和期待。我们经常沉浸在对食物的想象中，把它们在心中不断放大。但问问自己：这顿饭是不是真的如你期待的那样好？如果不是，那么这种失望是否会导致你吃得更多，你甚至制造出一次放纵餐的机会，一切都是为了满足口腹之欲？这就是培养中性心态的重要之处。

与其耽于食物，不如享受体验的过程和美妙时光。当你的脑海里充塞着各种围绕食物的故事时，抹平它们吧。保持稳定。如果你能说服自己一件事有多么好，那你也能说服自己放弃它。这需要练习。记住：这不是情感投资，这只是另一顿饭而已。

驱动我们渴望进食的机制有很多，包括多巴胺奖励路径。对我来说，了解我自己的生物特征并知晓自己的弱点所在让我解脱。我终于发现了那些让我偏离营养计划并陷入不良饮食习惯旋涡的条件。我的脆弱时刻经常出现在我考了高分或发表了出色演讲的“高潮”之后。就在那个时候，我能感觉到一种渴望袭来，促使我去寻找计划之外的食物，以保持这种良好的感觉。

处理这类进食渴望的技巧是：透过你的“水晶球”，预见未来。随着时间的推移，我逐渐学会了提前为这些情绪波动做准备，以帮助我保持平静——这就是建立一个中性的心态框架。我通过控制多巴胺驱动来缓解情绪的高涨，从而平息进食的渴望。多巴胺驱动着我们的情绪起伏，让我们在面对各种食物的时候更容易陷入过度消费的陷阱。多巴胺飙升后，随之而来的多巴胺崩溃可能会跌落到它之前的水平——

甚至低于正常的基准。就这样，一个周期的高低起伏让我们容易沉迷于食物和其他享乐。你知道了这一点，你就能提前计划并进行干预。毕竟，你梦寐以求的盛事，只不过是一顿饭而已。

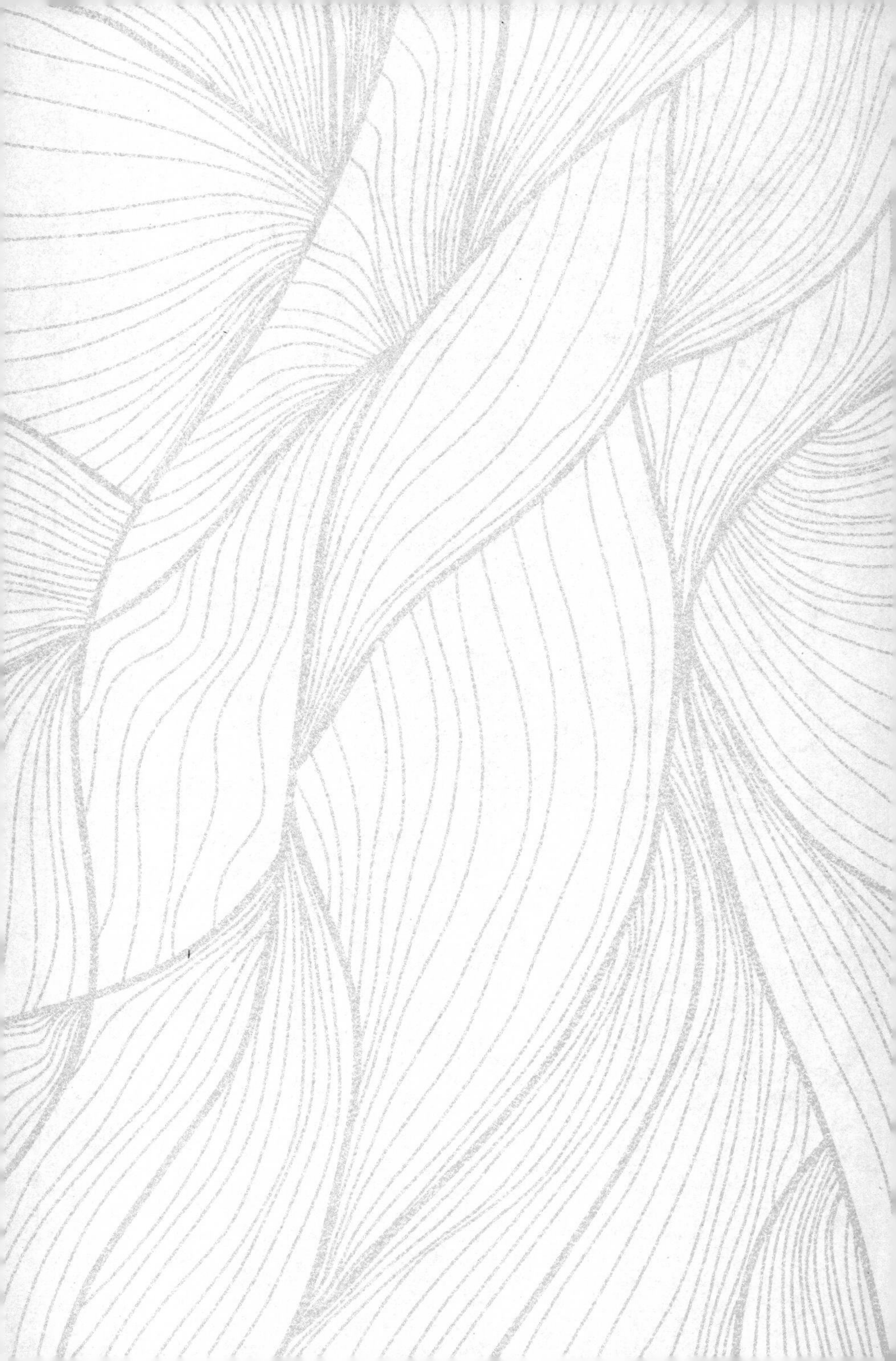

第六章

碳水化合物与脂肪：解密营养学的明星

难怪在当今的健康文化中，碳水化合物有着如此糟糕的名声。令人垂涎的淀粉和糖，让人对各种品牌的饼干和早餐吐司欲罢不能。它们触发食欲，而且非常、非常容易过量食用。

关于碳水化合物和脂肪是如何导致肥胖的主流思想通常集中在两个不同的模型上："摄入与消耗"模型和胰岛素—碳水化合物模型。胰岛素—碳水化合物模型提出，高碳水饮食——包括摄入大量精制淀粉食品和糖——会导致人体释放过多的胰岛素，促进脂肪的储存，导致饥饿感增加、新陈代谢率下降。[1]现在，让我们来解析一下使身体做出关于碳水化合物和脂肪的最佳选择背后的科学。

碳水化合物

大多数美国人从碳水化合物中获取超过50%的热量。人们集体性过度摄入淀粉类、含糖的精制碳水化合物，这样的饮食习惯对人体的新陈代谢产生了灾难性的影响——导致肥胖、胰岛素抵抗和2型糖尿病的泛滥。[2]

加工食品可能导致营养不平衡的观念已经不足为奇，但记住，**全谷物、水果甚至蔬菜也算碳水化合物食物。**即使是碳水化合物与膳食纤维比率较低的全谷物碳水化合物也可能对你的体成分造成负担。你吃得越多，就越容易给胰岛素反应造成压力，这会放大暴饮暴食的影响。我并不建议你摄入零碳水化合物；相反，我推荐你将碳水化合物战略性地整合进平衡饮食中。

碳水化合物分为两类：**纤维类碳水化合物和淀粉/糖类碳水化合物。**糖是小分子，而淀粉和膳食纤维都是由单糖分子组成的长链结构。因为人体消化酶无法有效分解植物性食品中的膳食纤维，所以吃它们不会导致血糖反应。而淀粉迅速被消化为单糖分子，它与单糖分子对血糖的影响大致相同。为控制血糖突然升高，建议将蛋白质和/或脂肪与碳水化合物一起摄入而不是单独摄入碳水化合物。虽然含碳水化合物的食物，如富含膳食纤维的非淀粉类蔬菜，对维护肠道微生物组很重要，但人体并不需要富含糖和淀粉的植物性食品来满足其葡萄糖需求。

人体可以制造所需的葡萄糖

我们的身体绝对需要葡萄糖，它为大脑、神经元、红细胞、肾脏和胰腺提供必要的燃料。这种必需的葡萄糖总量对应每天

80～100克的碳水化合物。基于这一需求，美国国家科学院设定了每天130克碳水化合物的膳食营养素推荐供给量（RDA）。但这一建议没有考虑到的是，葡萄糖实际上并不是一种必需的膳食营养素。**因为人体可以自己制造葡萄糖。**

蛋白质中的一些氨基酸通过一个叫作糖异生的过程在肝脏中被转化为葡萄糖。每摄入100克蛋白质，大约会在体内产生60克葡萄糖。[3]通过适量摄入蛋白质，人体逐步变得擅长自己生成葡萄糖，而不是不断依赖饮食中的碳水化合物来获取葡萄糖。增加饮食中的蛋白质能够成比例地增加葡萄糖的产生。而且好处不只是这些！这种方法还可以降低甘油三酯并增加高密度脂蛋白（HDL）胆固醇。**简而言之，优先考虑摄入蛋白质，同时限制碳水化合物可以逆转代谢综合征。**

虽然我们不需要碳水化合物作为健康饮食的一部分来提供葡萄糖，但我们确实需要膳食纤维。水果和蔬菜是重要的膳食纤维和微量营养素的来源。**可溶性膳食纤维**——在柑橘、苹果和燕麦中发现的一类纤维——不仅对你的消化系统有益，还能降低你的血清总胆固醇。

基于相关研究，里昂方案中的碳水化合物RDA为每摄入1000千卡热量就摄入大约14克膳食纤维。[2]四舍五入简化一下，一个体重约90千克的男性应该每天摄入30克膳食纤维，而一个体重约63千克的女性应该争取每天摄入25克膳食纤维。那么，到底如何选择摄入多少克膳食纤维呢？让我们来讨论一下决定你饮食中碳水化合物含量的关键比例。

优质碳水化合物

为了在不摄入过量热量的情况下达成目标，我推荐吃含更高膳食纤维的食物，如蔬菜、浆果、豆类。其优势在于膳食纤维能减慢消化过程，让饱腹感更持久。此外，高纤维食物，多是自然界中的全食物，也一直是我的最爱。在我的计划中，两个关系决定了饮食决策：**碳水化合物与蛋白质的比率以及碳水化合物与膳食纤维的比率。**[*]

碳水化合物与蛋白质的比率定义了你在一餐中可以摄入多少克碳水化合物而仍能保持代谢平衡。为了促进减重，整体来说，**碳水化合物与蛋白质的比率**应该小于1.0，远低于美式饮食的平均比例——后者的比例几乎为5.0。（将在第七章详细讨论如何分配宏量营养素。）我还建议你永远不要单独摄入碳水化合物，而要将其与脂肪，最好是蛋白质一起摄入，理想情况下至少10克。我一贯的建议是，在摄入碳水化合物之前先“预加载”一些蛋白质或脂肪。

这种搭配，连同膳食纤维含量，将决定碳水化合物对你的血糖水平和胰岛素反应的影响。碳水化合物与膳食纤维的比率帮助你评估单个碳水化合物食物的质量，便于选择那些健康的食物，避免那些可能导致体重增加的食物。**碳水化合物与膳食纤维的比率小于6.0的食物具有低血糖负荷和高纤维水平。**（8的比率为那

---

* 从结构上看，膳食纤维算碳水化合物的一种；但从生理功能上看，膳食纤维又不算碳水化合物。除非特别说明，否则我们不把膳食纤维算作碳水化合物。

些能够耐受碳水化合物——如全谷物和淀粉类蔬菜——的人提供了空间，以获得更多样的营养。）大多数蔬菜和浆果都属于这一类。

以下是我推荐的基于这些比率的高纤维碳水化合物食物的例子。

- 1杯西蓝花大约含7.8克碳水化合物和4.6克膳食纤维。通过计算（7.8/4.6 =1.7）显示，西蓝花的碳水化合物与膳食纤维的比率为1.7。
- 绿豆的这一比率为2.5。
- 覆盆子的这一比率为1.7。
- 草莓的这一比率为3.1。
- 蓝莓的这一比率为5.1。
- 绝大多数豆类的这一比率为3.0。

碳水化合物与膳食纤维的比率小于等于6.0的食物都是极好的选择，可以使人体在保持营养平衡的同时促进脂肪消耗。

应避免食用或适度食用的食物包括碳水化合物与膳食纤维比率为10.0～30.0的食物，包括土豆、米饭、意大利面和面包，以及碳水化合物与膳食纤维比例大于10.0的水果，如香蕉和西瓜。然而，在一定程度上，你可以利用抗性淀粉做到既吃蛋糕又保持身形。正如名称所暗示的，抗性淀粉对人体酶有抵抗性，这意味着它对血糖水平的影响非常小（附加优点：对肠道微生物组非常有益）。事实证明，通过制造抗性淀粉，你可以降低米饭和土豆这类食物的血糖负荷。

制作抗性淀粉米饭需要使用橄榄油等脂肪源烹饪米饭，然后在米饭煮熟后，将其放入冰箱冷却。脂肪的添加和冷却过程共同催化了米饭中原有的简单淀粉形成抗性淀粉。[4]同样的方法也适用于土豆，不同之处在于脂肪是在烹饪后添加，然后冷却的。[5]此外，成熟的黄色香蕉虽然甜，但绿色和半绿色的香蕉富含抗性淀粉，所以从血糖角度来看，它们是相对更好的选择。最后，煮熟并冷却的豆类和鹰嘴豆是另一种既含有抗性淀粉又含有膳食纤维的食物，从血糖和体重管理的角度来看，它们都是极好的选择。

通过了解食物的重要属性，如碳水化合物与蛋白质的比率、碳水化合物与膳食纤维的比率，以及抗性淀粉含量，你就具备了为自己创建个性化减脂食谱所需的信息。

食物种类（100克+未烹饪，除非另有说明）	碳水化合物（克）	膳食纤维（克）	碳水化合物与膳食纤维的比率
菠菜	4.0	2.0	2.0
芝麻菜	4.0	1.5	2.7
瑞士甜菜	4.0	2.0	2.0
羽衣甘蓝	5.0	4.0	1.3
牛油果	8.5	7.0	1.2
胡萝卜	10.0	3.0	3.3
欧洲防风草	18.0	5.0	3.6
甜菜	10.0	3.0	3.3
芦笋	4.0	2.0	2.0

（续表）

食物种类（100克+未烹饪，除非另有说明）	碳水化合物（克）	膳食纤维（克）	碳水化合物与膳食纤维的比率
茄子（熟）	6.0	3.0	2.0
西蓝花	7.0	3.0	2.3
菜花	5.0	3.0	1.7
抱子甘蓝	9.0	4.0	2.3
卷心菜	6.0	2.5	2.4
德国酸菜	4.0	3.0	1.3
韩式泡菜	2.5	1.5	1.7
白蘑菇	3.0	1.0	3.0
平菇	6.0	2.0	3.0
西葫芦	3.0	1.0	3.0
金丝瓜	7.0	1.5	4.6
四季豆	7.0	3.5	2.0
罗马生菜	3.0	2.0	1.5
西芹	3.0	1.5	2.0
番茄	4.0	1.0	4.0
小萝卜	3.0	1.5	2.0
朝鲜蓟	11.0	5.0	2.2
青椒	5.0	1.5	3.3
香蕉胡椒	5.0	3.5	1.4
扁豆（熟）	20.0	8.0	2.5
鹰嘴豆（熟）	27.0	8.0	3.4
黑豆（熟）	24.0	9.0	2.7
盐水毛豆（熟）	10.0	5.0	2.0
覆盆子	12.0	7.0	1.7

（续表）

食物种类（100克+未烹饪，除非另有说明）	碳水化合物（克）	膳食纤维（克）	碳水化合物与膳食纤维的比率
黑莓	10.0	5.0	2.0
草莓	8.0	2.0	4.0
野生蓝莓	12.0	2.5	4.8
猕猴桃	15.0	3.0	5.0

碳水化合物耐受性

想通过增肌的方式达到健康与长寿，不但需要以蛋白质为中心的饮食，而且需要仔细计算**你对碳水化合物的耐受性**。认识你与这些碳水化合物食物的关系，会帮助你了解自己的灵活性。我的有些患者对碳水化合物食物极度上瘾，只要一沾上就无法克制地开始暴食。戒断碳水化合物帮助他们打破了不健康的饮食模式。

基于每餐的热量摄入阈值来衡量碳水化合物的摄入量是有帮助的。适当的摄入范围为20～40克（在没有额外运动的情况下最高范围可达50克，但我通常不建议那么高），具体值取决于你喜欢的饮食方式和一天的总碳水化合物摄入量。处理所摄入碳水化合物的能力被称为餐后血糖清除率。这一关键因素决定了人对碳水化合物食物的耐受性。为了避免餐后血糖升高或高血糖，碳水化合物必须在2小时内被有效清除。若超过这个时间范围，血糖仍然高居不下，那就是所谓的糖尿病。记住，虽然人体确实需要葡萄糖，但如果葡萄糖水平长时间维持在高位，就会有毒性效应。

一旦肌肉的糖原储备满了，就到消耗掉它们的时候了。骨骼肌中的代谢功能障碍和线粒体功能障碍，会导致糖原和脂肪产生的能量储备减少。最终，2型糖尿病出现了。

作为胰岛素抵抗的主要场所，骨骼肌在血糖调节中扮演着重要的角色。实际上，胰岛素抵抗问题可能在出现明显健康问题的前10年就在肌肉组织中出现了。正如我们在前面叙述中提到的，不健康的肌肉是血糖管理问题的根本原因，这会引发一连串的症状，影响血液中的甘油三酯和其他指标。[6]我的建议是每餐摄入不超过40克的净碳水化合物，这一建议是基于我们对餐后血糖清除率的理解，以及我们限制胰岛素激增的目标。注意，给定食物的净碳水化合物含量等于总碳水化合物量减去膳食纤维量。

人们餐后久坐的情况太常见了。这将葡萄糖被骨骼肌利用（消耗）的基础速率限制为大约每小时3克。在我们充分考虑了大脑、肝脏和身体其他部分对葡萄糖的消耗情况后，餐后2小时血糖的总处理能力大约为50克。所以，这就是健康的起点。

正如我之前提到的，当前碳水化合物RDA是130克，这是人体对葡萄糖的基本需求，包括5份蔬菜、2~3份水果和3份全谷物。[7]美国成年人通常的碳水化合物需求量几乎是RDA的3倍。然而，每天吃3份蔬菜和2份水果的人不足25%。你可以看到，这种高数量、低质量的组合是如何导致灾难性后果的。

显然，过量摄入碳水化合物是有问题的，而且对于2型糖尿病这类问题，饮食管理不仅需要控制碳水化合物摄入量，还需要控制整体的热量摄入。尽管如此，美国糖尿病协会（ADA）仍断言“对所有糖尿病患者来说，并没有一个理想的来自碳水化合物、蛋白质和脂肪的热量百分比。”一般饮食指南推荐接近4∶1的碳水化合物与蛋白质比率。[8]而美国国家科学院定义的碳水化合物RDA为130克、蛋白质RDA约为65克，二者比率约为2∶1。同时，许多控制2型糖尿病患者血糖的临床研究则推荐使用大约1∶1的比率。[9]鉴于这种巨大的不确定性，难怪人们会感到困惑！

没有人提及的真相是：**任何范围内的成功都依赖于肌肉健康。**我的目标是简化这些信息，通过创建一个30～50克高质量碳水化合物的摄入阈值，让你可以实时观察到自己的体成分、饥饿感和血液指标都在改善。

最初，我建议你每天分三餐从全食物中摄取90克碳水化合物。然后，随着你变得更健康，你可以逐渐增加这个量，直到达到你的碳水化合物摄入阈值。我们必须从低标准开始慢慢来。健康的肌肉可以更好地管理碳水化合物。到目前为止，我希望你已经明白，你需要根据碳水化合物的质量和数量来选择你的碳水化合物食物，并且能够理解为什么你必须通过运动来消耗你的碳水化合物预算之外的碳水化合物。

索菲亚的故事

我的患者索菲亚最初来找我是有些犹豫的。作为一个意志坚强且固执己见的女强人，索菲亚带着怀疑和一丝挑衅来到了我这里。我问她为何犹豫时，她坦承公开曝光自己以及不得不面对自己的日常习惯和选择让她感到不舒服。

对索菲亚来说，进食既是奖励也是缓解压力的方式。她身上“背负”着大约9千克的额外脂肪，但她只是认为自己的骨架大。她没有规律运动的习惯。第一天，她溜达到我的办公室，宣布：“好吧，我同意这么做。但我要声明，我对我的体重很满意，我不会放弃糖和碳水化合物，而且我讨厌重量训练。”

我心想，至少我们有了一个好的开始。实际上，我欢迎抗拒，因为它准确地告诉我还有哪些领域需要深入探讨并突破。

“我不想成为那种痴迷于体重或外表的人。”索菲亚继续说。

我经常听到这种说法。我的做法是探寻它背后的真正意图。她真正想说的是：专注于自己让她感到不舒服，她担心自己永远无法达到真正希望实现的身体目标。深藏多年的内心独白一直在起作用，而自我价值感的缺乏限制了她尝试的意愿。

尽管她声称对当前的体重感到满意，但索菲亚的血液检查却是另一个状态。她的炎症指标过高、关键营养素水平过低，而且胆固醇、胰岛素和血糖都偏高——别忘了她才只有35岁。

我知道最好的方法是建立心态框架，慢慢地向她证明她能够做出改变，成为更好、更健康的自己。她的思维会变得敏锐，她会充满能量，她的身体会感激她。在接下来的一年半的时间里，她每个月来见我一次并汇报她的最新进展。随着她克服每一层心理阻力，包括那些自己曾坚持的老观念，索菲亚变得更加强大和健康。

她将对身体的挑战转移到心理领域。索菲亚开始在办公桌上摆放糖果，以练习她抵御美食的能力。曾几何时，她认为自己必须吃掉眼前的食物，但她发现当采取新的应对方式时，她从这样的固有思维中解脱出来，她不再感觉自己像个人质。

这种自主感转移到索菲亚面对的所有“诱惑”上。她成为自己生活的主宰。每天，她都挑战一个令自己感到不舒服的障碍。有时她会测试自己能在几个小时内不看手机。她选择步行而不是乘坐地铁。她放弃了午后咖啡……这些尝试并不极端，但它们帮助她练习不总是选择“简单”的事情。这些微妙的变化对她的生活产生了巨大的影响。索菲亚从随心所欲地行事转变为有意识地选择自己的行为。她从“我永远无法放弃碳水化合物”转变为“有什么大不了的？我怎么会如此依恋它？”随着我们平衡了她的血糖，她减掉了体脂并增加了肌肉。她获得的最重要的东西是对自己的信任。

以健康的方式做出负责任的选择对索菲亚的生活和心理的方方面面都产生了影响。她变成了她知道自己可以成为的那个人，并且没有留下遗憾。出于乐趣，索菲亚跑了一场马拉松。她尝试重量训练，并挑战了自己以前从未尝试过的活动。

我从事的是改变人们生活的事业，我使用的工具是医学。我帮助患者寻求自由，你也可以在生活中获得同样的自由。请继续阅读接下来的内容。

关于脂肪的真相

对脂肪的恐惧在美国饮食指南（US Dietary Guidelines）中有巨大影响力。无论科学如何发展变化，美国联邦政策的制定者们似乎仍然认定脂肪是万恶之源。自1970年代初以来，医疗保健专业人士一直对脂肪和胆固醇导致几乎所有健康问题的观点着迷，包括心脏病、肥胖、糖尿病和癌症。脂肪理论虽然看起来似乎合乎逻辑，但支持它的证据仅仅基于有根据的推测、假设和个人信念。经过近50年的研究，反对膳食脂肪的论点仍未被证实——实际上，随着时间的推移，证据变得越来越弱。

认为脂肪对健康有害的两大理论是：胆固醇导致心脏病，因为堵塞动脉的斑块含有胆固醇；脂肪使人变胖，因为……这看起来很有逻辑，对吧？

这两个理论都已被证明是错误的。[10]但是，大型食品和制药公司通过销售高度加工的植物油（这些油经过化学处理变成人造黄油、起酥油和氢化油），以及像他汀这样的处方药，赚取了巨额利润。如果你不相信那些关于脂肪的虚假理论，你就不会购买所有那些加工食品和药物，对吧？

面对脂肪的时候，记住并非所有脂肪都是一样的。膳食脂肪有四种类型：单不饱和脂肪、多不饱和脂肪、饱和脂肪和反式脂肪，它们对健康的影响各不相同。

不饱和脂肪

不饱和脂肪（分单不饱和脂肪和多不饱和脂肪）主要存在于植物性食品中，如植物油、坚果和种子，被认为具有改善血液胆固醇水平、缓解炎症以及其他好处。

单不饱和脂肪的来源包括：

- 橄榄
- 牛油果
- 干果类，包括杏仁、榛子和花生
- 种子类，比如南瓜子和芝麻

多不饱和脂肪的来源包括：

- 核桃
- 亚麻籽
- 鱼类
- 鱼卵
- 贝类

在多不饱和脂肪中，必需脂肪酸可能提供最大的健康益处。[11]数据显示，在代谢综合征患者中，摄入多不饱和脂肪代替饱和脂肪与摄入单不饱和脂肪相比，能更有效地降低甘油三酯，而且与体重减轻无关。这些发现提出了一种可能性，即多不饱和脂肪可以降低这些患者的心血管代谢风险。记住，在选择热量的摄取来源时，多不饱和脂肪是我们应该优先考虑的。

对于肌肉健康来说，蛋白质和碳水化合物确实是主要关注的营养素。但Omega-3这样的必需脂肪酸也扮演了重要角色。Omega-3是一组必需的多不饱和脂肪，需要通过饮食摄入，因为身体无法自行制造它们。它们具有众多健康益处（Omega-3被视为脂肪酸的“维生素F”）。[12]研究已表明，补充来自鱼油的Omega-3能改善老年人的体成分、肌肉力量、身体表现和血脂指标。[13]这些结果提示，增加Omega-3的摄入可能有助于预防肌少症。

鱼类提供了最丰富的动物来源的Omega-3，而Omega-3的植物来源包括藻油补充剂、亚麻籽、南瓜子和核桃。Omega-3脂肪酸有3种形式：植物来源的α-亚麻酸（ALA）和动物来源的二十碳五烯酸（EPA）、二十二碳六烯酸（DHA）。在过去的3个世纪里，美国食品供应的变化导致美国人Omega-3摄入量下降，同时总脂肪和Omega-6的摄入量增加。结果是Omega-6与Omega-3的比率发生了巨大转变，从农业时期的1∶1剧增到今天的超过20∶1，这会导致人体显著的炎症反应。[14]现代农业注重食物数量而非质量的做法导致动物饲料的变化，减少了常见食物如肉类、鸡蛋甚至鱼类中Omega-3的含量，使我们摄入足够水平的Omega-3变得更加困难。

畜牧业中动物的饲养方式会影响其脂肪组织的构成。以谷物为基础和用饲料喂养的动物富含Omega-6（这种脂肪酸可能有助于满足其生长需求）。然而，Omega-6的增加可能会打破Omega-6与Omega-3之间的平衡，尽管家畜并不是我们摄入Omega-6的主要来源。虽然没有单一的某一种食物是造成问题的根源，但我认为，与Omega-3相比，过量摄入Omega-6是有问题的。要纠正这种不平衡，我们应尽量多食用富含Omega-3的食物。如果野生或纯草饲的动物产品超出了你的预算，不妨尝试选择苏格兰三文鱼或小型野生鱼类，如沙丁鱼或鲭鱼。鉴于所有未知因素，我推荐在你的日常饮食中添加鱼油、藻油或磷虾油，或者在食用普通牛肉的同时添加Omega-3补充剂。

饱和脂肪

让我们聊聊过去几十年里最受关注的脂肪类型：饱和脂肪。在数百万年的进化过程中，人类或其他哺乳动物唯一进化出来可以制造的脂肪类型就是饱和脂肪；因为它非常稳定，能抵抗氧化损伤。如果饱和脂肪像当前普遍观点所暗示的那样有毒，那人类早就灭绝了。**饱和脂肪只有在摄入过多热量和碳水化合物时才会成为风险。**

虽然高饱和脂肪主要存在于动物性食品中（如黄油、奶酪和红肉），但某些植物性食品（特别是植物油，包括椰子油、棕榈油和棕榈仁油）也含有饱和脂肪。如今，现代经济驱动的农业实践，如用谷物喂养家畜取代草饲，导致动物性食品中含有更多的饱和脂肪。尽管如此，草饲和谷物喂养的牛中，主要脂肪仍是单不饱和脂肪，其次才是饱和脂肪，其中1/3是一种叫作硬脂酸的中性脂肪，不会升高胆固醇。记住，饱和脂肪本身并不是问题，问题在于它的高热量密度，这意味着多吃一点就会导致热量摄入过多。因此，我建议尽可能吃瘦肉。

虽然我不像1980年代的人们那样妖魔化脂肪，但我也不完全支持高脂肪饮食。脂肪密度很重要，选择低脂饮食有助于控制热量摄入。毕竟，我们不会单独摄入宏量营养素，我们的餐盘里不会只有几块饱和脂肪、一堆蛋白质和一小份碳水化合物。食物不是这样工作的。相反，我们必须对每种食物提供的微量和宏量营养素组合做出明智的选择，以实现每餐和全天的饮食平衡。

因为额外摄入饱和脂肪没有好处，反而可能导致增加热量摄入，所以控制你的摄入量非常重要。我们知道，饱和脂肪对某些人来说可能会提高他们的低密度脂蛋白（LDL）胆固醇。所以我建议尽可能摄入不饱和脂肪，特别是多不饱和脂肪，来替代饱和脂肪。美国心脏协会（AHA）对相关证据审查后得出结论，这种替代降低了心血管疾病的发生率。[15]

要真正理解胆固醇，就要认识到它对生命的不可或缺性以及它是构成人体中每个细胞（从大脑到皮肤）的基础。为了维持生命，我们每天需要1000毫克胆固醇。这种物质如此重要以至于我们的身体进化出了自我合成它的能力。大多数人的肝脏每天制造大约800毫克胆固醇，并从饮食中摄入大约200毫克胆固醇。如果你有胆固醇问题，那么通常意味着问题出在肝脏制造胆固醇的速度，或肝脏从血液中清除胆固醇的速度上。研究非常清楚地表明：血液中的胆固醇与饮食中的胆固醇无关。

反式脂肪

在继续之前，让我们谈谈反式脂肪。大多数反式脂肪由工业过程制造，该过程使用氢气使植物油固化得到反式脂肪。例如涂抹面包的人造黄油、烘焙食品（包括从商店购买的糕点、松饼和饼干）以及油炸食品（薯条、鸡块、甜甜圈等）中都存在反式脂肪。远离反式脂肪，它们会增加你患心脏病、2型糖尿病和脑卒中的风险。[16]

■

许多流行的饮食建议限制总体脂肪摄入，并避免饱和脂肪，主要是因为脂肪的热量较高（每克脂肪有9千卡热量）。但脂肪有更高的饱腹价值，这意味着它能让你感到饱足，不像碳水化合物——它会让你很快感到饥饿，让你觉得即使已经吃得很饱了，仍然有空间吃一块甜点。记住，体重和体脂是由你摄入的热量决定的。这就是为什么平衡宏量营养素对于维持最佳健康状态如此重要。与其过分关注饱和脂肪，不如将注意力放在多不饱和脂肪上，以获取人体必需的Omega-3脂肪酸。

脂肪对于骨骼肌来说是一种高效能源，而单独的脂肪酸对于每一个细胞膜——特别是大脑神经结构周围的独特保护层——是不可或缺的。这使得脂肪酸成为一种必需品，但人体所需的最小量非常小，每天只需约3克的必需脂肪酸。从饮食角度来看，这意味着我们**每天摄入的热量要有25%～35%来自脂肪**，以从中获取最少3克的必需脂肪酸。当然，你可以将这个比例稍微降低到20%，或增加到40%。

对大多数人来说，每天摄入不少于30克的脂肪是理想的。维持这一中等水平有助于保持饱腹感，任何一个“正在节食”的人都会告诉你，这是减肥获得持久成功的关键。

心态重塑

重拾你对健康的权利

要重新夺回你拥有良好健康的权利，就需要打破阻挡你前进的任何障碍。要知道，这个过程会诱发来自你内心的各种反对的声音。不用担心。所有那些反对言论只不过是你的内心独白，它们试图找到一种方式来逃避成长和变化带来的不适。预见挑战，制定策略，发挥内在力量，你将几乎毫不费力地养成新的健康习惯，直到这些习惯成为你的标签。

这是我与我的患者艾娃采取的方法。艾娃在工作上非常自律。作为一名拥有自己公司的成功的房地产经纪人，她擅长为他人更好地服务，但对待自己却是另一回事了。尽管47岁的艾娃饮食健康并保持运动，但她从儿时起就一直与肥胖做斗争。艾娃担心将来身体出问题，于是找到我，那时她几乎要放弃任何改善体成分和新陈代谢的努力了。我们深入探讨了要创造一个美好未来她可能需要做的事情，她需要将她在职业生涯中磨炼出的技能和品质应用于改善自己健康的行动中。

艾娃的问题是我经常遇到的：一个在职业上非常成功、全身心投入工作的人，将所有的努力和精力花费在除健康之外的任何事情上。（我敢肯定你认识这样的人——或者你就是这样的人？）解决问题的第一步是探讨阻碍自我关爱的信念。观察艾娃现有的心态框架，帮助我们识别出阻碍她进步的最大障碍是，她不觉得自己值得拥有良好的健康和非凡的身体素质。我的工作是激发她的信心，让她像对待客户那样为自己的健康努力。我们培养艾娃成为最好的自己，然后努力维持那些能够让她保持动力并长期坚持的结果。

盖伊·亨德里克斯（Gay Hendricks）称此为“一个上限问题”。在他的书《跳跃极限》（*The Big Leap*）中，他解释说我们都有一个感觉良好的阈值，即我们认为自己值得拥有多少健康改善（减肥、新陈代谢调整等）。一个受限的自我认知会让人向外寻找责任归咎。这可能会让你讨厌自己，你甚至不知道自己是怎么就陷入了在社交媒体上不断与他人比较，并且自惭形秽的境地。如果你曾感到挫败并怀疑为何还要尝试，那么现在是时候换掉老旧模糊的镜头，以清晰明亮的视角取而代之了。

对艾娃来说，克服这个自我价值感的上限问题需要每天进行实践。最终，她学会了像关心他人一样关心自己。一旦她内心产生了自我价值感，她就能够致力于那些彻底改变她生活的改变。

为了保证她的运动时间，我们限制了她晚上的工作时间。为了帮助她在运动过程中投入更多的精力和注意力，我们禁止她在健身房使用手机。艾娃还需要学会“有意识地”进食，而不是“无意识地”吃东西。我们放慢了节奏。为了减少她点外卖的次数，我们为她制订了饮食计划。艾娃做饭的时候会一次性做好多，这就使她坚持饮食计划变得相对容易。她不再饿肚子，也不再反复节食减肥。相反，她吃全食物并严格计算热量摄入。她把训练计划和饮食计划记入了日程表。我们工作的重点不是减肥，而是帮助她在心理和生理上同时处于正确的轨道。我们通过每周的例行检查确保她建立起积极向上的动力。有了这些辅助支持，艾娃以一种对自己负责任的态度减脂、增肌，并且她的睡眠变得更好。艾娃减掉的不仅仅是多余的脂肪，还有羞愧感和自卑情结。

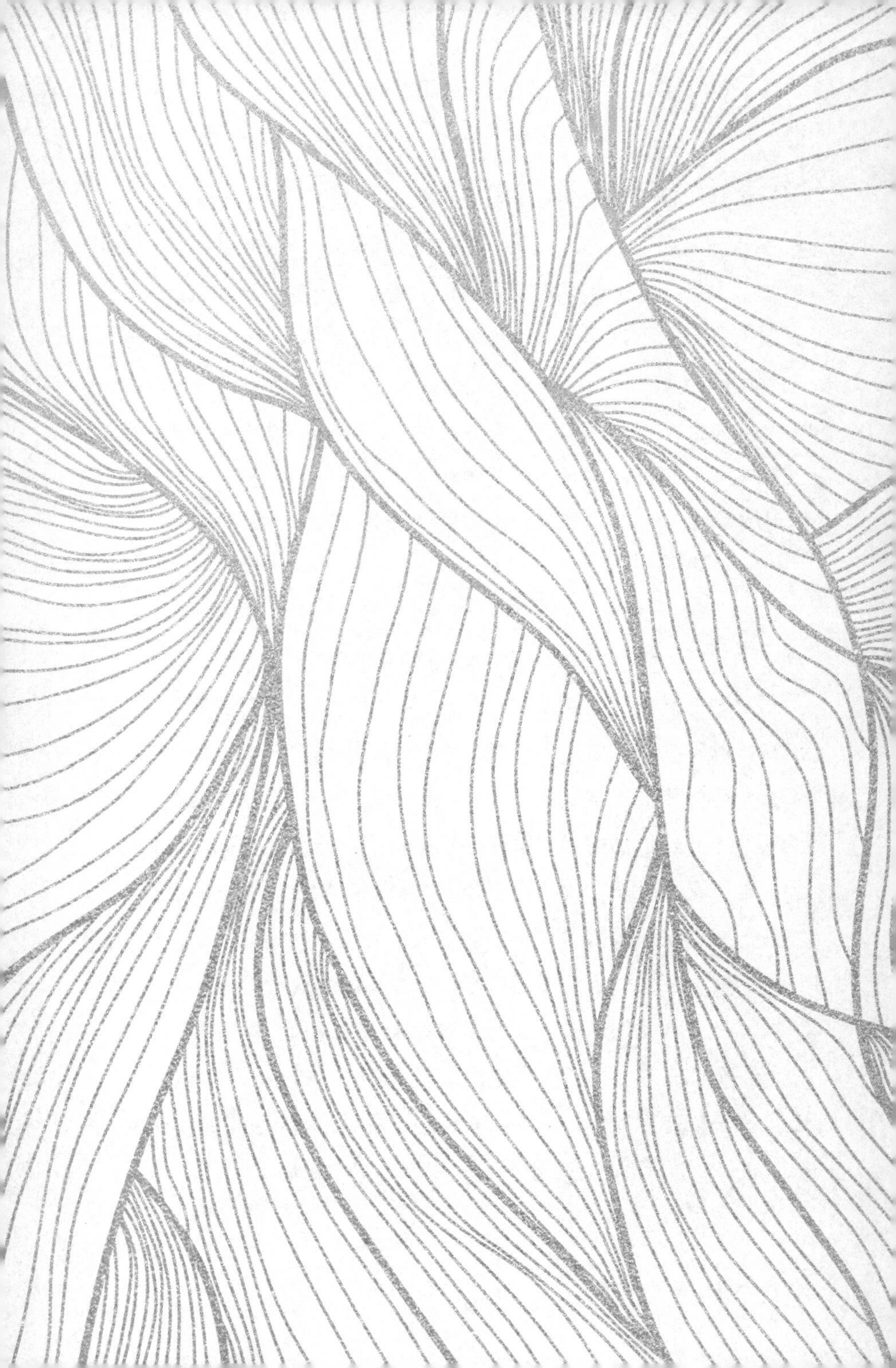

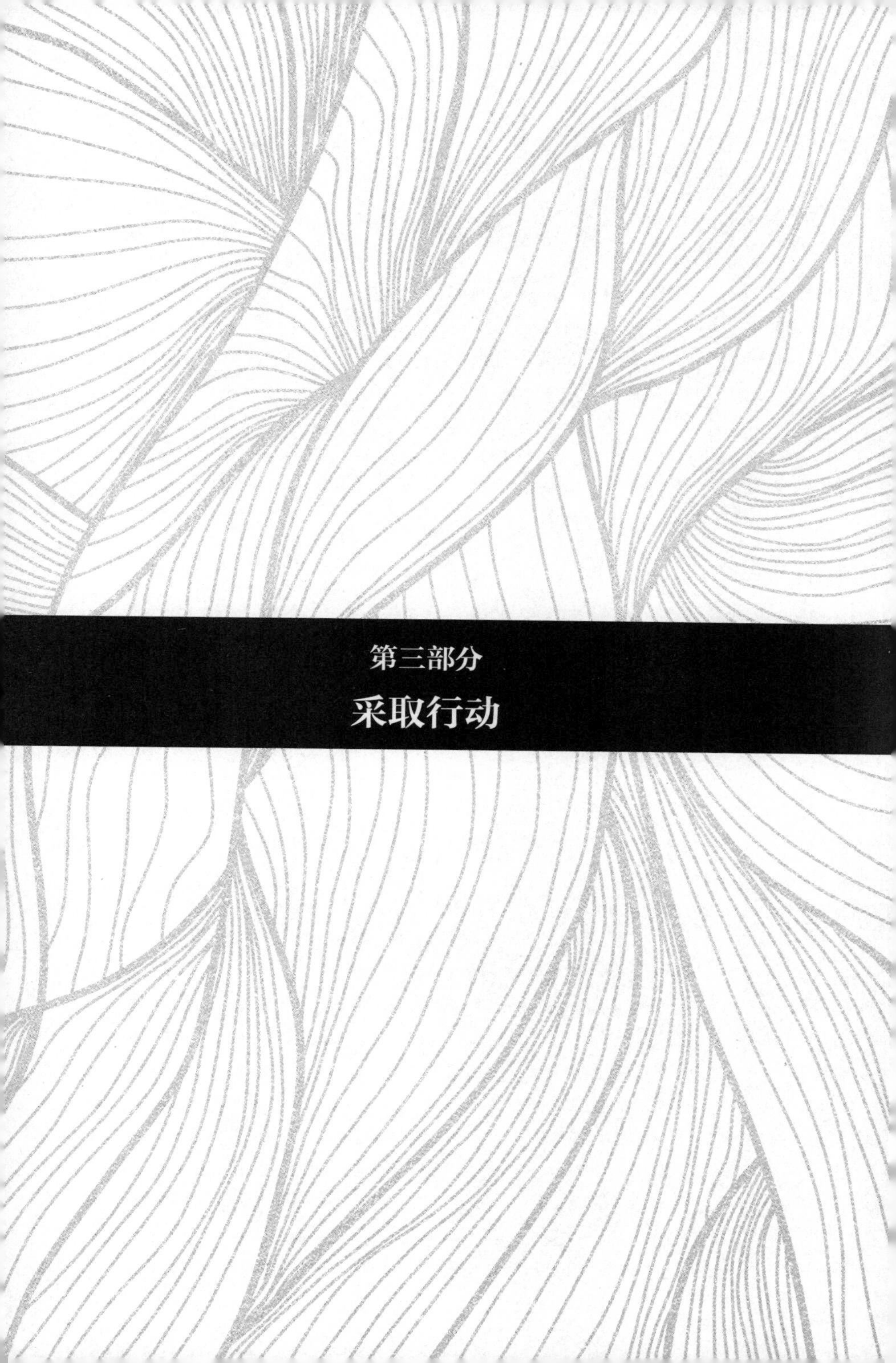

第三部分

采取行动

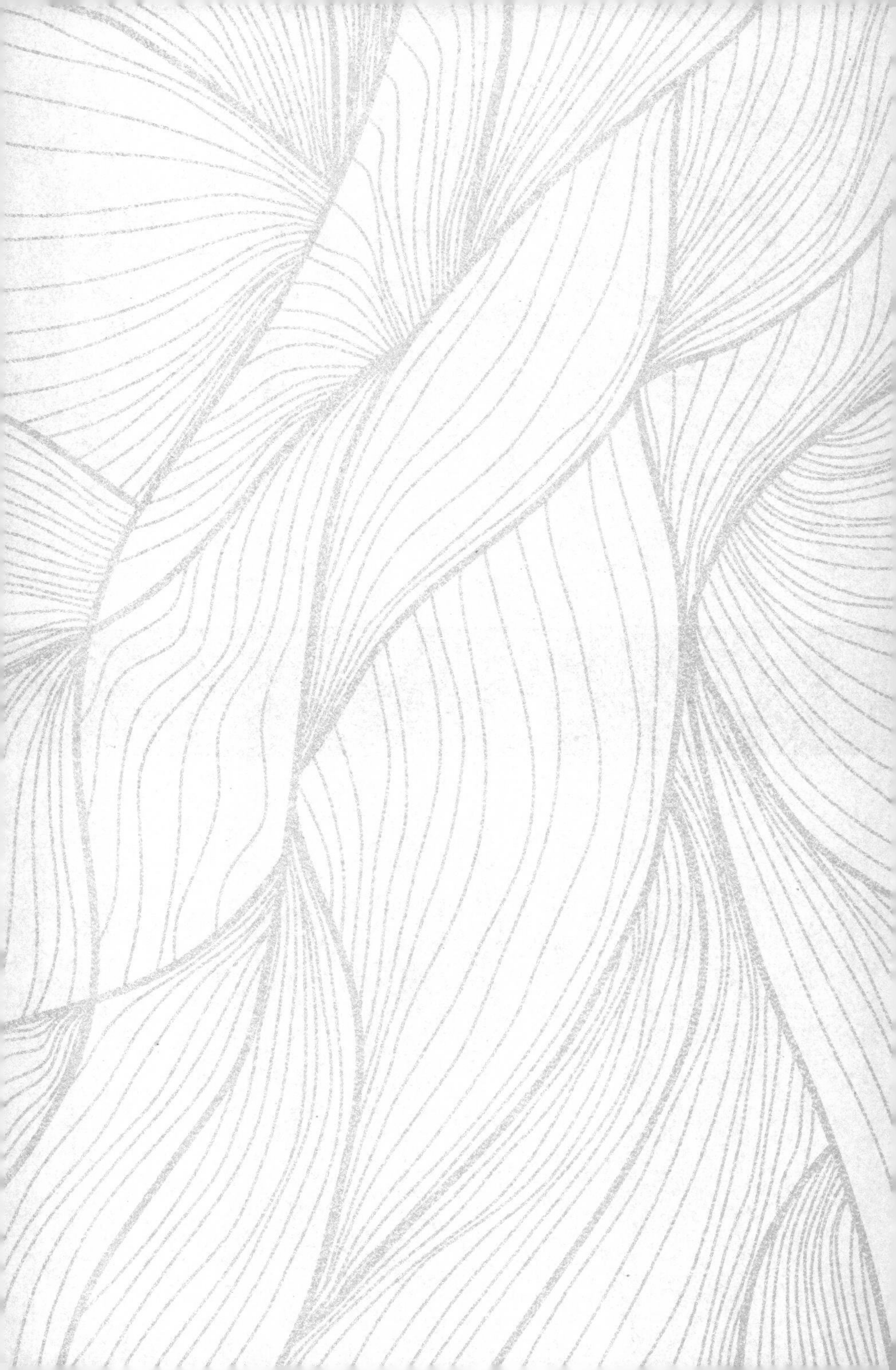

第七章

里昂方案饮食计划

现在是时候将你所学到的一切付诸实践了。我会帮你设计一个以蛋白质为中心的平衡饮食计划，我确信它能帮助你控制饥饿感、改善新陈代谢甚至延长寿命。我已经治疗了成千上万的患者，提供给他们的建议与我即将给你的相同。通过以蛋白质为中心的饮食计划来促进肌肉健康，它的惊人之处在于你能立即看到结果。坚持以蛋白质摄入为主能够减少你对食物的渴望，同时平衡血糖，改善肌肉线条，增强能量，并提高思维清晰度。

许多开始执行新方案的人有两个主要的担忧：我会感到饥饿吗？这个方案可持续吗？我向你保证，你在这种饮食方案下的饥饿感不会像在其他饮食方案中那么强烈；而且，这个方案不仅可控，还能轻松持续一生。**里昂方案不是一种饮食方法，而是一种有教育意义的生活方式。**我们聚焦于肌肉健康智能化——通过精细调整你的能量摄入和输出，来契合你的终极健康目标。无论它是优雅地老去、拥有健美的身材，还是十年如一日地保持精力旺盛和身体强壮，我们都能助你一臂之力。

采取以蛋白质为中心的生活方式有助于健康减重，因为它能与运动协同作用，在保护骨骼肌的同时减少脂肪。现在，我们来详细探讨饮食计划的具体内容。

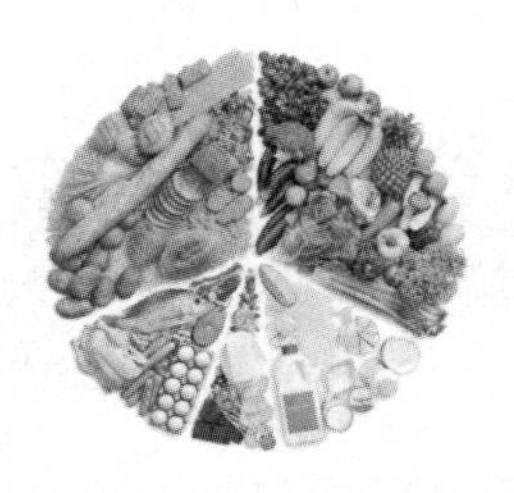

如何计算每日宏量营养素目标

高质量蛋白质是任何营养计划的基础。你的目标是每磅理想体重至少摄入1克蛋白质（即1千克理想体重至少摄入2.2克蛋白质），记住每克蛋白质有4千卡热量。无论你是试图增加肌肉还是减少脂肪，每餐摄入30～50克蛋白质都有助于维持你的肌肉量。这个建议摄入量是基于你摄入了适量必需氨基酸（如亮氨酸）来优化肌肉蛋白合成的。所有的高质量蛋白质（即动物蛋白）都是可以互换的。每盎司来自陆地哺乳动物的肉类包含7克蛋白质（即1克来自陆地哺乳动物的肉类包含0.25克蛋白质），而每盎司鱼肉类包含5克蛋白质（即1克鱼肉类包含约0.18克蛋白质）。用饮食中的百分比来衡量蛋白质已经过时了。热量摄入减少时，蛋白质应保持稳定甚至增加，因为它对保护肌肉和其他组织是必不可少的。

接下来，确定你的碳水化合物摄入量。鉴于所有关于碳水化合物的各种观点和疯狂的流行饮食方式，许多人发现碳水化合物是最令人困惑的宏量营养素。你可能听说过有些饮食指南推荐碳水化合物的摄入量应占每日摄入热量的45%～65%。如果你是一名运动员或一个重体力劳动者，这也许是适当的；但对于大多数成年人来说，摄入这么多碳水化合物意味着摄入过多的热量。所以，让我们采取一种更适合现代生活方式的方法。如果你的新陈代谢健康，那么碳水化合物与蛋白质的比率应为1∶1，并且为了最小化胰岛素反应，每餐摄入碳水化合物的克数要保持在30～50克。如果你的训练计划包括长时间的运动（心率至少达到每分钟120次），你可以增加额外的碳水化合物——中等至高强度运动，每小时额外增加60克。如果你活动较少，你应该将每日碳水化合物的摄入量控制在90～130克。对于超重或血液指标显示碳水化合物不耐受的人群，我建议，开始时将淀粉和谷物限制在每天不超过30克。剩余的碳水化合物配额可分配给绿叶蔬菜、红色和橙色蔬菜，或者像浆果这样的高纤维水果。

最后，确定脂肪目标。脂肪构成每一个细胞膜，包括大脑神经结构周围的独特保护层。它还是肌肉的重要燃料。实际上，当涉及分配宏量营养素时，脂肪和碳水化合物是可以互换的。首先确定你的蛋白质目标，看看那相当于多少热量，然后根据你的活动水平设定碳水化合物摄入量。剩余的热量可以

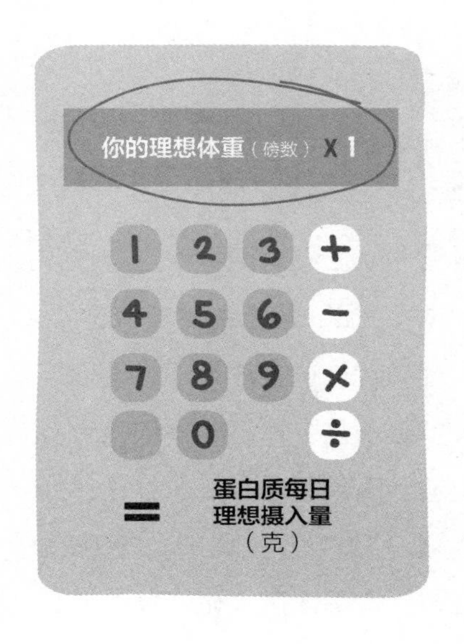

分配给健康的脂肪。过多的脂肪会增加热量（还可能引发LDL胆固醇水平上升），或者导致蛋白质在饮食中的占比下降。记住，要在整体热量预算内控制脂肪热量。一般来说，每日剩余的脂肪摄入量通常应为每千克体重0.7～2.2克。1克脂肪有9千卡热量，根据你的个人偏好和摄入热量情况，脂肪可以与碳水化合物进行互换。选择健康的饮食，可以帮助你控制脂肪摄入量。

宏量营养素推荐

- 1磅理想体重约1克蛋白质（1千克理想体重约2.2克蛋白质）
- 碳水化合物与蛋白质的比率为1：1（对于新陈代谢健康的个体）
- 1千克体重0.7～2.2克脂肪

现在是时候将这些基本原理付诸实践了。以下是我的建议，将高质量的碳水化合物、蛋白质和脂肪融入你的饮食中。

- 始终选择高质量的食物来源。避免购买袋装或盒装的超加工食品，购买新鲜的蔬菜、水果、肉类、乳制品和鸡蛋。

- 优先选择蔬菜作为碳水化合物的来源。
- 称量你的食物。需要永远这么做吗？不，但这是在训练你准确了解自己在吃什么，知道吃多少是对你合适的分量。你越是练习用肉眼量化你的餐食，你就能越快地扔掉食物秤——因为你已经记住了你的餐盘通常的样子。

坚定信心，迈出这些重要的步伐。当然，你可能会因为特殊情况偶然有偏离，但不要让偶尔的例外破坏你整体的坚持。

试图在不管控饮食的情况下减肥，就像在没有指南针的情况下航行一样。

保证餐饮计划成功的策略

先别忙着开始你的计划，这里有一些必须掌握的要点可以确保你成功。

❶ 确立一个固定的饮食时间表。食物会影响身体的昼夜节律，这有助于你的身体形成规律。不要被食物分心。坚持你的计划。

❷ 避免混乱无序的饮食习惯。提前计划你的餐饮。准备好所需食材，储存好食物，确保每周都能有条不紊地开始你的饮食计划。这样做有助于维持稳定的饮食习惯，对身体健康大有裨益。

❸ 如果你真的想看到变化，就减少外出就餐。在外面吃饭的次数越少越好。如果你确实想去餐馆，那就提前看看它们的菜单，事先决定你要点的菜。

❹ 管理你的期望。任何目标的实现都来自持续的努力和训练。

❺ 你的内心呓语也许会试图说服你放弃目标。控制那些喋喋不休的独白。

❻ 培养自律，建立自我督促机制。

❼ 了解自身的弱点，并制订相应的计划。遵循预先设计的游戏规则将引导你走向胜利。

采用这种方法让你能够立即开始管理饥饿感并保护你的骨骼、器官和肌肉。**你能立刻看到并感受到变化，一餐之后就会有明显的改善！**然而，你选择的每一顿餐食将积累长期的结果。为了帮助你根据自己的目标选择路径，我将介绍3种健康优化计划。这些计划分别专注于长寿、高质量减重和优化肌肉。轮流尝试这3个计划会带给你健康的回馈。

第一步是诚实地面对自己现在的饭量。让我们先来做一些有关新陈代谢的计算。

新陈代谢计算

保持简单。保持清洁。保持自律。

你一天需要多少热量？要计算出你一天应该吃多少，我们需要评估你的起点。首先在你当前的体重和体成分不变的情况下，确定维持现状所需的总热量。如果目前你的体重相对稳定，那意味着你的饮食处于“热量维持”水平。热量维持值指的是维持当前体重所消耗的热量值。称量并严格监控你的食物对于确定这个数字准确是必要的。

追踪你2～4周内的饮食。我建议将有关数据输入像Cronometer这样的应用程序，它专门统计宏量和微量营养素。假设你的体重稳定，通过2～4周收集到的数据可以得到你的热量维持值。

根据追踪2～4周得到的数据，你的热量维持值为______。

你的热量维持值反映了你的现状。要改变体成分，你需要重新分配/增加/减少饮食中的热量。你的每日热量推荐摄入量取决于诸如性别、年龄和活动水平等因素。大多数女性需要每天摄入1600～2400千卡热量来维持体重，男性通常需要2000～3000千卡热量。在正确的宏量营养素分配范围内摄入较少的热量，可以在不损失肌肉的条件下减少脂肪。摄入更多以蛋白质为主的热量将有助于增加肌肉。

你可能会喜欢以下的替代方法。

用下面的公式，你只需输入体重和期望结果，就可以“快速而简单”地确定你的每日热量推荐摄入量。

- 脂肪减少=12～13千卡每磅理想体重
- 维持体重=15～16千卡每磅当前体重
- 增加体重=18～19千卡每磅当前体重

（注：1磅约等于0.45千克。）

例如，我的体重115磅（约52千克），我的热量维持值可以按照以下公式确定：115磅×15千卡= 1725千卡/天。

另外，如果你想快速起步，但还不知道你摄入了多少热量，哈里斯-本尼迪克特计算器（Harris-Benedict Calculator）是一个很好的选择。随着你每天跟踪摄入热量，你慢慢就能学会如何用肉眼调整每餐的分量。

基础代谢率

基础代谢率（BMR），是身体维持基本生命功能所需要的总热量。**BMR不是目标，而是你的身体维持正常运作需要的最低热量。**一旦你知道了自己的BMR，你就可以使用一个叫每日总能量消耗（TDEE）的替代指标来估计每天应该摄入的总热量，以达到你的体成分目标。**TDEE是身体在24小时内消耗的总能量，**包括所有的体力活动以及你的BMR。

并没有一种正确的方法来计算你应该每天摄入多少热量。我上面介绍的所有工具都只能估算，记住这点很重要。确定摄入热量是一个动态目标，反复试错优化摄入量是这个过程的一个重要部分。你现在的首要任务是选择其中一种方案并采取行动。

根据我的减重/增重（圈出其中一个）目标，我的每日热量推荐摄入量为________。

现在你已经确定了你的热量需求，下一步就是行动了。一开始，确定你理想的体重和肌肉量可能会很困难。回忆一下你看起来最好、感觉也最好的时刻，那就是个很不错的起点。接下来该确定你的宏量营养素需求了。和往常一样，我们从蛋白质开始。

样本计算

萨拉

体重140磅（约63千克）的围绝经期女性

目标（理想）体重：125磅（约56千克）

目前体脂率：35%

热量维持值为2100千卡，由4周的饮食监控确定

为了刺激减重，我们设定了一个20%的热量赤字：

2100千卡 ×0.20=420 千卡

2100千卡-420千卡=1680 千卡

因此，萨拉以减重为目标的每日热量推荐摄入量为1680千卡。

下一步计算蛋白质。萨拉的目标（理想）体重是125磅，那么她的每日蛋白质目标摄入总量为125克。每克蛋白质有4千卡热量，这意味着她每天应该从蛋白质摄入125克×4千卡/克，即500千卡的热量。

这些蛋白质应该在每餐之间均匀分配，所以一日三餐，每餐摄入大约40克蛋白质，或者三餐每餐摄入30克蛋白质，外加零食额外摄入30克蛋白质。

除去蛋白质热量后，萨拉剩下1180千卡热量缺口。她以前的饮食习惯遵守标准美式饮食（SAD）的推荐，每天摄入碳水化合物约300克。因此，为了帮助她适应新的饮食模式，我们建议她采取1：1的碳水化合物与蛋白质比率。

摄入125克碳水化合物意味着摄入500千卡热量，因为每克碳水化合物有4千卡热量。

因为萨拉摄入的来自蛋白质和碳水化合物的总热量为1000千卡，所以她现在还剩680千卡分配给脂肪。每克脂肪有9千卡热量，所以萨拉可以摄入约75克脂肪。

因此，萨拉的最终宏量营养素配比为125克蛋白质、125克碳水化合物、75克脂肪。

建立以蛋白质为中心的饮食指南

确保你的蛋白质摄入量保持稳定并达成目标是里昂方案的首要任务。蛋白质应该是你首先考虑的宏量营养素。相对于蛋白质，碳水化合物和脂肪的摄入完全可以根据你的偏好进行调整。只要保证你的总热量不超标，你完全可以根据自己的喜好进行选择。

与碳水化合物和脂肪不同，来自蛋白质的热量几乎不可能存储为脂肪，它几乎全部用于促成体成分的改善。乔斯·安东尼奥博士（Dr. Jose Antonio）在《国际运动科学杂志》（*International Journal of Exercise Science*）上发表的一篇评论中清晰地区分了过度摄入碳水化合物和过度摄入蛋白质的差异。[1]“过度摄入碳水化合物和/或脂肪导致的体成分改变与过度摄入蛋白质导致的不同。”安东尼奥博士驳斥了大众普遍所认为的“3500千卡相当于0.45千克（1磅）脂肪，按照这个能量平衡变化会产生可预测的体重变化”。他解释说，现有的文献并不支持这个结论。

相反，**蛋白质似乎能够在能量过剩（即过度摄入）时防止脂肪增加；**若与抗阻训练结合，这种作用会更加显著。证据表明，**蛋白质可能是促成体成分积极变化的关键宏量营养素。**蛋白质具有强壮肌肉组织的能力，这是我力荐这一简单公式——每磅理想体重摄入1克蛋白质——给几乎所有人的原因，无论他是年轻人还是老年人。

用蛋白质开启一天

俗话说得好，早餐是一天中最重要的一餐。里昂方案能保证人体在维护肌肉组织的同时减脂，其关键因素之一就在于一夜禁食后的第一餐。如果来自亮氨酸（我们之前讨论过的必需氨基酸）的信号不足，我们的肌肉就会认为这一餐的营养不足以支持蛋白质合成的需求。取而代之，身体将把餐中的热量储存为脂肪，肌肉分解一直持续到你摄入足够的蛋白质为止。早餐摄入足够的蛋白质以促进蛋白质合成，将使你无论在短期还是长期都将获得相当的益处。

希瑟·莱迪博士（Dr. Heather Leidy）的研究表明，吃一顿富含蛋白质的早餐会改变你一天剩余时间的饮食模式。在她的研究中，20名超重或肥胖的18～20岁的女青少年被分成3组。第1组省略早餐，第2组吃谷物类早餐（含有13克蛋白质），第3组吃高蛋白早餐（含有35克蛋白质），包括鸡蛋和瘦牛肉。莱迪分配了每顿早餐的脂肪、膳食纤维和糖，使其都包含350千卡热量。高蛋白早餐组的蛋白质与碳水化合物的比率为1：1，而谷物早餐组摄入了13克蛋白质和57克碳水化合物，蛋白质与碳水化合物的比率约为1：4。晚餐前，用功能性磁共振成像对全部测试组成员进行了脑部扫描，跟踪控制食物动机和奖励驱动的进食行为的神经信号。莱迪博士有了令人惊讶的发现。

高蛋白早餐组成员饱腹感更强，她们的脑活动表明其食物动机降低。与谷物早餐组或不吃早餐组相比，高蛋白早餐组在晚餐时摄入的高脂肪和高糖食物的量也较少。关键来了：早餐摄入富含蛋白质的食物有助于抑制接下来的一天中对高脂肪或高糖食物的渴望，而高脂肪和高糖食物的诱惑力往往让很多人无法抵抗。因此，**预防暴饮暴食和改善饮食质量的一个简单策略就是，在早餐时优先选择富含蛋白质的食物。**

控制碳水化合物的指导原则

接下来要考虑的是碳水化合物的控制。为了避免过量摄入碳水化合物所带来的后果，包括血糖飙升、引发炎症和代谢应激等，我们需要注意每餐，尤其是早餐的碳水化合物摄入量。

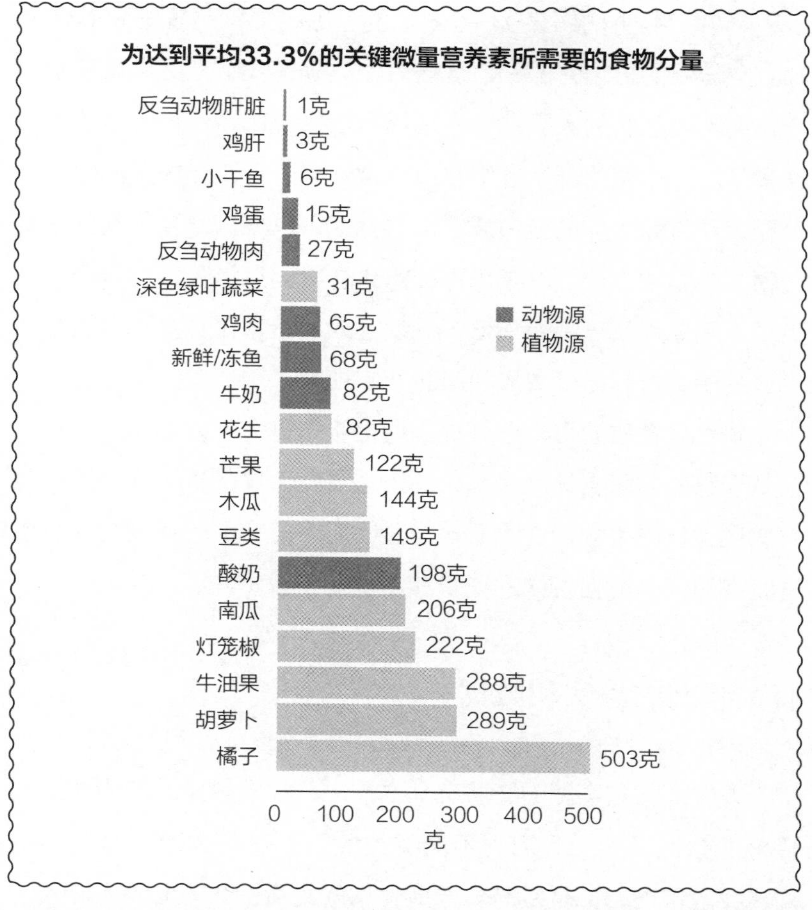

在肯尼亚，为实现铁、维生素A、锌、叶酸、维生素B_{12}和钙等关键微量营养素平均33.3%的日常需求量（每种营养素的最高摄入量限定在日需求量的100%），所需的食物分量。这些微量营养素在低收入和中等收入国家[2]的饮食中常常不足。

控制碳水化合物从做出明智的选择开始。选择你喜欢的碳水化合物，优先选择碳水化合物与膳食纤维的比率小于6的食物

（请参阅第144页的图表）。另一个要考虑的因素是多酚和其他已知有益健康的植物营养素。这些有益成分是我个人更喜欢碳水化合物而不是脂肪的原因。优先选择碳水化合物而不是脂肪让我的饮食具有更丰富的膳食纤维和微量营养素。只要你的身体健康、活跃，并且满足你的蛋白质需求，你就可以根据需要调整碳水化合物与脂肪的占比。只需确保碳水化合物的总摄入量适量即可。为了使胰岛素反应降至最低，一次摄入的碳水化合物不要超过50克，并始终将其与蛋白质和脂肪一起搭配。

碳水化合物的另一个好处是促进肌肉肥大。我选择食物不仅仅基于它们的膳食纤维含量，还因为营养密集的植物性食品中含有其他大量的生物活性物质；这些物质可能有助于控制炎症、促进肌肉健康、增强身体的许多其他功能。

有关脂肪的事实和数据

人体对某些类型的脂肪有基本需求，在饮食中计算脂肪摄入量可能会比较困难，因为不同类型的脂肪对身体的影响各不相同。我的首要目标是赋予你选择食物的灵活性，同时确保摄入的热量在控制范围内。我很少做在患者的饮食中添加脂肪这种事情。正如我之前提到的，你的第一要务是设定蛋白质目标，然后将剩余的热量分配给碳水化合物和脂肪。作为一个指导原则，剩余的脂肪通常介于每天每千克体重0.7～2.2克。

野生食品胜出

许多可食用野生植物都含有均衡的Omega-6和Omega-3脂肪酸。马齿苋有时被认为是一种杂草，但它含有的α-亚麻酸（ALA）比菠菜、红叶生菜、黄油生菜或芥菜叶多8倍。此外，野生植物（如野生蓝莓）中的生物活性物质要比其栽培品种多得多。[3]

现代水产养殖业努力给更多的人提供水产品并降低成本，这改变了鱼类的营养结构。养殖鱼类含有的Omega-3脂肪酸明显少于自然生长在海洋、河流和湖泊中的鱼类。[4]

与此同时，放养鸡所产鸡蛋的蛋黄含有的脂肪酸组成中，Omega-6与Omega-3的比率为1.3，而美国农业部（USDA）标准的鸡蛋这一比率为19.9。[5]通过向鸡饲料中添加鱼粉或亚麻籽，Omega-6与Omega-3的比率分别降至6.6和1.6。

这就是为什么选择放养和野生动物肉类的蛋白质，以及新鲜的本地应季水果和蔬菜如此重要。

■

好的，现在可以从3个健康优化计划中选择属于你的膳食计划了。但首先，让我们谈一谈享乐型进食。

能够分辨享乐型进食和饥饿进食之间的区别最终决定了你的健康状况。饮食习惯和你摄入的营养素一样重要，所以注意你放入口中的东西，避免把食物用作分心的工具。享乐型进食的长期影响是毁灭性的，因此熟悉身体的饥饿信号至关重要。

享乐型进食
还是
饥饿进食

享乐型进食	**饥饿进食**
无聊/分散注意力	肚子咕咕叫
热量缺口	渴望某种食物
习惯	不为乐趣进食
低血糖	暴饮暴食
情绪低落/压力大	饱了就不再吃

现在是时候将你学到的一切整合起来，选择你的营养计划了。

方案设计

1. 选择你的方案。
2. 确定你的基础热量需求。
3. 进行饮食风格评估和弱点评估，以确立方案的全局构架。
4. 确定你的每日蛋白质热量总量。
5. 确定你的每日碳水化合物热量总量。
6. 确定你的每日脂肪热量总量。
7. 制订你的饮食计划。

在这个方案中，你的目标有以下3种选择：**长寿、高质量减重、优化肌肉。**一旦你确立了目标，我们就可以确定你需要多少热量来实现这个目标了。

饮食风格问卷

基于你当前的现实情况以及未来的目标，这个问卷（非科学的）旨在帮助你清楚地了解自己的喜好。我们中的一些人更擅长利用和燃烧脂肪，而另一些人则更擅长利用碳水化合物。因为你是通过日常生活评估这一点的，而不是在代谢隔离病房中，所以你的发现会有些主观性。这也正是里昂方案的价值所在。

你喜欢怎样的饮食方式？你的选择让你感觉如何？它们与你的健康目标是否一致？如果对这些问题的回答超出了你的认知范围，那么你就无法为了健康做出有意识的改变。现在是你掌握主动的机会。

确定你对蛋白质的需求。

你喜欢多一些还是少一些蛋白质？________________

你最喜欢哪种蛋白质？________________________

确定你对碳水化合物/脂肪的耐受性。

你倾向于将剩余的热量分给碳水化合物还是脂肪？

____

总体而言，你是否是碳水化合物爱好者？__________

你更喜欢哪些类型的碳水化合物？________________

当你摄入更多的碳水化合物或脂肪时，你的感觉和看起来都更好吗？________________

3种健康优化计划

1. 长寿

它旨在帮助那些希望健康长寿的人。即使是体重稳定且整体看起来健康的成年人，也可能存在肌肉不足和体脂过多的问题。肌肉不足的表现包括日常活动中易疲劳或处于低能量状态，以及临床血液指标的异常。通过采取以增肌为目标的生活方式（有针对性地摄入宏量营养素并定期进行抗阻训练），许多人可以扭转这些情况，过上长寿并且感觉良好的生活。

这个健康优化计划假设你对自己的体成分很满意，但对长寿领域的各种讨论困惑不已。这一计划为你选择营养丰富、比例均衡的食物，保持你的肌肉处于良好状态。它还为你提供持续的能量。在总摄入热量未变的情况下，该计划侧重于修正宏量营养素和营养密度，选择具有多种生物活性物质的食物。你会清楚地知道自己在吃什么以及为什么吃。知识捍卫你的健康。

长寿计划细节：

- 两顿主餐加一份午餐小食。
- 一旦你的身体需求明确了，可以增加蛋白质摄入量来达成你的整体蛋白质目标。

- 如果你需要，此计划的碳水化合物与蛋白质的比率可以是1：1，但成功与否取决于个人的碳水化合物耐受性。
- 提醒：我建议无论体重多少，每个成年人的每日蛋白质摄入量应不少于100克。
- 此计划的核心原则是重新调整你当前的热量维持值。

蛋白质：1.2～2.2克/千克体重（0.54～1.0克/磅体重）。

碳水化合物：确定你的碳水化合物摄入量。假设新陈代谢健康，那么你的基准碳水化合物摄入量为90～130克，或者碳水化合物与蛋白质的比率约为1：1。每做1小时的中等至高强度运动，每天可以增加60克碳水化合物的摄入。为了降低胰岛素反应，在不运动的日子里，每餐碳水化合物摄入量不要超过40～50克。

脂肪：0.7～2.2克/千克体重（0.32～1.0克/磅体重）。剩余的热量可分配给脂肪。

确保早餐含有至少40～50克蛋白质，足以触发亮氨酸阈值。一夜禁食会让身体对这第一波蛋白质做出强有力的反应，肌肉健康得以优化。早餐的碳水化合物应限制在30克以下。

午餐小食应至少包含10克蛋白质，如果热量预算没有超标，可以搭配碳水化合物或脂肪一起。午餐小食的目的并不是产生肌肉效应，而是控制饥饿。午餐小食可以含有更多的蛋白质，但并非必要。

第二餐（最后一餐）应含有大约50克或更多的蛋白质，具体量取决于你的蛋白质目标，外加所需的50克或更少的碳水化合物和脂肪——除非你正在执行高强度的运动计划。如果你正在运动，你可以增加每餐的碳水化合物用于运动恢复。在整夜禁食前吃一顿富含蛋白质的晚餐会保护你的肌肉组织。

与往常一样，我们从关键的宏量营养素——蛋白质开始。研究已经确定，一般人群维持肌肉状态的最低蛋白质摄入量为每天1.2 ~ 2.2克/千克体重。[6]如果你是运动员或希望减少碳水化合物摄入量，我建议每天摄入蛋白质2.2克/千克体重。请记住，如果你的饮食以植物性食品为主，你需要在这些数字中取较大值以满足你的最低氨基酸需求。热量维持值没有考虑身体的压力因素，因此可能会使这一摄入量并非最优，但它是有效的。我再次建议无论体重多少，成年人每天至少摄入100克蛋白质。

如果你体重130磅，你对自己的体重和体成分都感到满意，那么你应该摄入的最低蛋白质量为0.54 ~ 0.70克/磅体重，这样你就处于蛋白质摄入的低端：70 ~ 91克。这个量是无法达成优化肌肉的目的的。

如果你爱好运动、年龄偏大或者正在治疗营养不良、急性或慢性损伤，那么摄入1.6 ~ 2.2克/千克体重（0.7 ~ 1.0克/磅体重）的蛋白质可能是一个更好的选择。根据PROT-AGE研究小组的立场声明以及我个人的临床经验，摄入较高的蛋白质能够为身体提供更多的保护。[7]

无论如何，我坚信，任何成年人每天至少应该摄入100克蛋白质。

注意：你可以从第289页开始找到食谱和营养信息。

长　寿

第一天

第一餐　奶昔+鸡蛋

热量580千卡，蛋白质50克，碳水化合物32克，脂肪28克，膳食纤维8克

第二餐　简易火鸡生菜包

热量297千卡，蛋白质24克，碳水化合物21克，脂肪13克，膳食纤维9克

第三餐　牛排+蔬菜+米饭

热量547千卡，蛋白质49克，碳水化合物45克，脂肪19克，膳食纤维14克

第二天

第一餐　丹佛炒蛋

热量539千卡，蛋白质49克，碳水化合物34克，脂肪23克，膳食纤维7克

第二餐　炒虾仁

热量353千卡，蛋白质23克，碳水化合物18克，脂肪21克，膳食纤维4克

第三餐　布法罗鸡肉沙拉

热量558千卡，蛋白质48克，碳水化合物43克，脂肪22克，膳食纤维10克

第三天

第一餐　奇亚籽布丁

热量435千卡，蛋白质48克，碳水化合物36克，脂肪11克，膳食纤维11克

第二餐　简易火鸡生菜包

热量297千卡，蛋白质24克，碳水化合物21克，脂肪13克，膳食纤维9克

第三餐　牛排+蔬菜+米饭

热量547千卡，蛋白质49克，碳水化合物45克，脂肪19克，膳食纤维14克

第四天

第一餐　奶昔+鸡蛋

热量580千卡，蛋白质50克，碳水化合物32克，脂肪28克，膳食纤维8克

第二餐　炒虾仁

热量353千卡，蛋白质23克，碳水化合物18克，脂肪21克，膳食纤维4克

第三餐　墨西哥塔可甜椒酿

热量540千卡，蛋白质50克，碳水化合物49克，脂肪16克，膳食纤维9克

第五天

第一餐　丹佛炒蛋

热量539千卡，蛋白质49克，碳水化合物34克，脂肪23克，膳食纤维7克

第二餐　金枪鱼+甜菜沙拉

热量289千卡，蛋白质21克，碳水化合物22克，脂肪13克，膳食纤维5克

第三餐　鳕鱼配烤土豆

热量612千卡，蛋白质51克，碳水化合物48克，脂肪24克，膳食纤维7克

第六天

第一餐　奶昔+鸡蛋

热量580千卡，蛋白质50克，碳水化合物32克，脂肪28克，膳食纤维8克

第二餐　金枪鱼+甜菜沙拉

热量289千卡，蛋白质21克，碳水化合物22克，脂肪13克，膳食纤维5克

第三餐　墨西哥塔可甜椒酿

热量540千卡，蛋白质50克，碳水化合物49克，脂肪16克，膳食纤维9克

第七天

第一餐　丹佛炒蛋

热量539千卡，蛋白质49克，碳水化合物34克，脂肪23克，膳食纤维7克

第二餐　简易火鸡生菜包

热量297千卡，蛋白质24克，碳水化合物21克，脂肪13克，膳食纤维9克

第三餐　鳕鱼配烤土豆

热量612千卡，蛋白质51克，碳水化合物48克，脂肪24克，膳食纤维7克

2. 高质量减重

近75%的美国成年人超重，超过40%的人病态肥胖。如果你离目标体重还差5千克或更多，现在是时候重新平衡饮食中的宏量营养素了。热量虽然重要，但如果在蛋白质和碳水化合物之间没有做出正确选择，那么你与腰围的战斗必将以失败告终。

高质量减重计划的细节：

- 一日三餐加一份小食，可选。
- 每餐的蛋白质和碳水化合物均匀分配。
- 如果你的目标是减重5千克或更少（或者女性，体脂率≤28%；男性，体脂率≤22%），将摄入热量降低至热量维持值的10%～20%以下。
- 如果你的目标是减重5千克以上，则需将摄入热量降低至热量维持值的20%～30%以下。

蛋白质：减少总热量摄入的同时增加蛋白质摄入量（目标是0.8～1.1克/磅理想体重，即1.8～2.4克/千克理想体重），有助于保持瘦体重。[8]

- 你摄入热量越低，蛋白质的占比就应该越高。
- 为了保护肌肉，将你的蛋白质目标定在1克/磅理想体重或更高，具体取决于你的运动状况。

碳水化合物：考虑到我们的目标是维持肌肉并专注于高质量

减重，碳水化合物的摄入量应取较小值。如果你久坐不动或血液指标异常，例如血糖、胰岛素或甘油三酯水平升高，我建议开始时每餐摄入30克碳水化合物。

脂肪：脂肪摄入0.7～2.2克/千克体重（0.32～1.0克/磅体重）。剩余热量可以分配给脂肪。如果遇到减重停滞，我们将首先减少脂肪摄入。

在前两周，你应该会减掉1～2千克体重，具体取决于你要减多少。你可能会感到饥饿，但体重秤上的数字变化会激励你。预计有一个为期两周的调整期，在此期间你必须管理好预期。天下没有免费的午餐。

我们的目标是创造缓慢的、一切可控的体成分变化。这些变化对身体的压力最小，而且可能有助于保持肌肉。在自然健美领域以及埃里克·赫尔姆斯博士（Dr.Eric Helms）的研究中有很多可以学习的地方。自然健美与身体重塑之间的相互影响推动人们走向健康。为了尽可能保持肌肉，将摄入热量设定在每周能减轻体重的0.5%～1%的水平。[9]

为了确定你的热量需求，我们需要认识到热量不足期间损失的组织受热量缺口大小的影响。[10]虽然更大的缺口能加快减重速度，但减掉的重量有一部分会来自瘦体重。慢而稳定地减重才是正确的方式。

高质量减重

第一天

第一餐　蛋白质奶昔

热量421千卡，蛋白质38克，碳水化合物29克，脂肪17克，膳食纤维4克

第二餐　绿色女神考伯沙拉

热量422千卡，蛋白质36克，碳水化合物29克，脂肪18克，膳食纤维9克

第三餐　汉堡+米饭

热量498千卡，蛋白质47克，碳水化合物29克，脂肪21克，膳食纤维7克

第二天

第一餐　汉堡+鸡蛋

热量417千卡，蛋白质38克，碳水化合物28克，脂肪17克，膳食纤维6克

第二餐　炒虾仁

热量386千卡，蛋白质30克，碳水化合物26克，脂肪18克，膳食纤维4克

第三餐　布法罗鸡肉沙拉

热量433千卡，蛋白质39克，碳水化合物30克，脂肪17克，膳食纤维8克

第三天

第一餐　奇亚籽布丁

热量382千卡，蛋白质42克，碳水化合物31克，脂肪10克，膳食纤维10克

第二餐　绿色女神考伯沙拉

热量422千卡，蛋白质36克，碳水化合物29克，脂肪18克，膳食纤维9克

第三餐　炒虾仁

热量465千卡，蛋白质43克，碳水化合物26克，脂肪21克，膳食纤维4克

第四天

第一餐　蛋白质奶昔

热量421千卡，蛋白质38克，碳水化合物29克，脂肪17克，膳食纤维4克

第二餐　汉堡+米饭

热量421千卡，蛋白质29克，碳水化合物29克，脂肪21克，膳食纤维6克

第三餐　猪肉+甘薯

热量462千卡，蛋白质39克，碳水化合物27克，脂肪22克，膳食纤维5克

第五天

第一餐　奇亚籽布丁

热量382千卡，蛋白质42克，碳水化合物31克，脂肪10克，膳食纤维10克

第二餐　猪肉+甘薯

热量393千卡，蛋白质33克，碳水化合物27克，脂肪17克，膳食纤维5克

第三餐　三文鱼+甜菜沙拉

热量502千卡，蛋白质42克，碳水化合物34克，脂肪22克，膳食纤维19克

第六天

第一餐　汉堡+鸡蛋

热量417千卡，蛋白质38克，碳水化合物28克，脂肪17克，膳食纤维6克

第二餐　金枪鱼+甜菜沙拉

热量393千卡，蛋白质26克，碳水化合物25克，脂肪21克，膳食纤维6克

第三餐　牛排+四季豆

热量494千卡，蛋白质43克，碳水化合物31克，脂肪22克，膳食纤维9克

第七天

第一餐　蛋白质奶昔

热量421千卡，蛋白质38克，碳水化合物29克，脂肪17克，膳食纤维4克

第二餐　牛排+四季豆

热量494千卡，蛋白质43克，碳水化合物31克，脂肪22克，膳食纤维9克

第三餐　布法罗鸡肉沙拉

热量433千卡，蛋白质39克，碳水化合物30克，脂肪17克，膳食纤维8克

3. 优化肌肉

大部分成年人需要增加肌肉。无论是想增加力量还是想改善体形，几乎每个成年人都会从更多的力量、更好的稳定性和更健康的代谢中受益。肌肉肥大（增长）需要抗阻训练并优化蛋白质摄入。仅靠蛋白质是无法增加肌肉的，而蛋白质摄入不足会最

小化或者阻碍训练的成效。(请参阅第233页，学习如何为实现你的目标制订训练计划。) 考虑到营养的均衡分配和蛋白质的合理安排，我建议每天进食4次。这将确保你达到肌肉增长所需的阈值，并有助于加快对肌肉的刺激。

- 每隔3～4小时进食1次，以达到蛋白质和总热量的摄入量。[11]
- 在运动前后都应摄入目标水平的碳水化合物，[12]然后将剩余的碳水化合物的量在一天中的其他时间平衡分配。选择碳水化合物与膳食纤维比率较低的食物，如西蓝花，在运动前1～2小时食用。数据显示，运动开始时高胰岛素反应会降低总输出、爆发力和耐力。运动后应摄入碳水化合物与膳食纤维比率最高的食物，比如香蕉，尤其在很快就要开始下一次运动时。
- 运动前后应吃低脂肪食物。摄入的脂肪不会被你的身体迅速作为燃料利用，它会减缓消化和胃排空，这可能导致运动时感到腹胀。
- 最重要的是满足你的总蛋白质和总热量需求。
- 我推荐补充肌酸和鱼油。
- 无论是否能吃完盘子里的食物，都要谨记一条：优先选择摄入蛋白质。
- 坚持运动，稳步推进你的训练计划。运动是我所有计划中没有商量余地的因素，但如果没有针对性的抗阻训练，优化肌肉计划就无法奏效。

- 为休息和恢复身体安排时间。优先考虑睡眠，因为这是身体生长和修复的时候。近1/3年龄超过18岁的美国人的睡眠时间未达到推荐的7～9小时。长期缺乏睡眠会破坏骨骼肌，扰乱血糖水平以及内分泌系统等，使人很容易发生包括肥胖、胰岛素抵抗和2型糖尿病在内的健康问题。
- 因为你会吃得更多，所以我建议你每周日准备好所有的食物，以便能跟上宏量营养素的需求。
- 以前后一致的方式监测你的身体变化，使用InBody分析器或体成分DEXA扫描仪来追踪肌肉增长。

睡　眠

研究表明，睡眠紊乱会降低健康成年男性的肌肉蛋白合成速率，随着时间的推移，可能导致瘦体重的损失以及肌肉力量和功能的减退。[13]

短期（24小时的睡眠剥夺）和长期（5晚的睡眠限制）的睡眠障碍都会导致昼夜节律混乱并降低肌肉蛋白合成速率。然而，在睡眠限制期间实施高强度间歇训练（HIIT）已被证明可以保持肌肉蛋白合成速率。换句话说，运动能够减轻睡眠时间不足对肌肉蛋白合成速率的负面影响。

- 记录你的力量和表现指标，每6～8周重新评估你的进步。你的表现有所提升吗？你的力量增加了吗？随着你变得越来越熟练，你需要更多的努力来刺激身体。这就是定期重新评估非常关键的原因。

- 最后要说的是，玩得开心！不要将此视为一项刻板严格的例行公事，这是一次有趣且令人兴奋的旅程，它有助于健康长寿。

优化肌肉计划细节

主要驱动因素：充足的能量、氨基酸、抗阻训练。

- 每天4餐，每餐含40～60克蛋白质。
- 蛋白质：1.0～1.2克/磅理想体重（2.2～2.7克/千克理想体重）。
- 10%～20%的热量盈余，应优先考虑蛋白质。
- 碳水化合物：1.4～3.6克/磅体重（3.1～8克/千克体重）。[14]
- 脂肪：0.7～2.2克/千克体重（0.32～1.0克/磅体重）。如果你喜欢富含碳水化合物的食物而不是富含脂肪的食物，那么你可以选择这个范围的较小值。

这是我提供的最高热量计划，如果你受过良好的训练，将会有10%～20%的热量盈余；如果你刚开始进行抗阻训练，盈余则为20%～30%。摄入额外的热量会导致体脂过多。追踪体脂增加是非常关键的，因为它决定热量盈余。想要在体成分中找到正确的平衡需要一个不断的试错过程。

优化肌肉

第一天

第一餐　奶昔＋鸡蛋
热量536千卡，蛋白质49克，碳水化合物22克，脂肪28克，膳食纤维6克

第二餐　三文鱼＋甜菜沙拉＋米饭
热量470千卡，蛋白质45克，碳水化合物23克，脂肪22克，膳食纤维3克

第三餐　烤牛肉生菜卷
热量478千卡，蛋白质51克，碳水化合物46克，脂肪10克，膳食纤维12克

第四餐　猪排＋蔬菜
热量637千卡，蛋白质52克，碳水化合物42克，脂肪29克，膳食纤维11克

第二天

第一餐　奇亚籽布丁
热量390千卡，蛋白质49克，碳水化合物26克，脂肪10克，膳食纤维9克

第二餐　炒虾仁
热量538千卡，蛋白质49克，碳水化合物27克，脂肪26克，膳食纤维4克

第三餐　猪排＋蔬菜
热量637千卡，蛋白质52克，碳水化合物42克，脂肪29克，膳食纤维11克

第四餐　布法罗鸡肉沙拉
热量623千卡，蛋白质56克，碳水化合物49克，脂肪23克，膳食纤维11克

第三天

第一餐　奶昔+鸡蛋

热量536千卡，蛋白质49克，碳水化合物22克，脂肪28克，膳食纤维6克

第二餐　三文鱼+甜菜沙拉+米饭

热量470千卡，蛋白质45克，碳水化合物23克，脂肪22克，膳食纤维3克

第三餐　烤牛肉生菜卷

热量478千卡，蛋白质51克，碳水化合物46克，脂肪10克，膳食纤维12克

第四餐　猪里脊+蔬菜

热量586千卡，蛋白质45克，碳水化合物43克，脂肪26克，膳食纤维17克

第四天

第一餐　丹佛炒蛋

热量535千卡，蛋白质49克，碳水化合物34克，脂肪23克，膳食纤维7克

第二餐　肉酱“意粉”

热量508千卡，蛋白质49克，碳水化合物24克，脂肪24克，膳食纤维5克

第三餐　布法罗鸡肉沙拉

热量623千卡，蛋白质56克，碳水化合物49克，脂肪23克，膳食纤维11克

第四餐　猪里脊+蔬菜

热量586千卡，蛋白质45克，碳水化合物43克，脂肪26克，膳食纤维17克

第五天

第一餐　奇亚籽布丁

热量390千卡，蛋白质49克，碳水化合物26克，脂肪10克，膳食纤维9克

第二餐　炒虾仁

热量538千卡，蛋白质49克，碳水化合物27克，脂肪26克，膳食纤维4克

第三餐　猪里脊+蔬菜

热量586千卡，蛋白质45克，碳水化合物43克，脂肪26克，膳食纤维17克

第四餐　汉堡沙拉

热量592千卡，蛋白质49克，碳水化合物45克，脂肪24克，膳食纤维10克

第六天

第一餐　奶昔+鸡蛋

热量536千卡，蛋白质49克，碳水化合物22克，脂肪28克，膳食纤维6克

第二餐　肉酱“意粉”

热量508千卡，蛋白质49克，碳水化合物24克，脂肪24克，膳食纤维5克

第三餐　熔岩金枪鱼吐司

热量664千卡，蛋白质53克，碳水化合物50克，脂肪28克，膳食纤维12克

第四餐　汉堡沙拉

热量592千卡，蛋白质49克，碳水化合物45克，脂肪24克，膳食纤维10克

第七天

第一餐　丹佛炒蛋

热量535千卡，蛋白质49克，碳水化合物34克，脂肪23克，膳食纤维7克

第二餐　烤牛肉生菜卷

热量467千卡，蛋白质50克，碳水化合物24克，脂肪19克，膳食纤维9克

第三餐　鳕鱼配烤土豆

热量612千卡，蛋白质51克，碳水化合物48克，脂肪24克，膳食纤维7克

第四餐　布法罗鸡肉沙拉

热量623千卡，蛋白质56克，碳水化合物49克，脂肪23克，膳食纤维11克

需要甜点？试试椰奶冰激凌

1 根香蕉，切片并冷冻

1 杯菠萝块，冷冻

1/4 杯罐装椰奶

1. 将香蕉、菠萝块和椰奶放入搅拌机中混合。

2. 搅拌，中间偶尔刮一下搅拌机的杯壁，继续搅拌直到混合物质地平滑，大约用时3分钟。

3. 喜欢冰激凌般软糯口感的，可以舀入碗中立即享用；喜欢硬一些口感的，可以将其放入密封的、适合冷冻的容器中，冷冻

至少1小时后再取出享用。

如果你想要更多至少含有30克蛋白质的食谱，请前往我的网站，我和我的团队会每周发送食谱。

尝试这个：肉食重置

肉食重置是获得早期胜利的绝佳方式。你可能对基于植物性食品的排除饮食法有所了解。嗯，肉食重置是一种基于动物性食品的排除饮食法。它强调非常高的动物性食品摄入量和非常低的蔬菜摄入量。遵循这个方法饮食2～4周，许多人感觉身体状况明显改善，同时血液指标也出现积极的变化。肉食重置建议可能让人想起**克利夫兰诊所（Cleveland Clinic）的保留蛋白质断食法**（PSMF）。目前，这不是一个“循证计划”，而是我多年来在行医实践中取得巨大成功的方法。

肉食重置包括：

为了控制热量，选择鸡蛋、肉类、鱼类，和早餐的1杯蛋白质奶昔。奶昔包含50克乳清或大米/豌豆混合蛋白质，1勺植物营养素（例如，益生元纤维和多酚、维生素C、叶黄素），1汤匙（15毫升）中链甘油三酯粉以及杏仁奶或水。（如果你的身体不耐受乳制品，你可以用1勺半牛肉蛋白粉加半勺，约3克亮氨酸粉来代替乳制品蛋白中的高含量亮氨酸。）

在这个方法中，个人可以食用除乳制品（不包括蛋白粉）之外的任何动物性食品，因为乳制品可能会导致炎症、便秘或腹胀。可接受的植物性食品包括香菜、欧芹、青葱和墨西哥辣椒。

虽然肉食重置的重点不是控制热量，但男性可以设定每天摄入热量目标为1800～1900千卡，而女性可以设定为1500～1600千卡。

这一低量、营养密集、口味丰富的饮食方法是减肥、抑制饥饿感并构建优化生活方式的绝佳途径。

每晚问问自己

1. 我对今天所做的选择感到自豪吗?

2. 我是否展现了我努力想成为的那类人的特质?

3. 明天我能做得更好的一件事是什么?

4. 我该如何做好准备，以避免将来重蹈那些不健康行为的覆辙?（例如，每天晚上10点溜去厨房吃一块饼干。提前为这种冲动准备一个替代方案，然后实践它。）

5. 鉴于明天的日程安排，我应该采取什么策略来做出选择，以帮助我坚持我的计划?

心态重塑

建立问责的护栏

我的目标是帮助你建立一个稳固的护栏，无论遇到什么障碍，都能防止你掉落。这需要加固那个决定你如何处理和内化你的经验的底层操作系统。你如何评估自己的健康?你如何看待与医生的关系?你如何理解诚信以及对自己的责任?将这个底层操作系统带入意识层面是升级和优化它的关键。你如何处理过往经验将决定未来的结果。

接下来，制订一个明确、具体且目标可衡量的计划。为什么计划如此重要?

1. 计划让你有心力去关注其他事情。你不需要一直想我应该吃什么，我应该如何训练，因为你已经有了答案。

2. 计划消除了所有的假设——那些防止你半途而废的假设，并且不给你任何关于饮食或训练的协商余地。

驾驭你的内心将助你走上成功之路。心智训练帮助你调节情绪和信念。这意味着你必须能意识到那些重复出现的消极思维会阻碍你实现自己的梦想。

这里有一个我自己的例子。当我发现我在怀孕的同时还需要照顾一个幼儿时，我本可以屈服于那个声音，说我太情绪化、太焦虑所以无法运动或完成工作，但是我意识到这些想法是实现梦想路上的绊脚石。类似的阻碍还包括那些被极度焦虑或情绪化裹挟的各种想法。甚至苛刻地对待自己也会分散注意力。

通过升级你的底层操作系统并建立一个计划，你可以舍弃多余的东西（物质/浪费时间的人或事/负面情绪），包括过量的以下这些：

- 酒精
- 兴奋剂
- 糖
- 面包
- 电视/社交媒体
- 消极性
- 不诚实

- 社交活动
- 电话/短信

……以上这些都会让人分心。

缩小你的世界——至少在一开始是这样。对自己负责。成功来自执行并完成手头的每个小任务。

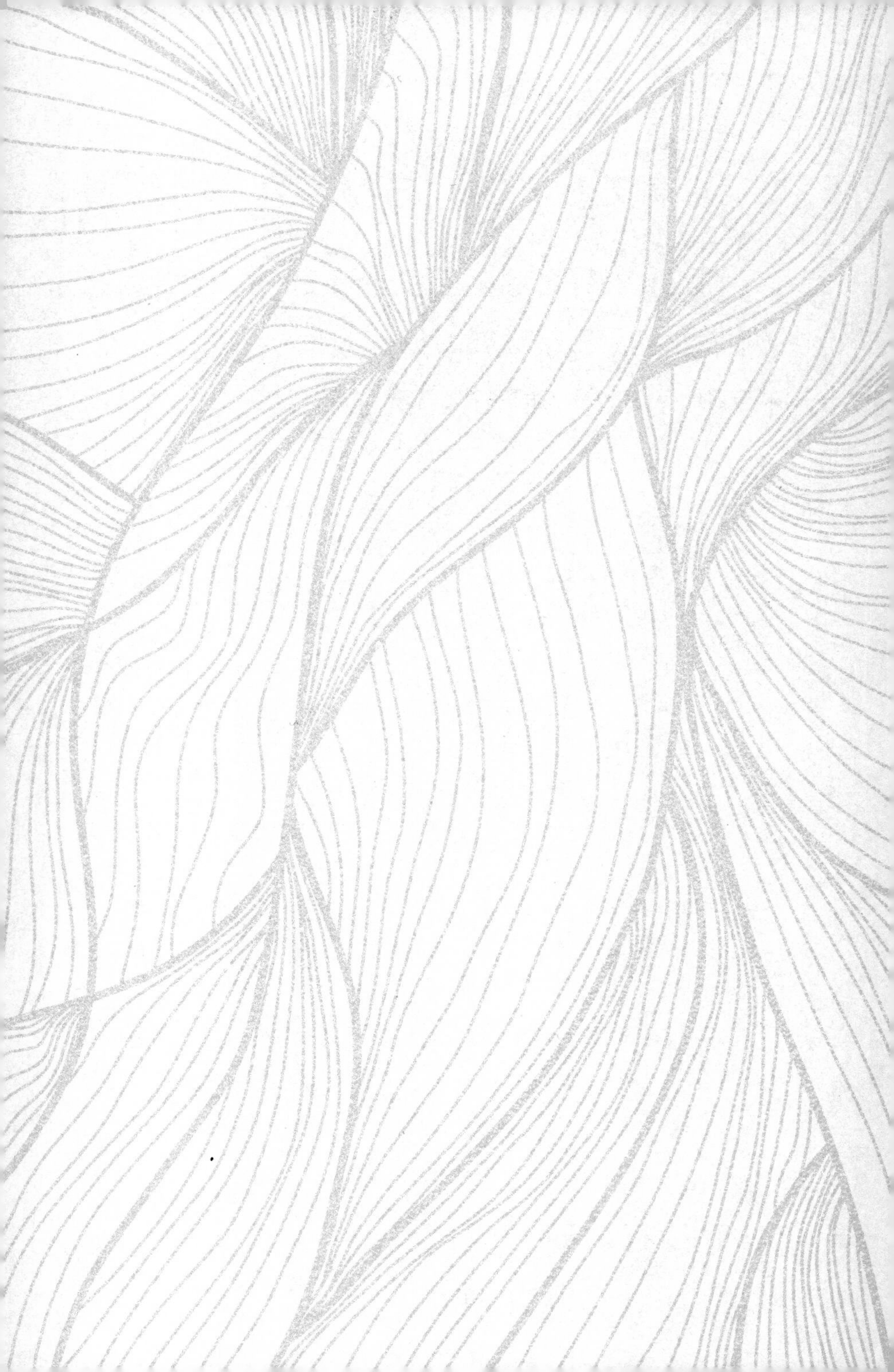

第八章

基准评估：你位于哪里？

了解你目前的位置对于达到你的目标有多么重要。

问问自己：我的目标是什么，我如何实现目标？然后反向推导那些确保成功的行动步骤。做出持久的减脂和增肌改变，必须从自我评估开始。

从你的年度体检结果中可以看出你的很多健康风险，并能搜索到很多优化你的饮食的蛛丝马迹。你的身高、体重、腰围、血液指标（如甘油三酯和空腹血糖）都有助于定义你的营养需求和目标。我强烈建议你与一名营养师和健身专业人士合作，他们将指导、跟踪和完善你在饮食和训练方面的决策。用一个详细的指标列表来武装自己是第一步。

血压

高血压是最常见的——也是可预防的——早期心脏病风险因

素。高血压的风险远远超过其他风险因素，比如高胆固醇、糖尿病，甚至吸烟。而不幸的是，这些风险因素往往与高血压共存，从而增加了总体的健康风险。不健康的饮食、缺乏体力活动以及超重或肥胖也增加了罹患心血管疾病的风险。

在评估血压健康时，我遵循2017年美国心脏协会（AHA）和美国心脏病学会（ACC）制定的标准：

- 正常 = 收缩压小于120mmHg且舒张压小于80mmHg
- 升高 = 收缩压120～129mmHg且舒张压小于80mmHg
- 高血压第1期 = 收缩压130～139mmHg或舒张压80～89mmHg
- 高血压第2期 = 收缩压140mmHg或更高，舒张压90mmHg或更高
- 高血压危机（立即去看医生！）= 收缩压高于180mmHg和/或舒张压高于120mmHg

腰围和腰围身高比

测量腰围（WC）是一种快速评估个人心血管风险的方法。与能看到的皮下脂肪不同，内脏脂肪在没有成像的情况下很难测量。这就是为什么我们使用腰围作为评估内脏脂肪的一个指标。腰围比体重指数（BMI）更能清晰地反映健康状况，因为它明确脂肪的位置。

那么，腰部周围的脂肪与健康有什么关系呢？

腰围与全因死亡率强烈相关。腰围越大，任何原因导致死亡

的风险就越大。根据美国国家心肺和血液研究所（National Heart, Lung, and Blood Institute）的说法，如果你的大部分脂肪围绕在腰部而不是臀部，那么你患心脏病和2型糖尿病的风险就更高。[1]女性腰围超过88厘米或男性腰围超过102厘米时，[2]风险进一步增加。过多的腹部脂肪与更多的内脏脂肪相关联——这种脂肪围绕着你的器官，与高血脂、高血压和糖尿病以及炎症相关联。[3]

在我学习期间，我们经常使用腰围来监测和评估心血管和代谢功能风险，除此之外，我们还用它来预测晚年的认知障碍。[4]然而，现在有证据表明，在成年人中，腰围身高比可能比BMI和单独的腰围更能有效地识别本书所讨论的许多疾病的早期风险。[5]

正确测量你的腰围。站立，用卷尺在你的腰部——刚好在髋骨上方——围绕一周，呼气后进行测量。在理想情况下，你的腰围应该小于你身高的一半。

腰围身高比（WHtR）超过0.5的人被认定具有与向心性肥胖相关的早期健康风险。[6]要确定WHtR，用腰围除以身高，两者使用相同的单位测量即可。例如，如果你的身高是170厘米，腰围是90厘米，那么将90除以170得到你的WHtR为0.53。为了保护心理和生理健康，你的目标应该是维持腰围小于身高的一半，即理想的WHtR小于0.5。

体脂率

健康专业人士通常使用世界卫生组织（WHO）设定的BMI

阈值来确诊超重和肥胖。但正如你所见，这些数字对于实际的体成分来说信息量很小。更具指导意义的是测量体脂率（体脂百分比），尽管确定它的准确数字比较难。

一般来说，男性，体脂率大于或等于25%被认为是肥胖。对于女性来说，肥胖的起点是35%。[7]但我们不应该仅仅使用这种二元分类法，识别并标定一个理想的体脂率，才更有助于促进真正的健康改善。

肌肉量

仅测量肌肉量并不足以确定你的骨骼肌健康状况或评估你是否有罹患肌少症的风险。骨骼肌量需要结合力量测量来评估。骨骼肌量是无脂体重的最大组成部分，称为瘦体重。它描述了身体无脂肪、无骨骼的元素，包括肌肉、皮肤、肌腱和结缔组织。[8]

科学非常清楚地表明，增加健康的肌肉会带来身体健康的改善。我们如何具体测量肌肉量呢？简而言之，这是可行的，但需要设备。DEXA（双能X射线吸收法）体成分扫描或生物电阻抗分析法（BIA）都可以评估四肢骨骼肌量（ASMM）——也就是你的双腿和双臂的肌肉量。最常见的BIA设备是专业级的InBody 720（一个用于评估体成分的固定设备）和一个更经济实惠的便携式版本InBody H20N。

使用X射线技术进行“黄金标准”的体成分测试是一种简单（但有点贵）的方式。躺在扫描床上不到10分钟就可以得到人体内的瘦肌肉、脂肪、水和骨骼分布。

如果这些都不适合，家用秤也可以帮到你，尽管它不那么精确。体成分受水合作用和月经周期的影响，因而体重会在一天中有所波动，但在每天的同一时间进行测量会获得相对准确的结果。

评估工具和追踪工具

体成分

- InBody H20N全身体成分家用秤（体重范围为10～150千克）
- 卷尺
- 三星Galaxy Watch 4

整体健康

- 血糖监测仪
- 苹果手表
- 握力仪，比如CAMRY 数字手持式测力计

营养追踪

- 食物秤
- Cronometer，食物追踪App（免费版本可用）

虽然不同的测量方法在准确性上有细微差异，但DEXA扫描通常被认为是其中最准确的。当然，磁共振成像（MRI）和计算机断层成像（CT）扫描也能提供准确的数字，但它们会产生过多的辐射。

无论怎样，测量个人的四肢骨骼肌量（ASMM）提供了一个简单有效的评估整体健康以及罹患或死于疾病（发病率/死亡

率）的风险标准。就像可以通过评估肌肉量来识别肌少症一样，我们应该更广泛地使用这种方法，来识别不同年龄段及体型的肌肉量水平。不幸的是，目前医学界都没有关于最佳肌肉量水平的通用标准，而只有与疾病相关的肌肉量水平。因此，我的建议是尽可能地生成和维持健康的肌肉。与此同时，随时关注评估骨骼肌的最新方法。我与普林斯顿研究员亚历克西斯·考恩博士（Dr. Alexis Cowan）一起，使用来自美国最好的实验室数据，创建了下面的图表。[9]它可能看起来有点复杂，但实际上很简单。

关键点：肌少症定义为四肢骨骼肌量低于7.0千克/平方米（男性）和低于5.4千克/平方米（女性）(通过DEXA扫描测量)。

人口统计	DEXA扫描 骨骼肌（kg/m^2）	InBody H20N 骨骼肌（kg/m^2）	InBody 720 骨骼肌（kg/m^2）
普通成年男性（<65岁）	8.6	9.5	10.5
普通成年女性（<65岁）	7.3	7.3	10.6
男性运动员	10.2	11.7	13.0
女性运动员	8.0	8.6	11.4
成熟男性（≥65岁）	7.7	8.1	8.7
成熟女性（≥65岁）	5.9	5.3	7.8
肌肉不足的男性（肌少症）	7.0	7.2	7.4
肌肉不足的女性（肌少症）	5.4	4.6	6.9

体成分的计算方法是以骨骼肌量（千克）除以身高（米）的平方。它被划分为普通（意味着正常健康）、运动员、成熟（65岁及以上）和肌少症（肌肉不足）几个等级。

如果你无法通过DEXA扫描或InBody来测量你的肌肉量，那么请完成下面这个肌肉健康小测试。

评估你的肌肉健康状况

一般健康信息

年龄：□ < 45岁（1）　□ 45岁至65岁（0）　□ > 65岁（-2）

性别：□ M　□ F

体重（千克）：____________

身高（厘米）：____________

BMI：□ > 35（-2）　□ 28至35（-1）　□ < 28（+1）

健身模式

你的运动习惯是什么？

□ 终生爱好运动（1）

□ 健身成瘾（2）

□ 周末战神（偶尔运动）（0）

□ 沙发土豆（-2）

抗阻训练（每周进行至少45分钟举重或瑜伽训练的天数）：

□ 0天（0）　□ 1天（1）

□ 2天或3天（3）　□ > 3天（5）

有氧训练（每周进行至少45分钟的跑步、椭圆机训练、游泳、骑自行车或单打网球等的天数；这些活动可以增加呼吸效率和心率）：

□ 0天（0）　□ 1天（1）

□ 2天或3天（2）　□ > 3天（3）

营养

写下在过去7天你共食用了以下每种食物的数量，以帮助估算“蛋白质评分”部分中每天蛋白质的摄入量。

鸡蛋：________

牛奶或酸奶（1杯为1份）：________

肉类（牛肉、猪肉、鸡肉或鱼肉，每份4盎司）：________

豆类或扁豆（1杯为1份）：________

蛋白质评分

> 140克/天（5）

110～139克/天（3）

90～110克/天（2）

75～90克/天（0）

< 75克/天（-1）

注意：我们估计1个鸡蛋有6克蛋白质，1份牛奶或酸奶有8克蛋白质，4盎司肉类有28克蛋白质，1份豆类有12克蛋白质。我们还假设每人每天从谷物中获取大约25克蛋白质。根据这些估算和体重，我们设定的健康肌肉阈值为每天每千克体重1.2～1.5克。

肌肉年龄（基于上述总分）

10分或更高：年轻且充满活力

6～9分：需要一些改进

5分或更低：需要进行肌肉改造

实验室工作：内部故事

要规划前进的道路，我们需要知道你当前所处的位置。因此，让我们深入挖掘，帮助你了解更多关于你的“基准信息”。**血液指标揭示了健康信息，我们仅靠改变生活方式就可以直接改善这些信息。**你知道可以量身定制检查项目来获取你更详细的健康状况吗？我将指导你需要申请哪些检查项目，以及何时检查。我还会教你如何自我检测指标，设立合理的健康改善目标，并将这些目标转化为可实现、可量化的目标。

抽血可以去医院做。想象你是一名飞行员，你的身体是飞机，而你的血液指标就是驾驶舱内的指示器，这些指示器提供的信息让飞行员做出正确的安全飞行决策。

在这本书里，我将检查项目限定在那些你能够通过饮食和运动直接影响的指标上。这些指标在你增加肌肉和减少脂肪后就会得到改善。此外，骨骼肌是碳水化合物和脂肪的主要调节器，所以你的肌肉健康将直接影响你的饮食代谢。[10]未来可能还包括测量运动后的肌细胞因子，来部分确定运动的有效性，以便我们对其进行微调。

脂质

首先让我们谈谈脂质。脂质调节涉及两个领域——饮食和代谢，即你吃了什么以及你的身体如何使用这些脂肪。你的年度体检报告可能有一个脂质组，评估你的总胆固醇、高密度脂蛋白（HDL）胆固醇、低密度脂蛋白（LDL）胆固醇（计算或直接测量）和甘油三酯。这些重要的测量帮助你评估罹患心脏病的风险——当血液中的脂肪水平升高时，这种风险就会增加。虽然胆固醇是构建健康细胞的必要成分，但过多则可能导致脂肪沉积物积累，这些沉积物阻碍动脉中的血液流动。甘油三酯高也会引起类似的问题。

甘油三酯

每当你摄入的热量超过你马上需要使用的热量时，身体就会将多余部分转化为甘油三酯（TG）。甘油三酯是脂肪酸在细胞和血液中的储存形式，是脂肪的主要运输形式，支持能量生成。健康个体在进食后甘油三酯水平会上升，因为膳食脂肪通过脂蛋白微粒在血液中传输。脂蛋白将甘油三酯运输到脂肪组织中进行储存，同时一部分也会被用来支持心脏等组织的功能。禁食状态下的甘油三酯比饱食状态下的甘油三酯低，游离脂肪酸是脂肪的主要来源，为组织提供燃料。然而，在禁食状态下，甘油三酯和游离脂肪酸都是重要的脂肪供能来源。

甘油三酯若储存在肌肉中而不是脂肪组织中，并且在那里停滞不动，表明肌肉的脂肪氧化能力受损——这是胰岛素抵抗的一个标志。在这种情况下，肌肉中的脂肪随时间的推移积累得越来越多，身体管理额外热量的能力也变得越来越失常。

经常摄入超过消耗量的热量，特别是经常吃高碳水化合物食物，会导致甘油三酯水平升高，增加罹患心脏病、脑卒中、胰腺炎和非酒精性脂肪性肝病的风险。高甘油三酯水平是热量过剩的信号，意味着你摄入的比消耗的热量多。你可能听说过非酒精性脂肪性肝病，其实肌肉中也会发生同样的情况。根据美国国家胆固醇教育计划成人治疗小组III（ATP III）的指南，空腹12小时的甘油三酯水平可分为正常（小于150毫克/分升，1.7毫摩尔/升）、偏高（150～199毫克/分升，1.7～2.3毫摩尔/升）、高（200～499毫克/分升，2.3～5.6毫摩尔/升），或非常高（大于或等于500毫克/分升，5.6毫摩尔/升）。然而，美国心脏协会关于甘油三酯的最新科学声明指出，低的空腹甘油三酯水平（即小于100毫克/分升，1.1毫摩尔/升）通常出现在与美国相比冠状动脉疾病患病风险相对较低的国家。**我推荐空腹甘油三酯的理想水平应小于100毫克/分升（1.1毫摩尔/升），非空腹甘油三酯的理想水平应小于150毫克/分升（1.7毫摩尔/升）。**

行动指导 ➤ 在进食后4小时甘油三酯水平上升。更稳定的变化在几周和几天内显示出来。我建议在改变生活方式后2～3个月重新测量。

高密度脂蛋白胆固醇

高密度脂蛋白（HDL）胆固醇是另一个可以通过运动直接改善的指标。HDL有助于清除血液中的其他胆固醇，较高水平的HDL与心脏病风险降低有关。虽然HDL通常被称为“好胆固醇”，但真实情况稍微复杂一些。HDL有很多作用，并没有指标告诉我们HDL在人体系统中的作用。要发挥HDL有益健康的作用，维持HDL的功能性非常重要。在某些情况下，高炎症会损害HDL，导致身体不断制造更多的HDL。在这种情况下，越多并不代表越好。运动是增加健康的HDL胆固醇的最佳方式之一。在饮食中增加Omega-3脂肪酸也会有所帮助。

肥胖、高血压和高血糖的人通常HDL水平较低。增加体力活动可以帮助提高HDL水平，每周只进行60分钟的中等强度有氧训练后效果立竿见影。高强度间歇训练（HIIT）似乎对HDL及其功能性影响最大。

理想的高密度脂蛋白（HDL）胆固醇水平是多少？

	有风险	健康
男性	少于40毫克/分升 （1.0毫摩尔/升）	60毫克/分升 （1.6毫摩尔/升）或以上
女性	少于50毫克/分升 （1.3毫摩尔/升）	60毫克/分升 （1.6毫摩尔/升）或以上[11]

行动指导 ➤ 改变生活方式2～3个月后，重新测量HDL水平。

低密度脂蛋白胆固醇

尽管低密度脂蛋白（LDL）胆固醇的临床相关性并不像我们曾经认为的那样，但它仍然是讨论的热点话题。美国心脏协会（AHA）认为，大多数人的高LDL胆固醇是不健康生活方式的结果，[12]但遗传是其水平升高的一个重要原因。适度运动可以将LDL胆固醇降低10%～15%。每周至少消耗约1200千卡的有氧训练可能是管理脂质和降低心血管疾病风险的有效策略。[13]然而，文献显示出其影响具有极大的差异性。对某些人而言，饮食方面的调整可以改变LDL胆固醇水平多达17%～25%。[14]但在我的临床实践中，许多人通过饮食改变无法将他们的LDL胆固醇水平降低超过10%。

相反，一个遗传设定点通常会驱动LDL胆固醇的升高。研究表明，遗传可以解释LDL水平的40%～50%。[15]这与被广泛接受的观点——有益心脏健康的饮食需要减少饱和脂肪，特别是红肉的摄入——相互对立。我认为，如果你没有LDL胆固醇的遗传问题，并且控制好热量摄入，那么饱和脂肪不会造成问题。就我们的目的而言，当谈到LDL胆固醇时，我们关注的是普通人而非那些有遗传问题的人。

如何知道自己是否有遗传问题，或者饮食和运动是否对自己有帮助？如果你有早期心血管疾病家族史，胆固醇高（高于300毫克/分升，7.8毫摩尔/升），LDL高（高于190毫克/分升，4.9毫摩尔/升），则遗传问题可能存在。如果你在某个时点有“正常”的脂质水平，然后在遵循生酮饮食或其他生活方式后数值有所飙升，那么即使有遗传因素，但生活方式的选择仍有可能帮助你降低相关数值。要达到被认为“正常”的LDL水平，可能需要依据一级预防与二级预防的不同，采取多元化的策略。

一级预防：如果你的LDL水平低于190毫克/分升（4.9毫摩尔/升），与医生或心脏病专家一起讨论确定你的风险因素。

二级预防：如果你的LDL水平高于190毫克/分升（4.9毫摩尔/升），那么很可能是由遗传因素驱动的，在这种情况下需要药物干预。这是因为饮食改变虽然有助于降低数值，但你的身体最终会回到遗传设定点。

行动指导 ➤ 每年进行血液检查以测量LDL水平。

载脂蛋白B

HDL和LDL在讨论心脏健康时常常被提及。但你有没有听说过另一个指标——载脂蛋白B（apo-B）？测量apo-B，即LDL的蛋白质成分，能够特别确定低密度脂蛋白颗粒（LDL-P）的数量，由此我们可以更准确地评估心脏健康。

我将LDL-P比作携带各种尺寸LDL的货船。太多的小船（即小LDL-P）可能会堵塞你的水道（动脉），增加它们嵌入动脉壁的可能性。值得注意的是，颗粒大小与胰岛素敏感性紧密相关，有更多的小颗粒表示胰岛素抵抗。此外，随着LDL-P尺寸的减小，它的总数趋于增加。血管中的LDL-P越多，这些颗粒撞击动脉壁的概率就越大。这就是与大LDL-P相比，小LDL-P与更高的心血管疾病风险相关联的原因。

apo-B帮助运输脂肪、胆固醇和磷脂。仔细查阅现有文献可以发现，apo-B是一个比LDL胆固醇更好的衡量心血管健康的指标。每个LDL-P包含一个apo-B分子。更高的apo-B水平意味着更高的LDL-P水平，预示着更大的心脏病风险。鉴于所有这些事实，我们可以得出结论，apo-B的良好目标水平是小于80毫克/分升（800毫克/升），理想水平是60毫克/分升（600毫克/升）。

行动指导 ➤ 每隔3～6个月测量一次apo-B水平。如果水平升高，则每3个月测量一次；如果已经达到理想水平，可以减少测量次数。

肝酶

可以被用来追踪体成分改善的其他血液指标，还包括两种由肝脏释放的酶，即谷丙转氨酶（ALT）和谷草转氨酶（AST）。肥胖和体重过重使脂肪在肝脏中积累，从而导致慢性炎症和瘢痕形成，但往往不会表现出明显的症状。测量ALT和AST不仅可以显示非酒精性脂肪性肝病的存在，还可以显示**通过减重带来的肝脏健康的改善。**[16]

女性的理想ALT水平低于每升血清20个单位，男性的则低于30个单位。我通常建议我的患者持续减重直至目标水平。研究表明，女性通过饮食减重后，肝酶可能会暂时上升，但这种短暂的上升是良性的，不必惊慌。[17]需要注意的是，剧烈运动也能提高这些酶的水平。

谷丙转氨酶（ALT）：[18]

- 男性：29～33个单位/升
- 女性：19～25个单位/升

谷草转氨酶（AST）：

- 男性：10～40个单位/升
- 女性：9～32个单位/升

行动指导 ➤ 每隔3～6个月测量一次ALT和AST水平。

炎症指标

炎症是心脏病发作、心力衰竭和脑卒中等心血管疾病的已知触发因素。新出现的炎症指标在识别有风险的患者方面发挥着重要的作用，甚至在症状出现之前就可以识别。虽然LDL胆固醇水平常被作为心脏健康的指标，但研究表明，高敏C反应蛋白（hs-CRP）的血清水平是心血管问题的更强大的预测指标。[19]因为这一非特异性但关键的炎症指标是总体死亡率的有力预测指标，[20]**我推荐使用hs-CRP作为身体炎症的“指示器”**，因为这种蛋白对炎症反应强烈，促进有害斑块沉积，并触发免疫应答。[21]**在理想情况下，这个数值应该小于1**。即使是轻度炎症（由轻微升高的血清水平表现出来的），其后果也可能是重大的。数据表明，轻度炎症和肥胖使增加肌肉更加困难[22]，这进一步强调了在这种情况下人重新构建体成分并获得动力的重要性。

追踪hs-CRP也可望成为测量内脏脂肪量和功能障碍的指标，它突显了那种对身体非常有害的脂肪类型。这种炎症指标随肌少症性肥胖中出现的不健康肌肉一起变化。

作为身体对感染或炎症的反应，hs-CRP主要在肝脏产生，但也在身体的其他区域如白细胞中产生。它可能促进免疫细胞如巨噬细胞与氧化的LDL胆固醇结合时的相互作用。如前所述，运动时肌肉收缩过程产生的肌细胞因子可以抵消这种炎症反应。证据表明，无论脂质降低与否，hs-CRP下降对心血管健康都有积极的影响。[23]

行动指导 ➤ 每隔3～6个月测量一次hs-CRP。

血糖

正如前面讨论的，葡萄糖是通过血液传输的糖分，对于大脑、心脏和消化功能的正常运作至关重要，但过量时就会变得有毒。测量血糖水平可以明确地表明身体是如何平衡食物和运动的。

葡萄糖以3种不同的方式进入血液：通过饮食、肝脏和肾脏。进食后，身体从肠道吸收食物中的糖分，人的血糖水平随之上升。在两餐之间、训练后或长时间不吃食物时（如每天早餐之前），血糖会降至最低水平。肝脏中储存的葡萄糖（糖原）分解是葡萄糖的第二个来源，第三个来源是糖异生，新产生的葡萄糖是从肝脏和肾脏释放出来的。

为了降低血糖水平，身体需要胰岛素。当血糖下降过低时，身体会尝试增加胰高血糖素、应激激素、皮质醇和生长激素——所有这些都可以帮助重新平衡系统。正如我们讨论过的，通过运动调节血糖水平是另一种有效的方法，因为肌肉收缩会消耗葡萄糖。肌肉中的葡萄糖以糖原的形式存储，通过一种叫作乳酸的代谢产物间接地影响血糖水平。

在今天这个注重糖分、痴迷碳水化合物的社会中，血糖成了一把双刃剑。虽然我们的身体需要一定量的血糖循环，但过多则有毒。众所周知，摄入碳水化合物比摄入蛋白质或脂肪更能增加血糖。实际上，那些选择高蛋白饮食并进行足够剧烈运动以实现糖异生的人，与依赖食物摄入和肝糖原的人相比，血糖水平更为稳定。

我们的身体通过严格的调节机制来维持正常的血糖水平，以每升血液的毫摩尔（mmol/L）糖计量。基准血糖总量大约是1茶匙葡萄糖（在任何时间）。但不良的生活方式会扰乱这个微妙的系统，使血糖升高或降低到不健康甚至危险的水平。高血糖和低血糖是两种这样的应激状态。

- 持续的高血糖水平，称为高血糖，是2型糖尿病的一个标志性特征。[24]长期后果可能包括对器官和血管的损害，而这可能导致心脏病、脑卒中和其他问题。
- 低血糖或血糖过低会引起一系列神经系统问题，如虚弱、头晕、眩晕、头痛以及易怒或糊涂。血糖严重下降可能导致癫痫发作甚至死亡。

显然，血糖水平对健康有重大影响。这就是我在计划中纳入定期测量血糖的原因。我给大家推荐一个叫作持续血糖监测的工具。它通过提供实时数据，能够给出有关使用者的代谢健康的完整状况。使用这个设备，可以准确了解你的选择如何影响你的代谢。

对于一个拥有健康的血糖调节的人来说，饭后2小时的血糖应该在140 毫克/分升（约7.8毫摩尔/升）或更低。健康的空腹血糖水平为70 ~ 99 毫克/分升（3.9 ~ 5.5毫摩尔/升）。

糖化血红蛋白

与红细胞中的血红蛋白结合的葡萄糖，即糖化血红蛋白（HbA1C或A1C），已成为评估一段时间内血糖控制的黄金指标。由于红细胞的平均寿命约为120天，允许葡萄糖在大约3个月内逐渐累积，这个测试的结果反映了3个月内的平均血糖水平。

我的患者如果选择高蛋白饮食，倾向于有较高的HbA1C以及更高的血糖水平，但仍在正常范围内。这是由两个原因造成的。首先，蛋白质中的一部分氨基酸被肝脏转化为葡萄糖，这会适度升高血糖水平，但远没有饮食中的碳水化合物使血糖水平升高得那么多。其次，宏量营养素平衡的饮食可以维持更均衡的血糖水平。这个稳定的水平保持在正常范围内，只是在谱系上位置较高。与那些因高碳水饮食而血糖水平波动剧烈的个体相比，我的患者能够维持稳定的水平。这些细微差别提醒我们，与其简单地关注单个指标，不如仔细观察整体的情况。

- 正常的HbA1C范围为4.0%～5.6%。
- HbA1C介于5.7%～6.4%，意味着个体患有糖尿病前期，并且患糖尿病的概率更大。
- HbA1C为6.5%或更高的个体意味着患有糖尿病。

餐后血糖反应

测量餐后血糖反应可以揭示身体对一顿饭的反应。**正常的糖耐量不应超过140毫克/分升（7.8毫摩尔/升），并且应该在2小时后返回到正常的空腹血糖水平。**

如果餐后血糖升高成为问题，我们可以通过运动来纠正它。运动利用了肌肉的“药物”作用来降低血糖水平。使用持续血糖监测工具能够评估你的运动效果。[25]它让你实时看到，餐后散步是否足以控制你的血糖，或者你是否需要更剧烈的活动，比如空气深蹲。我们的目标是将肌肉作为一个器官来平衡血糖系统。

行动指导 ➤ 通过进行糖耐量试验、佩戴血糖监测器或餐后指尖血糖测试，检测你的血糖水平，特别是一段时间内血糖升高的频率。

可能导致体重增加的药物

❶ 固醇类药物

❷ 抗组胺药物

❸ 选择性5-羟色胺再摄取抑制药（SSRI）

❹ 预防偏头痛的药物

❺ 胰岛素、格列吡嗪和吡格列酮

❻ β-阻断剂和血管紧张素受体阻断剂

❼ 避孕药，特别是Depo-Provera

❽ 抗精神病药物

可能对骨骼肌产生负面影响的药物[26]

由于骨骼肌占体重的比重很大，它对某些药物的负面影响高度敏感。在肌肉持续的动态重塑过程中，有丰富的血液供应和较高的组织周转率，意味着以下药物可能在多个方面具有肌肉毒性。

1. 他汀类　　2. 磺酰脲类药物　　3. 格列奈类

身体健康评估

准确衡量自己的运动效果可能很困难。注意力、努力、执行力乃至自我价值感的巨大差异可能会使情况变得复杂。尽管如此，我认为在任何计划开始前做身体健康评估是重要的。如果你不知道从哪里开始，又如何知道自己要去哪里？

食物容易追踪。医生可以从临床上评估饮食日志，但医生永远无法评估你投入到训练中的努力。只有你自己知道为了实现目标你付出的努力。话虽如此，但我可以帮助你创建一个支持你努力的环境，获得你应得的非凡健康。

让我们在这里花点时间讨论一下自我价值感。在我的临床实践中，我经常发现，患者对于改善体成分感到绝望的背后，有一个很可能未被认识到的原因，那就是自我价值感的缺失。认清阻碍你的真正原因，可以帮助你摆脱悲观主义和自我贬低，它们都会让你困在健康状况不佳的泥潭中无法自拔。

测量自我价值感温度

想象温度计上的指针，它指示的每一个刻度，可以视为你的自我价值感温度。这个“温度计”上的数字会融入你的心态框架。数字越接近0，你的自我价值感就越低。数字越高，你的自我价值感就越高，你实现健康和长寿目标的可能性也就越大。当然，这个数字不是一个临床评估值，却可以帮助你识别道路上的助力或障碍。

自我价值感温度测量

一旦你开始识别个人反复出现的思维模式，并致力于反驳它们之后，你就掌握了心态框架中自我对话的要素。明确了解自我对话在实现目标过程中的作用后，我们就可以进一步深入探究自我价值感。你对自己的感觉这一单个因素，在你执行健康计划的过程中扮演着极其重要的角色。

我们将汇总你对以下问题的回答来测量你的自我价值感温度。答案按照1到5的等级评分，1=完全不，2=很少（不到20%的时间），3=有时（50%的时间），4=经常（70%的时间），5=总是。

你认为自己值得拥有梦想中的身材吗？__________

你相信自己能够达成这个目标吗？__________

你认为自己配享受充满活力的生活，实现向往的身体自由，而无须挣扎吗？__________

你是否觉得别人的生活更加轻松，而自己则必须接受目前的健康状态？__________

这些问题的答案帮助你理解自己的基准水平。之后，你可以开始努力，将所有问题的回答提升至5分，也就是说，你始终认为你配得上自己渴望的健康状态。

每个人都有一个影响健康目标达成的自我价值感温度。它让我们处于内心深处认为自己应当处于的位置。

现在，是时候进入评估的最后一部分——体能了。

体能

在这里你能找到适合初学者或中级水平者的评估方法，帮助你确定起点，并在4～6周跟踪你的进步。评估的目标是通过一组简单的、安全的、无须健康专业人士指导即可完成的练习，来对比你的“前”和“后”。如果你没有搭档，我推荐你前几次先录像，这样你就可以从外部视角观察自己的动作形态。全力以赴，不要被刚开始的数字打败。这只是一个起点，只要坚持下去，你会对未来4～6周内看到的变化感到惊讶！

评估前测试

练习	时间/重复次数
俯卧撑最大重复次数 （只要姿势正确，任何一种俯卧撑变体均可）	☐
注意：记录你的心得________________	
定时深蹲 （1分钟）	☐
注意：记录你的心得________________	
定时平板支撑 （手支撑或前臂支撑）	☐
注意：记录你的心得________________	

1000米
（尽量跑起来，或者快走）

注意：记录你的心得______________________________

____

评估后测试

练习	时间/重复次数
俯卧撑最大重复次数 （只要姿势正确，任何一种俯卧撑变体均可）	

注意：记录你的心得______________________________

____

定时深蹲 （1分钟）	

注意：记录你的心得______________________________

____

定时平板支撑 （双手支撑或前臂支撑）	

注意：记录你的心得______________________________

____

1000米 （尽量跑起来，或者快走）	

注意：记录你的心得______________________________

____

俯卧撑最大重复次数：你连续做了多少个俯卧撑？是高姿俯卧撑，还是跪姿俯卧撑？你什么时候开始感到疲劳？

定时深蹲：你在1分钟内完成了多少个深蹲？你是否增加了负重？如果是，重量是多少？你什么时候开始感到疲劳？你中间休息了吗？

定时平板支撑：你的平板支撑持续了多久？你是用前臂支撑还是用手支撑的？你什么时候开始感到疲劳？

1000米：你是跑步还是快走？你什么时候开始感到疲劳？你中途有停下来休息吗？

静息心率

关注心肺的健康对提高生活质量大有裨益，无论你是赶火车、追逐一个蹒跚学步的孩子，还是在篮球场上追赶篮球。谁会希望在实现目标之前就气喘吁吁呢？你可以使用健身手表或心率监测器，或者简单地用两根手指加上手机的秒表功能，来测量静息心率。手动测量1分钟内的心率［以每分钟心跳数（bpm）计算］请按以下步骤做：

1. 找到手腕拇指侧的桡动脉脉搏（位于骨头与肌腱之间）。
2. 数15秒内的心跳次数。
3. 数字乘以4。

结果是否介于60～100bpm？这是梅奥诊所（Mayo Clinic）

认定的正常范围。[27]然而，更低的静息心率代表心脏功能更高效以及更佳的心血管健康。例如，一名训练有素的运动员静息心率可能只有40bpm。

其他可能影响静息心率的因素包括：

- 年龄
- 活动水平
- 吸烟状况
- 心血管疾病、高胆固醇或糖尿病
- 身体姿势（比如站立或躺下）
- 情绪
- 体型

记住，要变成梦想中的自己，就必须采取行动。把这次身体的重启当作对个人及心态的一次全面重置。在生活中，总有机会学习新技巧。改变不需要执行得有多完美，但要成为理想中的自己，你需要走完整个旅程。在这个过程中，你会获得推动你发挥最大潜能的特质。

接受挑战，激励自己。这是发现身体潜能的唯一方式。我非常高兴能帮助你发现自己的潜能。你的身体和心灵天生具有韧性和力量。锻炼是你与生俱来的权利。不管年轻或年老，都不妨碍你开始感受惊人的变化！

心态重塑

克服阻力

你可以做困难的事情。培养自己成为最好的样子，不要一直躲在舒适区里。

人类是复杂的生物，总是受到思想和感情的影响，这些思想和感情可以凌驾于生物进程之上，人们常常因内部刺激做出可能长期伤害自己的选择。我们需要认识到人性的复杂性，并考虑到导致肥胖及其他代谢性疾病的各种因素。

人类的行为模式是可以预测的。我们的习惯往往固定不变，对抗的言辞也是如此。我多次发现，许多人都陷入了同样的消极自我对话中，这种对话似乎专门阻挠你成长，阻碍你实现目标，并让你分心，远离你想要的生活，这个发现令我感到惊讶。我固定的思维模式曾经告诉我，我永远无法达到理想的健康状态，这种想法促使我每天训练数小时，而忽略了生活中的其他事。它还让我在不同的健身计划间摇摆不定，让我对自己的健康状况不负责任。

记住，**你不能与抗拒的声音谈判。**它会劝说你放弃梦想和放弃你应得的健康。它会让你停滞在一般的甚至更糟的健康状态中。当甲状腺产生甲状腺激素时，你会把它当回事吗？当然不会。所以，当大脑产生想法时，你也不应该把它当回事，其中许多想法只是我们需要学会忽略的噪声。我们不能让失败主义思想占据主导。

通过实践，你可以构建一个心态框架，这个框架接纳不适，甚至将其视为进步的象征。你是否记得那句老话——疼痛只是软弱正在离开你的身体？变革意味着成长，而成长过程并非总是令人舒适的。比如，我们往往将饥饿感视为一种紧急状态，哪怕实际并非如此。这种对你的内在/生理/身体信号重新解读的转变，可以帮你重新掌控局面。

但是，在采用里昂方案时，由于氨基酸的强大作用，你往往不会感到饥饿。一旦你达到了身体目标并决定进一步推进时，你可能会产生一些饥饿感。但当这种情况发生时，记得这是一件好事！虽然适当地平衡微量营养素可以在很大程度上减少饥饿感，但当饥饿感出现时，它可以被理解为你的身体正在利用储存的燃料获取能量。我通常对我的患者说，饥饿（不是挨饿）是一个你可以掌握的状态。它是一个信号，表示你正在消耗那些阻碍你向正确方向前进的多余脂肪。

同样，当谈到运动时，我对患者说：“如果你从未想过放弃，那么表明你还不够努力。”困难是件好事。人类的心灵和身体在挑战中蓬勃发展，尽管我们倾向于寻找使事情变得更简单的方法。

我们都会与各种形式的阻力做斗争。你觉得特别累，不想运动了；你经历了充满压力的一天，那些诱人的曲奇饼正在向你招手；你不断跟自己说：以后再做吧，这么晚了还运动是适得其反的，更多的碳水化合物能带来更多的能量。一次又一次，我的患者在不同的情形下重复着相同的叙述，它们听起来是这样的：

- 食物是我生活的唯一乐趣。没有__________我无法生活。
- 我永远无法放弃__________，那会让我感到悲伤。
- 那需要太多努力。
- 用食物安慰自己是我应对压力的方式。
- 如果我不参与朋友们的饭局/酒局，我会感到不舒服。
- 认为我能够就这样放弃__________是不现实的。
- 这永远不会成功。我已经尝试了一切。

别再让它们将你禁锢成囚！

我听到的4个最常见的、阻止人们实现他们健康梦想的借口是：

1. 我没有时间。
2. 没有人真正在乎我是不是超重/健康状态不佳。
3. 它可能不会有效，那尝试的意义何在？
4. 计划必须是“现实的”。

以下是我对此的回答：

1. 如果你没有时间健身，那你为什么认为你有时间病倒？你永远不会“找到”健康的时间，你必须“创造”时间。
2. 100%的承诺会让这个过程变得极为简单。当你全身心投入实现目标时，你得到的远不只是肌肉，失去的也远不只是脂肪。
3. 放弃那些最不重要的事情，为最重要的事情腾出空间和时间。
4. 你之所以承诺并执行你的计划，不是基于他人的想法，而是因为你的健康是你的责任。
5. 时间就是现在。你将永远不会再次得到成为最佳自我的机会。遗憾之痛是真切的。为什么要回望你本可以实现的目标？

我们总能找到借口。借口不会帮我们到达想去的地方。我们需要对自己负责。

第九章

运动：以最小有效剂量实现最大效果

运动是你的身体与生俱来的权利。人类天生具有运动的能力。不要把运动仅仅当作一项有点健康益处的活动。相反，应该将其视为健康的基本要求和维持健康、长寿的必要组成部分。

在人类历史的大部分时间里，卓越的运动能力对生存至关重要。回到剑齿虎时代，身体的强健是规避捕食者和捕捉猎物的关键。而现在，我们大多数人唯一的“狩猎”就是在手机电量降至1%时到处寻找充电线。我们唯一的“逃跑”——至少对我们这些不被狗仔队追逐的人来说——就是在超市或聚会上躲避那些我们不愿与之交谈的人。

在现代社会的压力下，我们很容易忽视我们之所以存在的核心物理功能。肤浅的虚荣心可能会剥夺我们对运动之美的认知——挑战身体，完成艰难的任务。我们中的许多人已经失去了把肌肉锻炼视为日常生活之重要部分的视角。

前面已经讨论过，运动是治疗众多疾病的首选方法。你有权利享有健康。你不该承受痛苦或遭受折磨。你有权利轻松完成日常任务，你有权利构建保护你一生的身体盔甲（骨骼肌），这是不是很振奋人心？里昂方案将肌肉视为药物，并将运动视为必不可少的组成部分。一个设计良好的计划是至关重要的。（专业提示：坐在沙发上补充蛋白质不会刺激身体所需要的肌肉蛋白合成！）

我的运动计划优先考虑的不是表现或外观（当然这两个方面也会在运动过程中得到很好的提升），而是疾病预防、治疗和整体健康。将肌肉看作一个长寿器官，有助于过滤掉杂音，避免信息过载，在整体健康和生活质量上带来显著且持久的效果。

要成为自己身体结构的建筑师，首先要接受一个现实：运动的重要性堪比刷牙。我们都有过下面的体验：长时间乘坐汽车、飞机、火车，或在办公桌前坐久了之后，背部和臀部会感到疼痛和不适。这是我们的身体在说："嘿，我需要移动！我不是被设计来坐着不动的！"

运动是必不可少的，因为随着你像"沙发土豆"一样年复一年地虚度光阴，重新站起来并改变现状变得越来越困难。一周不运动，你的力量预期大约减少12%。[1]在由于感染或受伤而导致肌肉流失或消耗的分解代谢状态期间，这种减少可能会更加严重。不幸的是，停滞期总是不可避免、无法预期地出现。无论你是已经发现自己正慢慢向深水区前行，还是注意到自己已经在原地打水漂一段时间了，现在就是改变生活的关键时刻。

清空脂肪储备（肌肉中的脂肪积累）

我们已经讨论过脂肪如何在肌肉内部和周围积累，使肌肉组织看起来像是大理石纹理的牛排。你现在知道，这种脂质积累与衰老加速、胰岛素抵抗、糖尿病、血脂异常和肥胖（也是糖尿病的明显信号）有关。过量的肌内脂质在体内积累，抑制胰岛素敏感性和信号传导。仅凭这一点，就没有所谓的“健康的久坐”这回事。没有运动，肌糖原会过度填充肌肉组织，像超装的行李箱一样溢出。

睾酮、生长激素、胰岛素和必需氨基酸都直接促进合成代谢，这意味着它们有助于构建骨骼肌并促进身体生长。同时，运动还进一步刺激生长效应。随着年龄增长，睾酮和生长激素的自然分泌逐步减退，生活方式——主要是运动——成为增加和维持之前激素水平的唯一自然方式。同时，低蛋白摄入、皮质醇激增、疾病和压力产生分解代谢效应。你拥有的肌肉组织越多，就越能抵御这些挑战。

抗阻训练在这里起着关键作用，它通过放大对氨基酸库的合成代谢反应，增加肌肉蛋白合成的潜力。换句话说，氨基酸就像油箱里的汽油，在肌肉收缩过程中被用来构建新的肌肉组织。这就是为什么摄入正确的氨基酸对于维持和构建健康肌肉至关重要。

肌肉蛋白合成的速率取决于肌肉消耗与肌肉构建的比率。我们的目标是尽可能长时间地维持在正向的这一侧。这个此消彼长的过程是持续的。随着年龄的增长或在受到伤害的情况下，平衡就从肌肉构建一侧偏向消耗一侧。这不是会不会发生的问题，而是何时发生的问题。与此同时，我们可以构建全身肌肉来为此做准备。开始行动的时间就是现在。

为了实现这一目标，你需要让自己渴望这种改变，然后相信你有能力实现它。我在这里为你提供信息和工具，你需要拒绝一切借口，真正行动起来。

重塑肌肉

传统上，运动分为耐力运动（有氧训练）和力量运动（抗阻训练）两种。这为理解不同运动的两极提供了一个良好的基础。但实际上，不同类型的运动之间的相互作用是复杂的，许多关于有效训练的看法并没有跟上研究的进展。现在，很多人在如何融合各种类型的运动以制订正确的训练计划方面，不是缺乏知识就是缺乏信心，或者两者都缺乏。太多人对于锻炼什么，何时、如何以及为什么锻炼感到迷惑。

抗阻训练（RET）与有氧训练有所不同。抗阻训练的目标是通过肌肉定期的高张力收缩对抗外部负荷，来增加肌肉量和肌力。鉴于肌肉的分解与修复过程，每周至少需要训练3次，这个至关重要。定期进行施加足够负荷的抗阻训练，可以促进肌肉的分解与修复过程，从而构建出新的、更强壮的肌肉组织。目标就是通过提供刺激来驱动身体适应。

有氧训练则涉及长时间的低张力肌肉收缩，这些收缩能提高呼吸效率、心排血量和血流量。由此带来的更大的氧化能力能够提升心血管功能和抗疲劳能力。[2]

高强度间歇训练（HIIT）是一种间歇性锻炼，要求短暂的高强度运动后跟随短暂的低强度运动。HIIT包括若干轮交替进行的几分钟高强度运动——这些运动使心率至少达到最大心率的80%，然后休息或做一些较不费力的运动以恢复。由于HIIT是在短时间内提高心率，所以它完全击破了"我没有时间锻炼"的借口。HIIT的两个流行版本是Tabata和循环训练。HIIT的核心思想是在更短的时间内取得成果，通常是30～45分钟的时间，Tabata有时只需4分钟，甚至更短。

很多训练上的困惑源于训练设计上的差异。制订个性化训练计划需要考虑多个因素，不是每个人都有时间或精力去学习如何从零开始制订一个强大的计划的。寻找私人教练可能是一个很好的解决方案，但不是所有的教练都具有相同的能力。不同的认证课程和继续教育的要求千差万别。

那么问题就变成了，**我如何找到一个能帮助我实现目标的专业人士？**以下是一些建议：

- 在雇用私人教练之前，检查他们是否拥有以下得到广泛认可的认证：ACSM、NASM、ISSA或NCSF，所有这些认证都来自那些为毕业生提供实习和就业机会的认证项目。
- 确保教练具备与你想要实现的具体目标有关的工作经验。

例如，如果你的目标是想为徒步或跑步增强耐力，你就不应选择只与健美运动员合作过的教练。

- 8周后检查你的进展。如果你已经尽了最大努力，2个月来保持饮食、睡眠都处于正轨，但依然看不到明显的进步，那么是时候重新整理一下了。与你的教练讨论如何改进来取得更大的效果。如果你仍然不满意，那就要换一个更能满足你个人需求的教练了。

接下来，让我们深入了解一下标准训练规划背后的科学，并讨论如何设计一个训练计划，克服常见障碍，理解这一切背后的“为什么”。

有一种绝对错误的运动方式：根本不运动。

首先，了解自己的身体类型、健康水平、生活方式、目标以及实现目标的动机是很重要的。不要被外界影响所左右，而要根据自己的需求和优先级设定个人标准。这将帮助你避免过高或过低估计自己的能力。

每周训练目标

- 每周150分钟的中等至高强度训练。
- 每周3～4天的抗阻训练。
- 每周1次的HIIT训练。

成功的关键

- 选择符合当前健康水平的运动。
- 结合同时涉及多个肌群的复合运动。
- 优先考虑适当的睡眠和营养。
- 持续跟踪训练及其进展。

有氧训练

你越是保持身体活跃，就越能成功地避免高血压并维持更好的胆固醇及血糖水平。除了心脏健康，有氧训练（又称心肺训练）还能带来重要的代谢益处。具体来说，有氧训练增加毛细血管密度，[3]通过将营养物质和氧气输送到身体各组织，提升线粒体健康。[4]**不同强度的训练可以提高最大摄氧量，即你在运动中能够利用的最大氧气量。**随着时间的推移，提高最大摄氧量使你能够在更长时间的活动中保持能量充沛。鉴于最大摄氧量降低是心血管疾病和全因死亡的最强预测因素，因此它是测试你健康与否的一个极好的标准。

心率

在运动时监测心率是评估训练努力程度的重要方式。一个全面的训练计划应该包括针对不同有氧训练的目标心率区间。你还记得如何计算每分钟心跳次数吗？先测量15秒的脉搏次数，然后将这个数值乘以4。

抗阻训练

虽然有氧训练对健康至关重要，但当你加入抗阻训练时，好处就会成倍增加。抗阻训练不仅能产生更多的肌肉组织作为代谢库（吸收葡萄糖和脂肪酸等营养物质的能力），而且经常性地把有氧训练和抗阻训练结合起来，还能帮助你防止减掉的脂肪反弹，消除溜溜球效应。

提高抗阻训练的输出是调整体成分的最有效方法之一，尤其是当你感到进展停滞不前时。由于肌肉组织更新迅速，持续的训练至关重要。简而言之，抗阻训练分解肌肉，然后蛋白质促进修复。蛋白质通过肌肉蛋白合成来构建肌肉，这个过程使你变得更强壮并获得明显的肌肉轮廓。如你所知，发展健康的肌肉组织可以决定你一生的身体构成。

我通常为患者做的第一个调整就是增加他们的抗阻训练。接下来，我还会加入HIIT，它包含高强度的运动爆发期——至少达到最大心率的80%——与低强度运动或休息恢复周期的交错进行。

为了指导你制订自己的健身计划，下面是我按照美国运动医学学会（ACSM）的要求，为初级、中级和高级水平人群设立的基准。

初级（基础水平）

- 每周至少150分钟的中等强度有氧训练。

或

- 75分钟的高强度有氧训练。

或

- 每周中等强度与高强度有氧训练的等效组合。

加上

- 每周至少2天涉及所有主要肌群的中等强度或高强度的抗阻训练。

或

- 每周2天的全身抗阻训练。

中级

- 每周至少150分钟的高强度有氧训练。
- 每周3～4天涉及所有主要肌群的中等强度或高强度的抗阻训练，每天练习8～12次。

高级

- 每周至少150分钟的高强度有氧训练。
- 每周4～6天涉及所有主要肌群的高强度抗阻训练，根据你的具体目标进行调整。

确定你的训练水平

训练水平	训练经历	停训期	技巧/形式
初级	最长2个月	8个月以上	提升中
中级	2～12个月	4～8个月	良好
高级	1～3年	1～4个月	优秀

我经常看到人们——无论是与教练合作还是独自训练——因为看不到成果而感到担忧和沮丧。让我们讨论一下可能的几个原因。

1 缺乏递进性负荷。这意味着你没有随着身体逐渐适应当前的运动压力和需求而逐渐增加训练的难度。

2 缺乏坚持。这意味着你没有坚持你的计划。

解决方案是创建一个符合你的健身计划。你的运动安排必须与你的生活相适应——包括工作、孩子的日程或旅行计划，而不是与之相抗衡。任何不考虑实际情况的计划，都会注定失败。我们想要一个能持续并取得成果的计划。

第一步是设定你的训练目标。设定目标是许多人在制订训练计划时经常忽略的步骤。跳过这一步会使你训练时缺乏明确的方向。你是否在健身器械之间徘徊，最终随便选择一个练起来？或者你是否被健身器械吓到，只能退缩到有氧训练区？有一个清晰、具体的训练目标会帮助你避免被击败的沮丧情绪。

了解你所处的位置、你想去哪里以及到达那里的最佳方式是很重要的。如果跳过这一步，你很可能不会获得你所期望的结果。设定训练目标并保证自己始终处在正确的轨道上的方法是，创建一个SMART（具体的、可测量的、行动导向的、现实的和有时限的）目标。

设定训练目标的5个建议

- 设想一个你希望达到的样子，找到健身的动机
- 把大目标拆解成几个小目标
- 养成促进目标实现的习惯
- 创建具有挑战性但可实现的目标
- 享受挑战

SMART 目标案例

性别：女

年龄：40岁

当前体脂率：35%

训练水平：中级

目标

具体的：我想减肥，以便能够轻松地和家人一起远足。

可测量的：我想减掉10%的体脂。

行动导向的：我打算每周训练5天。

现实的或相关的：全身抗阻训练和常规有氧训练能够帮助我实现与家人远足的目标，并且这与我的时间表是匹配的。

小提示

为了确保你的目标是现实的，请考虑以下因素：

- 你多大年龄？
- 你有什么运动经验？
- 你有多少时间可以投入到运动中？

鉴于我们倾向于过分热情，总会设定过高的目标，因此破解的方法是从你最初设定的目标中减去10%。

有时限的：设定周目标是每周训练5次，而长期目标是坚持这个计划6个月。

SMART目标：我想减掉10%的体脂，以便能享受和家人一起远足的乐趣。为了实现这个目标，我打算在家每周进行3天全身抗阻训练，2天有氧训练，为6个月后的远足做准备。

记录下你自己的SMART目标：

____

____

____

____

在你确定了1个（最多2个）SMART目标之后，你需要识别可能阻碍你进步的事情。将你所有不得不做的事情和任何可能阻碍你实现目标的事情写下来。你什么时候需要到达办公室？你什么时候需要接孩子或带他们去参加补习班或课外活动？如果他们生病在家怎么办？你是否有反复出现的伤病？你是否经常旅行？将你所有必须完成的事情以及你应对它们的解决方案写下来。

举例：我每天上午8:30开始工作。我每个月出差1次。我必须在晚上8:00之前完成所有个人活动，以保证与家人在一起的宝贵时间。

➡ 如果生活琐事阻碍了正常训练，我承诺做15个俯卧撑、25个空气深蹲和在附近快步走1圈。

➡ 如果我在出差，我会利用酒店的健身房或者早起在酒店房间进行自重训练。旅行时的优先事项是优化我的营养摄入。

记下你面临的障碍以及当问题出现时的替代方案：

____

____

____

____

接下来，将确定你的时间表和每周训练频率。根据你的日程安排，为达成目标设定一个现实的时间表——3个月、6个月还是1年？你能每周安排5天的时间训练吗？你可以增加更多的训练天数——但是，别忘了设定一个你每周肯定能达到的基准目标。

举例：我将通过每周3天全身抗阻训练和2天有氧训练，在6个月内减掉10%的体脂。

记录自己的SMART目标时间表：

____

____

____

现在我们已经明确了你的SMART目标，知道了你有些必须做的事情，预见了潜在的障碍，并规划了你的训练频率和时间线，接下来让我们进入运动选择环节。

训练基础

不同的训练阶段会引发不同的身体适应。根据你的训练水平以及你的SMART目标选择合适的训练阶段。以下是美国国家运动医学会（NASM）定义的5个阶段。[5]

1. **稳定性训练**：在所有动作中提供动态关节支撑以维持正确姿势的能力。对初学者来说，这是一个很好的起点，可以在增加负荷（或重量）之前打下基础。
2. **肌肉耐力训练**：长时间产生并维持力量的能力。
3. **肌肉肥大训练**：通过增粗、增大骨骼肌纤维来增加肌肉体积。
4. **肌肉力量训练**：神经肌肉系统产生内部张力以克服外力的能力。（在此之前，建立强有力的稳定性至关重要。）
5. **肌肉爆发力训练**：神经肌肉系统在尽可能短的时间内产生最大力量的能力。想象那些爆发力强的动作。

鉴于本书的目的，我们将专注于初级和中级水平，将肌肉耐力与心血管训练相结合。

热身

这是训练中至关重要的环节，但被太多人忽略了。它可以说是预防受伤最重要的部分。热身通过扩大运动范围，促进血液流向肌肉，并在训练强度开始前激活你的身体系统，为接下来的训练做好准备。

动态热身不是静态拉伸，它可以以低强度至中等强度的5分钟有氧训练（如使用跑步机、楼梯机或原地高抬腿）开始，然后根据当天的训练项目，进行5～15分钟更具体的练习。需要重点热身的部位包括踝关节、髋关节以及中背部的胸椎区域。在进行有氧训练的日子里，热身同样不可或缺。

动作选择及规则

对于训练计划中应包含哪些动作，有以下建议。

- 选择那些你能够正确执行的动作。保证正确的姿势是做任何动作的第一要务。
- 每周对每个特定肌群进行3～5次训练，两次训练之间留出48～72小时恢复时间。
- 当你准备进阶时，想办法增加当前动作的挑战性。是增加负荷，还是延长时间？

- 你的表现会反映你的睡眠质量和营养状况。把恢复作为高优先事项，否则你的训练效果会受到影响。
- 额外提示：为了获得更高的回报，可以将热身和间歇训练作为早上的一次独立训练，然后在6~8小时后进行一次抗阻训练。研究显示，连续进行抗阻训练与有氧训练之所以效果较差，是因为缺乏足够的恢复时间来实现效果最大化。[6]但这种安排是理想状态，而非必需。最重要的是完成训练。

面对这么多信息，你可能感到有点不知所措。请花时间去理解它们。接下来，我将提供一个框架，帮助你简化如何开始。

记住，身体是三维的。这句话听起来简单，但我经常看到运动的人似乎忘记了他们的身体除了前进和后退（称为矢状面的运动），还能以其他方式移动。我们的身体也有横向（左右）移动和旋转的能力。一个全面的训练计划需要在各肌群之间保持平衡，并整合所有的运动模式。你的训练也需要平衡拉的动作（例如划船、二头弯举、高位下拉）和推的动作（例如俯卧撑、胸部推举、肩部推举）。腿部运动是一个特殊的类别，因为大部分腿部动作协同地使用前侧（前面）和后侧（背面）肌群，除非是在健身器械上针对特定肌群进行隔离训练。

在推、拉、腿部动作之间寻找平衡，可以帮助你减轻选择动作组合时的压力。接下来就该结合考虑运动平面了。例如，从力学角度来说，虽然胸部推举与过头肩上推举相似，但两个动作发生在不同的运动平面上。由于重量在空间中的位置不同，每个动作所针对的目标肌群也有所不同。

提示：在你精力充沛、注意力集中且时间充裕时，优先选择做最重要的动作。确定在你状态最好时要完成的动作，将帮助你更快地达成目标。如果你的训练不得不提前结束，至少你已经完成了其中最主要的部分。

心肌练习

身体训练不仅可以增强你的力量，还能提升你的注意力。多项研究显示，当我们在运动过程中有意识地集中注意力于目标肌肉时，肌肉的改善效果会提高。比如，在做二头弯举时，专注于每次弯举时肱二头肌的挤压感。每个动作都需要建立心与肌肉之间的联系。

在开始锻炼前，关闭你的手机并让你的思维进入状态。忽略外界的干扰，将帮助你在训练中专注于目标肌肉。从长期来看，这种方法可以在心理和生理上提升你的训练效果。

接下来……这是一个专为初级/中级训练水平的人设计的、只需哑铃即可进行的肌肉耐力和心血管训练计划。这个计划无论是在家还是在健身房都能进行。

再回顾一下我们之前的案例。

SMART目标：我想减掉10%的体脂，以便能享受和家人一起远足的乐趣。为了实现这个目标，我打算在家每周进行3天全身抗阻训练，2天有氧训练，为6个月后的远足做准备。

可能会阻碍目标实现的不可协商因素：我每天上午8:30上班，我每月因公务出差1次，我必须在晚上8:00前结束所有个人活动，以保证与家人在一起的宝贵时间。我打算早晨在家完成训练。

时间表和每周训练频率为：每周进行3天全身抗阻训练和2天有氧训练。

周一：全身抗阻训练。

周二：低强度有氧训练。

周三：全身抗阻训练。

周四：高强度有氧训练。

周五：全身抗阻训练。

训练指南

需要的器材：哑铃（关于如何选择起始重量的信息，请参考第265页），训练凳（可选项）。

组A：热身（徒手运动）。

组B：第1组循环训练（使用哑铃）。

组C：第2组循环训练（使用哑铃）。

放松：采用调节性呼吸法，如箱式呼吸，即吸气4秒，屏息4秒，呼气4秒，屏息4秒，然后重复。

1. 进行两轮组A（热身），两轮之间不休息。

2. 进行组B，在10分钟内尽可能完成多轮（AMRAP）。

3. 休息2分钟。

4. 进行组C，在10分钟内尽可能完成多轮。

5. 放松。完成。

附加说明：

- 对于所有单边（一侧）动作，确保每侧都完成规定的重复次数。
- 在下方的“次数”一栏中，e表示单边动作；DB表示持哑铃；Alt.表示左右侧交替。

5天训练计划

第1天　全身抗阻训练

动作	轮数	次数	休息
A1 深蹲伸展	2轮	5次	
备注：			
A2 髋屈肌拉伸		20秒e	0
备注：			
10分钟 AMRAP			
B1 Alt. DB胸部推举		15次e	
备注：			
B2 DB反手划船		15次	
备注：			

B3 DB分腿蹲	15次e	0

备注：＿＿＿＿＿＿＿＿＿＿＿＿＿＿＿＿＿＿＿＿

休息2分钟，然后进行下一个AMRAP

10分钟 AMRAP

C1 反向卷腹	10次	

备注：＿＿＿＿＿＿＿＿＿＿＿＿＿＿＿＿＿＿＿＿

C2 侧平板肘碰膝	10次e	

备注：＿＿＿＿＿＿＿＿＿＿＿＿＿＿＿＿＿＿＿＿

C3 熊爬	10次e	完成

备注：＿＿＿＿＿＿＿＿＿＿＿＿＿＿＿＿＿＿＿＿

第1天——动作库

热身组A

深蹲伸展。这个动作旨在热身髋关节，并促进胸椎的扩展和旋转。做此动作时，请缓慢执行并全程保持呼吸顺畅。

1. 站立，双脚分开，比肩膀稍宽，呈宽距离的深蹲姿势。
2. 下蹲至尽可能低的位置。
3. 将右肘放在右膝上，用肘部轻推膝盖向外，身体向左扭转时左手向天花板尽量伸展。眼睛跟随左手方向。
4. 换到另一侧，将左肘放在左膝上，用肘部推动膝盖向外，身体向右扭转时右手向天花板尽量伸展。眼睛跟随右手方向。
5. 回到中间深蹲位置。双臂向上伸展成V形，然后从深蹲位置站起来。

6. 重复5次。

髋屈肌拉伸。用于热身髋屈肌。

1. 采取半跪姿势，左膝跪地，右脚向前。
2. 挤压臀部以激活左侧股四头肌，延伸至髋屈肌。
3. 在这个姿势下，进行几次深呼吸，你开始感受到髋屈肌逐渐打开。
4. 保持这个姿势20秒，然后换另一侧。
5. 完成后回到深蹲伸展，再开始另一轮热身。

AMRAP组B

Alt.DB胸部推举。做交替式推举的目的是增加肌肉处于受力状态的时间，从而提高心率，并使胸部、肩部和肱三头肌的锻炼更具挑战性。这个动作对核心肌群也很有益，因为核心肌群需要保持稳定以控制动作。

1. 这个动作可以在训练凳（或者地板）上完成。
2. 开始时，双手各持一个哑铃（选择适合自己的重量），将哑铃举至头顶位置，与肩膀对齐。
3. 慢慢降低右手哑铃至胸部位置，同时保持左臂稳定，继续将左手哑铃举在空中。
4. 推回右臂至起始位置，保持稳定，继续将右手哑铃举在空中，然后慢慢降低左手哑铃至胸部位置准备推举。
5. 每侧手臂做15次，总共做30次。

DB反手划船。这个动作主要锻炼背阔肌（背部）和肱二头肌。

1. 站立，双脚分开，宽度约为肩宽，双手各持一个哑铃，自然下垂于身体两侧。
2. 翻转手掌，使掌心朝向前方，上身向前倾斜45度至90度，同时尽量保持背部平直。
3. 拉动肘部向后，同时挤压肩胛骨。当你的肘部向后移动时，想象你的手正在向后伸向裤子口袋。
4. 当哑铃被拉到最高点后，缓慢将手臂伸直，回到起始位置。
5. 完成15次。

DB分腿蹲。这个动作主要锻炼股四头肌、腘绳肌、臀大肌和髋关节复合体。

1. 双手各持一个哑铃，双脚取交错站姿，一只脚在前，另一只脚在后，后脚脚趾撑地，脚跟抬起。
2. 下蹲至深蹲位置，保持前腿膝盖呈90度角（膝盖不要超过脚尖）。整个过程保持上身直立。
3. 用力推起身体，回到起始位置。
4. 每条腿重复15次。
5. 完成后，重新开始进行胸部推举，直到10分钟计时结束。

AMRAP组C

反向卷腹。这是对核心肌群的极大考验。准备迎接你腹部的灼烧感吧。

1. 这个动作可以在地板（或者训练凳）上完成。
2. 仰卧，把腿抬向天花板，膝盖微弯曲。如果这个姿势让你的下背部过于紧张，可以用双手做成三角形垫在尾骨下。
3. 慢慢将双腿降低至地面。目标是将双脚降至离地面仅5厘米的高度，但根据你当前的能力做。保持下背部紧贴地面的同时，努力让双腿降得更低。

侧平板肘碰膝。这个动作锻炼腹斜肌。

1. 侧卧，肘部在肩下。你可以将双脚叠放在一起，也可以交错放置，一只脚放在另一只脚前面。
2. 向天花板方向推起臀部，进入侧平板姿势，保持身体上方边缘成一条直线。
3. 将上方的手臂伸直过头顶，手臂贴头部，抬起上方的腿，屈肘、屈膝，肘膝相碰，然后伸直回到起始位置。
4. 重复10次，换另一边做。

注意：如果肘碰膝对你来说太有挑战性，可以先从侧卧开始。肘部放在地面上，与肩对齐。弯曲双膝，使双脚位于身体后方，膝盖与臀部成一条直线。向天花板方向推起臀部，保持，然后放下。重复10次，换另一边做。

熊爬。这个动作能够激活全身肌肉并提高心率。

1. 起始姿势为四肢着地，脚趾撑地。
2. 膝盖离地。
3. 向前爬行，将左膝朝左肘移动，同时右臂向前移动。接着，将右膝朝右肘移动，同时左臂向前移动。连续向前爬行，每侧各做10次，共20次。尽量保持膝盖靠近地面，以增加核心肌群的挑战。你可以选择向前20次熊爬，或者向前10次然后向后10次熊爬，来增加动作的多样性。

4. 完成后，重新开始进行反向卷腹，直到10分钟计时结束。

第2天——低强度有氧训练

注意：在有氧训练前别忘了热身！

选择你最喜欢的低强度有氧训练形式，例如游泳、骑行、划船、椭圆机训练、徒步、散步。

低强度运动意味着在最大心率的50%～60%范围内进行。上述任何形式都符合要求。或者你可以用这个公式自己计算：最大心率＝220−年龄，然后将算出的最大心率乘以目标心率区间的百分比。

第3天　全身抗阻训练			
动作	**轮数**	**次数**	**休息**
A1 深蹲撑开	2轮	20秒	
备注：＿＿＿＿			
A2 T形、Y形、L形、W形		8次e	0
备注：＿＿＿＿			
10分钟 AMRAP			
B1 DB支撑式罗马尼亚硬拉		10次e	
备注：＿＿＿＿			

B2 俯卧撑	10次	

备注：________________

B3 DB桥式仰卧屈臂上拉	10次	0

备注：________________

休息2分钟，然后进行下一个AMRAP

10分钟 AMRAP

C1 DB高脚杯深蹲	15次	

备注：________________

C2 DB弯举	15次	

备注：________________

C3 DB哑铃双手后屈伸	15次	完成

备注：________________

第3天——动作库

热身组A

深蹲撑开。此动作旨在对髋关节和脊柱进行热身。

1. 双脚分开略比肩宽，采取深蹲姿势，脚尖略向外。

2. 尽可能低地蹲下，将两肘放在膝盖内侧。

3. 用肘向外推开膝盖，同时抬起胸部。深呼吸并保持20秒。

T形、Y形、L形、W形。这些动作用于肩部和背部热身。（如果愿意，训练时可以加2千克或3千克的哑铃。）

1. **T形。**将上身向前弯曲45度至90度，膝盖略微弯曲。

2. 双脚分开与肩同宽。双臂在身体前方自然下垂，掌心向前。

3. 伸展双臂到身体两侧，再回到起始位置。动作要快，手臂摆动到侧面再回到下方，形成T形。
4. 重复8次。
5. **Y形。**以上身前倾的姿势开始，双臂在身体前方，掌心相对，然后将双臂向斜上方抬起，摆出Y形，双臂与头部对齐。
6. 重复8次。
7. **L形。**同样以上身前倾的姿势开始，双臂在身体前方，掌心朝向自己，将肘部向上拉，使上臂与前臂呈90度角，就像做俯卧撑那样。
8. 在此基础上，保持肘部位置不变，将前臂与手掌向上翻，好像被捕了一样。然后反向做动作回到起始位置。
9. 重复8次。
10. **W形。**保持上身前倾的姿势，手臂弯曲呈90度角，掌心朝向自己（这个动作看起来有点像做二头弯举）。
11. 保持手臂弯曲角度不变，将手臂向两侧上方摆动，摆动到极限位置时挤压背部，形成一个W形，然后手臂摆回到初始位置。
12. 重复8次后，回到深蹲撑开，完成另一轮热身。

AMRAP组B

DB支撑式罗马尼亚硬拉。这个动作主要锻炼大腿后侧肌群（腘绳肌）。

1. 双手各持一个哑铃，采取前后脚错开站姿，一只脚在前，另一只脚在后，后脚脚趾撑地，脚跟抬起。
2. 从这个姿势开始，身体向前倾，将90%的体重转移到前腿上。
3. 想象自己戴着膝盖和背部支架，上身前移的唯一方式是将髋部向后推。屈髋完成硬拉动作。
4. 保持两个哑铃与前腿对齐，想象整个动作过程都将哑铃的重量压在前腿上。保持两个哑铃靠近可以避免拉伤下背。
5. 接着，推动髋部向前，使上身回到起始位置。
6. 完成10次后，换另一侧腿在前，重复动作。

俯卧撑。这是一个全身锻炼动作。

从平板支撑开始，收紧臀部，激活背部肌肉，完成10次俯卧撑。如果可以的话，尽量做标准的俯卧撑动作。也可以将膝盖放在地上或者双手撑在高一点的平台上。

DB桥式仰卧屈臂上拉。这个动作主要锻炼臀大肌、大腿后侧肌群和背阔肌。如果你每天坐很久，练习这个动作特别有帮助。

1. 开始时使用一个较轻的哑铃。
2. 仰卧，脚平放在地面上，双手持一个哑铃。
3. 从这个姿势开始，向天花板方向推臀部，同时将哑铃推向天花板。
4. 手臂保持伸直，将哑铃向头部后方的地面降低，再推回到起始位置。注意：在整个桥式过程中，臀部始终保持离地。

5. 完成10次后，返回到支撑式罗马尼亚硬拉继续，直到10分钟计时结束。

AMRAP组C

DB高脚杯深蹲。这个动作锻炼下身和核心肌群。

1. 站立，双脚分开，约与肩同宽。
2. 双手持一个哑铃，屈臂放在胸前。
3. 下蹲至深蹲位置，然后起身回到站立位，哑铃保持在胸部位置不变。
4. 重复15次。

DB弯举。这个动作锻炼肱二头肌。

1. 站立，双脚分开，约与髋同宽，双手各持一个哑铃。
2. 手臂在身体两侧自然下垂，掌心向前，以此为起始位置，向上弯举哑铃，并在放下时控制动作。想象你的肘部始终保持在一个位置上，只有前臂在上下移动。
3. 重复15次。

DB哑铃双手后屈伸。这个动作锻炼肱三头肌。

1. 双手各持一个哑铃，将上身向前弯曲，挤压背部肌肉使其保持活跃状态，将肘部向后抬起。
2. 保持这个姿势，将前臂向后伸展（感受肱三头肌的收缩），然后恢复到肘部弯曲的位置。
3. 不要上下移动手臂，这是关键。除了向后伸展前臂，其他部位保持不动。尽可能保持背部平直。

4. 重复15次，然后返回到高脚杯深蹲继续，直到10分钟计时结束。

第4天——高强度有氧训练

注意：在有氧训练前不要忘记热身！

选择你最喜欢的高强度有氧训练形式，例如：HIIT、短跑间隔训练、跑步、踏步机训练、拳击。

高强度有氧训练要求在最大心率的70%~80%范围内进行。开始之前，使用这个公式计算你的最大心率：最大心率 = 220−年龄，然后用得出的数字乘以目标心率区间的百分比。

第5天　全身抗阻训练

动作	轮数	次数	休息
A1 Alt. 胸桥	2轮	3次e	
备注：＿＿＿＿			
A2 平板支撑爬行		10次	0
备注：＿＿＿＿			
10分钟 AMRAP			
B1 Alt. 弓步		15次e	
备注：＿＿＿＿			
B2 Alt. DB肩部推举		15次e	
备注：＿＿＿＿			

B3 DB反向飞鸟	15次	0

备注：____________________

休息2分钟，然后进行下一轮AMRAP

10分钟 AMRAP

C1 DB侧平举	10次	

备注：____________________

C2 Alt.平板触摸	10次e	

备注：____________________

C3 DB单臂行李提	15步e	完成

备注：____________________

第5天　动作库

热身组A

Alt. 胸桥。这个动作热身臀部和肩部复合体。

1. 从下犬式开始。
2. 转入熊爬式。
3. 一只手离地，向外旋转，两脚着地，身体前部朝向天花板。
4. 从这个位置推起臀部，将离地的手举过头顶。注意让胸部尽可能伸展、旋转。
5. 做几次深呼吸，然后返回到起始位置，接着旋转到另一侧。
6. 每侧做3次。

平板支撑爬行。这个动作热身你的铰链关节、大腿后侧肌群、肩部和核心肌群。

1. 从站立姿势开始，上身前屈，好像要触摸脚趾。（如果需要，可以屈膝以缓解大腿后侧肌群的紧张。）
2. 从这里，双手爬到平板支撑位置。
3. 双手向后爬回到脚的位置，重复10次。
4. 返回到胸桥，完成另一轮热身。

AMRAP组B

Alt.弓步。这是一个锻炼下身的动作。

1. 从站立姿势开始。你可以手持哑铃，也可以徒手进行。
2. 向前迈出一条腿成弓步，然后撤回到起始位置。
3. 换另一条腿，每侧完成15次，总共30次。

Alt. DB肩部推举。这个动作锻炼肩部、肱三头肌和核心肌群。

1. 站立，双脚分开，约与髋同宽。
2. 双手各持一个哑铃，准备进行肩部推举动作（举起双臂，放于身体两侧，上臂与前臂呈90度角，与胸部对齐，掌心向前）。
3. 从这里，推举右臂向上，同时稳定左臂。将右臂放下，然后推举左臂向上，同时稳定右臂。

注意：如果因为肩部活动范围有限无法在不后仰的情况下完成动作，请将掌心相对，而不是掌心向前。

4. 每侧完成15次，总共30次。

DB反向飞鸟。这个动作锻炼上背部肌群。选择较轻的哑铃。

1. 从站立位开始，双手各持一个哑铃。
2. 膝盖略微弯曲，保持背部平直，身体前倾45度到90度。
3. 将双臂置于身体前方，掌心相对。
4. 从这里，双臂向两侧打开，做到顶点时挤压肩胛骨。
5. 返回到起始位置，重复15次。
6. 完成后，返回到弓步继续，直到10分钟计时结束。

AMRAP组C

DB侧平举。这个动作针对的是肩部的外侧区域，特别是三角肌部位。

1. 以站立姿势开始，双脚分开，约与髋同宽。双手各持一个轻至中等重量的哑铃。
2. 肘部略微弯曲，然后将哑铃向身体两侧举起，直至肩膀高度（不要超过肩膀高度）。返回到起始位置。
3. 重复10次。

Alt. 平板触摸。这个动作锻炼核心肌群。

1. 在你的面前手臂可及的范围内放置一个物体（可以是哑铃或你的鞋等），做平板支撑姿势，双脚取较宽的距离。
2. 抬起左臂，向前触碰物体。收回左臂，然后用右臂重复此动作。确保臀部稳定，避免重心移动。
3. 每只手臂完成10次，总共20次。

DB单臂行李提。这也是一个锻炼核心肌群的动作。

1. 一只手持哑铃。此动作的目的是充分激活你的核心肌群，以防哑铃拉扯使你偏离中心。使用核心肌群作为反力来抵抗哑铃的拉扯。
2. 向前走，保持你的肩膀平衡。
3. 用右手持哑铃走15步，然后将哑铃换到左手上，再走15步。
4. 完成后，返回到侧平举继续，直到10分钟计时结束。

4周后，你可以调整以下变量以提高训练难度：

- 次数
- 轮数
- 训练强度
- 重复节奏
- 训练量（或负荷）
- 休息间隔
- 训练频率
- 训练持续时间
- 动作选择

常见问题及答案

Q：如何选择起始重量?

A：每个人的力量水平不同。选择起始重量时，我建议第1

周从轻松开始。先熟悉程序，并记录你所使用的重量。（记录你使用的重量以及任何观察到的结果。）我的设计是留有余地的，即在完成某个重量的几组动作后，你应该还有足够的力量再完成1～2次动作。永远不要为了增加重量而牺牲正确的动作姿势。

Q：当下一周的轮数或次数增加时，我该怎么办？

A：你应该尝试维持上一周使用的重量。

Q：当下一周的轮数或次数减少时，我该怎么办？

A：你应该尝试增加重量，比上一周使用的重量要重。

Q：当下一周的次数保持不变时，我该怎么办？

A：你应该尝试增加重量，比上一周使用的重量要重。

Q：如何判断什么时候应该在某个动作上增加重量？

A：如果你在完成最后一个动作之后，还有力量重复额外的3～5次动作，那么就是增加重量的时候了。只要不以牺牲正确的动作姿势为代价，就不要害怕增加重量。

Q：当没有更重的器材可用时，我该如何增加重量？

A：使用阻力带、穿戴负重背心、增加肌肉受力时间（TUT）、减少休息间隔都是很好的选择。

Q：当训练中包含单边动作时，我该怎么做？

A：对于所有的单边（一侧）动作，请执行训练中规定的单边动作次数。在“次数”列中，你会看到一个“e”表示单边动作。交替（Alt.）、单臂或单腿的练习很容易被识别为单边动作。然而，还有一些其他单边动作没有这些指示词，如熊爬、髋屈肌拉伸等。

Q：当一侧比另一侧弱时，我该怎么办？

A：这是一个常见问题。从你较弱的一侧开始。记录使用的重量。随着时间的推移，这种差异会逐渐缩小进而实现平衡。确保你以正确的姿势完成每一次动作，质量胜过数量。

Q：为什么组A没有安排休息时间？

A：我从不在热身（组A）期间安排休息时间。热身的目的是提高心率，从而增加血流量，使更多的氧气能够到达肌肉。这些动作不会过于费力，你不应该也不需要在每轮动作之间休息。但如果你确实需要休息，那就休息吧！

Q：还有哪些其他的放松选项？

A：选择一项能逐渐降低你心率的活动。轻柔地拉伸每个主要肌群，让你的身体和心灵回归到休息状态；或者做一些呼吸练习。

Q：我怎么知道自己是否正确完成了动作？

A：你可以在作者的个人网站上找到每个动作的视频教程。

Q：疼痛和酸痛有什么区别？

A：疼痛意味着你应该避免某些动作并且需要看医生。而酸痛则属于开始新训练计划后的预期结果。难以分辨二者？疼痛通常表现为尖锐且持久，很快出现，并且即使不活动也会持续好几天。酸痛是暂时的，是慢慢出现的，肌肉会有灼热感和紧绷感。持续24～48小时的酸痛称为延迟性肌肉酸痛（DOMS），发生在高强度和大重量训练之后。为了训练后尽快恢复，一定要拉伸身体，保证休息，并且吃高质量的食物。

Q：我怎样才能追踪我的进展？

A：我喜欢用写日记的方式来追踪我的进展。训练中的“备注”部分就是让你记录重量和观察结果的。我建议你找到最适合你的方式并坚持使用。

Q：什么是NSV？

A：即Nonscale victory（非秤上胜利）！如果你只关注体重秤，以下这些进步可能会被忽略。例如，衣服更合身了，和家人一起活动时感觉更有活力了，睡眠改善了，腰围变小了，心理更健康了，各项指标也朝好的方向发展。你的健康可不仅仅是一个秤上的数字能代表了的。

Q：在开始训练计划前我该如何记录一个起点?

A：拍照！你不需要在任何地方公开它们。在你燃烧脂肪的同时，你也会增加肌肉。仅通过体重秤是无法完全反映这一点的。前后对比照片是追踪体成分变化的绝佳方式。

Q：我没有看到结果。现在怎么办?

A：诚实地检视你的日常生活。每天训练1个小时，但在其他23个小时里，你选择坐在办公桌前或躺在沙发上，这样是不会有大的成效的。除了以上介绍的训练计划，我强烈建议你每天走大约10000步。如果你远没达到10000步，那就先迈开腿走起来吧。

Q：一致性和强度哪个更重要?

A：一致性更重要。一旦你掌握了一致性，你就可以开始专注于提高强度了。

就这样吧！我们回顾了为什么锻炼的科学依据，讨论了如何实施一个符合你生活方式的训练计划，并探究了你以往可能未见成效的原因。记住，开始锻炼永远不会太晚。设定小而具体的目标，保持一致性，体验你应有的生活！

力量窍门

- **运动不能抵消不良饮食的影响。**
- **至少在睡前6小时完成你的训练。**如果这不符合你的日程安排，那也没关系，只要它不会对你的睡眠产生负面影响就好。
- **首先执行你训练计划中最重要的练习。**这样，即便出现什么问题使你的锻炼时间缩短，你也已经完成了对实现目标最为关键的部分。
- **恢复很重要。**如果你的身体需要休息，但你对错过一次训练感到焦虑，请想想这种情绪的根源。努力调整你的态度，让每一次训练成为你生活中的助力，而不是束缚。

心态重塑

5个基本特质

将我们之间的合作想象成共同构建你的梦想之家的过程。梦想之家的基石由每个人内在的5个基本特质组成。这些特质包括：

1. 勇气

2. 毅力

3. 自律

4. 适应力

5. 韧性

所有人在想要进行改变时都必须处理一些固有的难题。你如何处理信息和过往经历，是由你天生的特质和增强或减弱这些特质的自我对话共同决定的。每个特质都是一种超能力，通过练习，可以最大化地帮助你弥合当前自我与未来自我之间的差距。

许多人已经习惯于在职业生涯中定期分析这些特质，但很少人考虑到它们在创建和执行健康计划中的作用。基本特质的欠缺是你过去难以坚持计划并达成目标的原因之一。推动你底层操作系统的这些特质就像是操纵你的线。适时拉动正确的线，你会体验到当前自我和未来自我同步所带来的自由感。

勇气

勇气是你对抗变化所引起的不适的最佳防御。忍受变化需要大量地释放那些旧的、限制性的信念，扔掉你的大号裤子，理解饥饿不是急迫的，认识到真正的体能训练是一种特权，而不是负担。

你必须培养勇气去面对过往的不适。是时候停止为因没有勇气采取行动而未能获得想要的结果而烦恼了。

没有恐惧，就没有勇气。为了增强你的勇气，你必须拥抱你的恐惧，打开双臂欢迎它。

让我们认识到，恐惧不是敌人，相反，它为我们培养勇气提供了肥沃的土壤。通常人们在谈论恐惧时，会集中在战斗、逃跑或僵住反应上。在《自控力：和压力做朋友》（*The Upside of Stress*）一书中，凯利·麦格尼格尔（Kelly McGonigal）提出了另外两个值得注意的压力反应，这两种反应将帮助你向着健康前进：（1）勇气；（2）关照并结交朋友。利用好它们将帮助你在面对恐惧时，从自然原始的本能反应，转变为更加成熟灵活的处理方式。[8]**你所回避的往往正是力量的来源。**

为了帮助你积极面对恐惧，让我们分解战斗、逃跑或僵住反应的替代反应。其中最为积极的是勇气反应，这涉及重新解释你通常会识别为压力的内在感觉。例如，想象在开始某个新挑战之前，你心中那忐忑不安的感觉。不是要将这种感觉解读为负面的，而是重新想象那些心跳加速的时刻，它们是你在为即将到来的挑战做准备，帮助你战胜一切让你紧张的事、物。练习将自己视为希望成为的胜利者。少想多做。放一些激昂的音乐，融入那个你相信你可以成为的未来自我中。

另一个可以帮助你达成目标的替代反应是关照与结交朋友。这里的关键是向你的社群寻求帮助。你害怕失败吗？找一个队友加入，或者给一个朋友打电话，告诉他你的想法，公开你的目标，并请求支持。通过与他人合作，你会在社群中发现力量。相比于自己，我们通常会更快地履行对他人的承诺。当你感到不那么强大时，借助周围人的力量。当你感到不够坚强时，借助周围人的力量。记住，有意义的生活不是一个无畏的生活，而是一个勇敢的生活。

毅力

毅力是指尽管任务或计划难度大或需要延迟满足，但仍能够执行的能力。明确你想要实现的目标。你的目标可能与力量、体重或寿命有关。每一个目标都必须有可衡量的标准。

毅力意味着承认你会跌倒，而且可能不止一次，但你会不断站起来。耐心和自我同情是毅力施展魔力的必要条件。我们每个人都会经历努力执行计划却遇到困难的时期。不久前，当我发现自己很难实现对自己所做的承诺时，我打电话给我的朋友和教练卡拉·基利安（Kara Killian）寻求帮助。我们一起背上了50磅重的背包，在纽约市的街道上徒步。这是一种常规的训练。无论春夏秋冬，无论刮风下雨，卡拉和我都会进行这项训练。我们这样做，就是为了培养坚持不懈的毅力。前15次，每一次我都想放弃，然后奇迹发生了。我接受了这一切。我体验到了毅力对融合当前自我和未来自我的重要性。这种意识帮助我坚持走完了脚下的每一段路。

自律

自律依赖于内部监督，而纪律是靠外部调控的。自律涉及抵抗诱惑、控制情绪和克服弱点。我们都见过那些在财务、社交和家庭生活上非常成功，但一到为自己的健康采取必要行动时就缺乏自律的人。

提高自律的最快方法是为你的弱点做计划。不要让自己对自身的人性反应感到惊讶。我敢肯定，你知道自己的失败点在哪里，你也清楚你的自律是何时消失的。是当有人把甜点带到办公室时？是当你在工作后伸手拿一杯葡萄酒，同时自我安慰明天再开始戒酒的那一天？如果没有计划好如何智胜你的人性，你将最终落入追求短期快乐或满足的巢穴。克服这种自我挫败循环的最快方法是提前实施后果。适当的惩罚将帮助你实现目标。

我有一个患者，每晚她的丈夫和孩子上床睡觉后，她就会去厨房寻找食物。直到她开始对自己负责，她才最终戒掉了深夜零食。她决定，下次她若违背对自己的承诺，她就必须跳进她家附近冰冷的海水中。一次寒冷的浸泡就让她学会了如何坚持自己的承诺。

适应力

控制你的环境，可以帮助你优先考虑并合理计划饮食和训练。但如果你是“地球人”，你肯定知道即便是最周到的计划也会遭遇挑战……为了应对生活中不可避免的变数，你需要准备好用你的适应力灵活应对。

以我个人的经历为例。当我的职业生涯要求我越来越频繁地出差时，我的饮食和训练开始变得杂乱无章，这慢慢侵蚀了我对自己的信心。如果我连自己的日常都无法保持，我怎么能期望我的患者做到呢?

而现在，每每出发前，我会研究目的地的健身房，了解那儿有什么器械。我也会把训练时间安排进我的出差日程中。我承诺在那段时间一定进行训练，无论我当天是否愿意。出差的日子让我容易饥饿。我经常在一夜睡眠不佳后早早醒来。因为深知所有这些因素都可能削弱我的意志力，所以我会提前做好准备。我会携带牛肉干、蛋白棒或低碳水小零食在途中食用。飞机落地后，我直接去超市购买我在此停留期间以及回程所需的食物。

日常的干扰要求我们适应。我过去常常过于追求计划的完美执行，从而妨碍了我发挥适应力，现在我已经做足了准备，针对个人的实际情况做调整。你也能做到这一点！如今我已经为人母，找到变通的方法更加重要。对于我们这些有他人需要我们照顾的人来说，适应力是绝对必需的，因为照顾他人充满了意外情况，需要我们迅速做出调整。小孩生病让你不能去健身房？这时候，哪怕是一条阻力带和几个哑铃，也能帮助你完成一天的训练目标。当意外使你的计划有变时，向自己承诺你愿意找到解决方案而不是把它当作借口。

追求完美是一条危险的道路，尤其在你制订健康计划时。适应力是你的最佳防线。

- 在一家不能为你精确提供营养计划所需餐食的餐厅用餐时？尽可能从现有资源中做出最明智的选择。
- 你在海边度假期间所有健身房都关门了？打包一些沙袋作为替代重物使用。
- 雪太大无法前往健身房？是时候填满一些袋子来做举重练习了。

韧性

韧性是指在遇到挫折后能够回到初始状态的能力。这一难以捉摸却又极为重要的特质，需要培养个人的情商。正如任何人所知，情绪是复杂且难以驾驭的。

我多次看到人们在遭遇生活的挑战后，会偏离健康的轨道，而且再也无法回去。干扰有各种形式和大小。有些是公开的危机，而有些则基于我们自己对周围世界的诠释。我认为，恢复到初始状态的关键是迅速采取行动。

也许是一次假期、一场疾病、一次伤害，或是其他什么打乱你日常的事情让你受挫，使你就此失去了节奏。这一刻，你极易被消极情绪所困扰，极易发生自我挫败的行为。你越快恢复到积极的情绪状态，你在韧性谱系中的位置就越高，你实现目标的可能性也就越大。

例如，也许在你终于达到了体成分目标后，你外出旅行1个月回来，却发现自己恢复了之前减掉的所有脂肪。你没有预料到这一点。接下来怎么办?

找个伙伴可能会有帮助。了解在哪些情况下你可以寻求帮助，然后立即采取行动，避免浪费时间沉浸在自我否定之中。制订接下来的计划，重新与你的自我标准对齐。我最近就打电话给我的搭档彼得，希望他能帮助我重回正确的轨道，专注于为未来做准备，而不是沉溺于对过去的遗憾。我对他说："让我们增加两天额外的锻炼吧。""每周5天，早上6:45在外面见，我们一起训练。"我接下来还给我那位了不起的朋友罗西打电话，她总能给我带来正能量。我向她说明了我的饮食和训练计划，并且我们每天都会相互通气。目前的我好像已经实现了目标。

另一个快速提升韧性的方法是学会幽默。在所有事情面前，幽默感都可以作为一种超级补剂。在棘手的情况下，幽默感能够缓和沉重的打击，并有助于管理情绪。意识到消极思维会多么消磨人的意志，韧性十足的人就会找到方法迅速将他们的心态从受害者转变为胜利者。幽默感最棒的部分是，它并不难以寻找。你是否能从生活的不如意中找到它？如果你觉得自己难以开自己的玩笑，给我打电话，我愿意帮忙！

恢复到基础状态还有一个有效的方法——迅速摆脱消极情绪。如果你无法通过控制大脑做到这一点，那么你的身体可以帮上忙。只需要出去跑步或做几组俯卧撑、仰卧起坐或空气深蹲就可以了。这能让你利用身体来控制心智。当你把自己推到疲劳的极限时，你会发现自己不再自我对抗。相反，你会意识到你有自由选择思考什么。

第十章

现在，由你掌控

最大化你的环境

现在你已经有了饮食和训练计划，那如何让它们发挥作用呢？

识别你与外部刺激之间的关系能够激励你的当前自我采取行动，向成为未来自我迈进。通过创建一个目标环境，设定能够引发积极行为、抑制负面行为，并帮助你保持动力的触发因素，你可以培养出卓越的健康习惯。

- 张贴可视化的提醒，比如你想要实现的目标、激发韧性的语录，等等。
- 将训练装备放在能激励你起身行动的地方。
- 为了早上锻炼，晚上睡觉时穿上你的运动服。
- 从你的环境中清除诱人但无益的食物。

这只是一些例子，向你展示了如何创建并强化有利于产生积极行动的环境。

创建环境—责任感—社会支持

打造一个有利于你成功的环境，让你即使在最糟糕的日子里也能执行训练计划。

在执行训练计划时，选择一个能激励你全力以赴获得最大成果的环境。这对找到你的心流体验区域很有帮助。通常来说，我发现人有以下几种类型。

1. **表演者。**他们独自训练的效果不佳。他们可能不需要有人在整个训练过程中看着自己，但他们会在有其他人在场且自己会被看到的环境中尽最大努力训练。他们通常在团队运动或团队训练场景中表现得最好，例如CrossFit、团体训练课程，或者与教练一对一训练。许多表演者类型的人如果单独训练，最终的结果往往不理想。他们不太可能推动自己，这让他们在健身房的表现不佳，只是敷衍了事。如果你属于这个类型，在有“观众”的情况下表现得更好，那为什么不承认这一点并充分利用这一优势呢?
2. **独行侠。**他们不需要外部刺激。这是一群积极主动、有内在驱动力的人。对他们来说，训练往往具有冥想和疗愈的效果。他们通常不需要大声的音乐或周围有人陪伴。事实上，他们可能觉得这些都是分心的因素。

3. **“变色龙”。**“变色龙”在任何环境中都能推动自己前进，无论是单独训练还是与他人一起。健康和健身领域里有许多人都是“变色龙”。他们在任何环境中都会表现出色。团体训练对他们来说不是问题。这些人总是能够到场并完成任务。
4. **被动者。**也许你是一个需要更多私人空间的人。你是否不喜欢在别人面前锻炼，但仍然需要外部刺激？也许一款VR健身游戏能够给你提供有趣的音乐、酷炫的游戏和你需要的私密空间来激励你。或者，你可能会喜欢一面能实时反馈你的动作和强度的墙挂式健身镜。比如Tonal镜，它提供完整的抗阻训练方案，拥有超过200种练习选择。

日常生活中充满了分散注意力的因素，它们可能是你不去训练的各种借口。利用环境中的提示来强化这样一个信息：这项训练——对于实现你的目标至关重要——这是没商量的！

选择你的难度

人往往不假思索地默认选择最简单的路径。选择以最不困难的方式做事是人的天性。不幸的是，做目前方便的事并不是一个长久的策略。它只会让以后的事变得更困难……在几乎所有情况下都是如此。与其总是寻找最小阻力的路径，不如尝试去做生活中的难事。这正是让我们变得强大的原因。

肌肉中心医学®为在人的衰老过程中认识到，肌肉是人体最大的内分泌器官提供了一个新的参考框架。肌肉健康是巅峰，是将长寿的所有要素串联起来的支架。

在准备这本书的过程中，我深入研究了大量学术文献，一个显而易见的事实浮现出来：医学界将肥胖视为健康衰退的第一阶段。然而，肥胖并不是一切疾病的开端，它只是一个“疾病雷区”，与其他疾病没什么不同，不比其他疾病更重要或更不重要。

如今，我们可能不再面对物理上的捕食者，但我们面对的是精神上的挑战。我们正面临着社交媒体的猛烈冲击，它们会扭曲和分散我们对真实信息的注意力，而这些真实信息对我们自己和我们所爱的人的生活都会产生重大影响。

缓解痛苦是医生从事其工作的动力。在我们的文化中，痛苦往往是不注意身体保养导致的缓慢但可预见的结果。对于你来说，这一切从今天开始就要改变。无论你是作为一名医生、一名教练，还是仅仅作为一个对健康感兴趣的人来阅读这些信息，这本书将伴随在你身边，为你提供所需的信息和鼓励，帮助你做出真正的改变。

生活方式医学是我10多年来用以帮助人们实现真正的生活转变的工具。记住，你做任何事情的方式就是你做所有事情的方式。构建一个计划并锻炼你的肌肉，是可以实现你梦想生活的技能。

你是自己健康之旅的见证者。你将成为你注定要成为的人。

生活没有重新来过的机会。本书提供的方案是最终的保障，决定了你如何生活以及如何优雅地进入晚年。

现在，作为压轴好戏，以下是我提供的一些最佳建议。

- 不要依赖动力。动力起起落落，它无法为你提供在健身房、厨房或生活中取得成功所需的一致性。
- 当你进入一个不舒服的环境时，动力很少出现——但正是在那个领域，成长才会发生。
- 专注于塑造一个新的自我认同。它将为你提供克服困难所需的正确心态。

如果我完不成训练计划怎么办?

对自己不要太苛责，事情已经发生了。在我的从医实践中，我看到太多患者因为偏离计划而自责。这永远不会有好的结局。佛教中有“第二支箭”的概念。第一支箭来自失败、被轻视或被攻击的初次痛苦体验。有时这第一支箭是自我施加的，有时则不是。无论如何，生活总会带来第一支箭。

而第二支箭是你可以控制的。那是你通过负面的自我对话、自责、“我好可怜”这样的叙述或通常在痛苦发生后陷入的种种思维定式，自我刺伤的一支箭。

我想说，当第一支痛苦之箭射来时，就迅速将其拔出，不要再对自己射出第二支箭了。无须让痛苦雪上加霜，已然发生的事情，就让它过去吧。花点时间回想一下，你生命中那些曾经觉得不可能迈过去的坎儿，不是都跨过去了吗？提醒自己，你曾经历过更艰难的处境，可你现在依然好好地站在这里。你一定能重新站起来。这一次，我会陪在你身边。

致 谢

这么多人在生活的各个领域支持我，让这本书成为可能。以下这个列表可能并不详尽，因为有太多人需要提及，这里只列举了其中一小部分。

唐·雷曼（Don Layman），你对这个世界产生了巨大影响。你的关于蛋白质的研究为最佳健康状态树立了新的标准。没有你，肌肉中心医学®将不会存在。对于我们的友谊、你的指导，以及有机会与你合作并将这项工作传播到世界各地，我感激不尽。

利兹·利普斯基（Liz Lipski），我的贵人。你把我带进了医学和营养的世界。因为你，我有了根基和翅膀。

我想对我的丈夫、最好的朋友、两个孩子——阿里斯（Aries）和列奥尼达斯（Leonidas）的父亲，前美国海豹突击队成员肖恩·克伦斯特德（Shane Kronstedt）说声谢谢，你每天都在激励我，并且教会了我很多道理。我爱你。阿里斯和列奥尼达斯，我努力让这个世界因你们而变得更好。

彼得·罗斯（Peter Roth），你对我、对我的家庭以及对使命的坚定不移的奉献是不可否认且不可替代的。10多年来，你一直在我身边给我信任。

亚历克西娅·贝尔罗斯（Alexia Belrose），我的助手和队友，我很感激你决定尝试一项新的职业。没有你，这一切都不会成为可能。你总是在帮助我。我很幸运有你在我的团队中。

玛德琳·诺维奇（Madeleine Novich），我的姐妹，生命中的伙伴，我爱你，在我生命中有你这样高尚的女性和倾听者，我感到无比幸运。

莲妮·罗斯（Lennie Rose），我的母亲，正是因为你，我才拥有如此高的标准和严于律己的品质。毫无疑问，如果不是因为你，我不会有今天的地位。

内森·雷斯尼克（Nathan Resnick），我的父亲，永远的好朋友，我很感谢你给予我探索的自由和无畏的精神。

霍华德叔叔和伊琳娜阿姨（Uncle Howard and Aunt Ilene），你们一生都在鼓励我。我所做的一切都不容易，无论是我昔日遭遇挫折时的委屈还是今日表达的感激之情，你们总是耐心地倾听。感谢你们从一开始就在那里。

卡拉·K·拉扎斯卡斯（Kara K. Lazauskas），你是家人。自从有了你，我的生活就不一样了。你是真正的至死不渝的伙伴，是非凡的存在。

盖娜·格林斯芬（Ghena Grinsphun），我最好的朋友，感谢你多年来以一种无条件的方式爱我和支持我。你才华横溢，但你的心灵更加耀眼。

特蕾莎·德帕斯夸尔（Theresa Depasquale），我的姐妹，我爱你的程度超乎想象。感谢你在我背后坚定不移地支持我。从始至终，你是家人。你总是看到我最好的一面，并始终提供关于未来的建议和指导。最重要的是，你总是接听我的孩子无休止的视频电话。

唐·萨拉迪诺（Don Saladino），你是我遇到的最慷慨的人。我知道你会为我做任何事，无论是在个人生活上还是在职业上，你都是我的灵感之源。感谢你总是直言不讳地与我说话。因为你，我成为一个更好的沟通者和医生。

拉尔夫·埃斯波西托（Ralph Esposito），你是超级巨星。感谢你成为团队的一员。你是明智且不容小觑的力量。

埃琳娜·布劳尔（Elena Brower），我的姐妹，感谢你展示给我什么是可能的、自由的、真实的，以及多年来一直的倾听和理解。

安东尼·里昂（Anthony Lyon），感谢你为我提供动力。我从你那里学到了很多。

吉姆·科查尔卡（Jim Kochalka），没有你，我的内心世界肯定会自我崩溃。我从你那里学到了如何成就最佳的自我。感谢你让我认识到了自我，我很幸运有这份友谊。

亚历克西斯·考恩（Alexis Cowan），我最亲密的好朋友，你很杰出，我非常爱你，感谢你帮助我改变世界。

对于我在科学和医学领域的兄长艾伦·阿拉贡（Alan Aragon）

和特德·奈曼（Ted Naiman），感谢你们允许我随时联系你们，感谢你们的学术诚信，以及你们作为杰出人士的全面素质。你们都非常智慧和宽厚。

艾米莉·弗里塞拉（Emily Frisella），你的能力和工作态度每天都在激励着我。我对你这个人的印象非常深刻。经过那么多漫长的日日夜夜，你总是用你的幽默感强势登场。我觉得终于有人懂我了。

玛尔蒂·马哈拉杰（Malty Maharaj），我非常感激你走进我的生活。没有你的帮助，这本书将无法成形。

贝德罗斯·凯乌利安（Bedros Keuilian），你是一个不可思议的人，你拥有长久不衰的品格和魅力。感谢你和戴安娜让我感受到家庭的温暖，帮助我建立自信。

杰西卡·杜隆（Jessica DuLong），你是顶尖的专业人士，尽管一切都很困难，但你还是为这本书创造了奇迹。你真的很了不起。

乔伊·图特拉（Joy Tutela），感谢你全力以赴支持我，相信我。

贝丝·利普顿（Beth Lipton），感谢你的介绍，让这本书成为可能，并且感谢你对食谱给予了如此多的关注。

对于我所有的患者和读者，感谢你们成为这一切存在的原因。

附　录

饮食计划与食谱

长寿计划

每天三餐。

第一餐

奶昔＋鸡蛋

紫色魔力奶昔（见第355页）——蛋白质27克，碳水化合物22克，脂肪13克，膳食纤维6克

3个大个全熟鸡蛋——蛋白质18克，碳水化合物0克，脂肪15克，膳食纤维0克

1个大个全熟鸡蛋的蛋白——蛋白质4克，碳水化合物0克，脂肪0克，膳食纤维0克

为尽量做到准确，附录中保留原单位，这里给出换算关系。
1茶匙约等于5毫升；1汤匙约等于15毫升；1杯约等于240毫升；1盎司约等于28克；1磅约等于454克；1勺约等于30毫升。

1片Wasa薄脆饼干——蛋白质1克，碳水化合物10克，脂肪0克，膳食纤维2克

总计——热量580千卡，蛋白质50克，碳水化合物 32克，脂肪28克，膳食纤维8克

丹佛炒蛋

1茶匙牛油果油——蛋白质0克，碳水化合物0克，脂肪5克，膳食纤维0克

1/4杯切碎的洋葱——蛋白质0克，碳水化合物4 克，脂肪0克，膳食纤维1克

1/2杯切碎的甜椒——蛋白质1克，碳水化合物5克，脂肪0克，膳食纤维2克

2盎司加拿大培根——蛋白质16克，碳水化合物1克，脂肪2克，膳食纤维0克

3个大个鸡蛋——蛋白质18克，碳水化合物2克，脂肪16克，膳食纤维0克

3个大个鸡蛋的蛋白——蛋白质12克，碳水化合物1克，脂肪0克，膳食纤维0克

1片Wasa薄脆饼干——蛋白质1克，碳水化合物10克，脂肪0克，膳食纤维2克

1/2杯浆果——蛋白质1克，碳水化合物11克，脂肪0克，膳食纤维2克

总计——热量539千卡，蛋白质49克，碳水化合物34克，脂肪23克，膳食纤维7克

在一个大煎锅中，倒油，中大火加热。加入洋葱碎和甜椒碎，煸炒4～5分钟至软化。加入加拿大培根，微煎至金黄。加入鸡蛋和蛋白，

炒至所需的熟度。装盘，搭配Wasa薄脆饼干和浆果，开始享用吧！

奇亚籽布丁

1/2杯原味低脂希腊酸奶——蛋白质13克，碳水化合物5克，脂肪2克，膳食纤维0克

1/2杯水

1¼勺乳清蛋白粉——蛋白质30克，碳水化合物2克，脂肪1克，膳食纤维0克

2汤匙奇亚籽——蛋白质3克，碳水化合物8克，脂肪6克，膳食纤维7克

少许盐

1/8茶匙肉桂粉，可选

1/8茶匙香草精，可选

1杯浆果——蛋白质1克，碳水化合物21克，脂肪1克，膳食纤维4克

1茶匙切片杏仁——蛋白质1克，碳水化合物0克，脂肪1克，膳食纤维0克

总计——热量435千卡，蛋白质48克，碳水化合物36克，脂肪11克，膳食纤维11克

取一个小碗，加入酸奶、水、蛋白粉、奇亚籽和盐混合。吃的时候加肉桂粉和/或香草精，上面撒上浆果和杏仁。

第二餐

简易火鸡生菜包

1/4杯捣碎的牛油果——蛋白质1克，碳水化合物5克，脂肪9克，膳食纤维4克

2茶匙青酱——蛋白质1克，碳水化合物0克，脂肪4克，膳食纤维0克

3大片罗马生菜叶——蛋白质1克，碳水化合物3克，脂肪0克，膳食纤维2克

1/4杯切碎的樱桃番茄——蛋白质0克，碳水化合物2克，脂肪0克，膳食纤维1克

4盎司有机烤火鸡——蛋白质20克，碳水化合物0克，脂肪0克，膳食纤维0克

1/2杯浆果——蛋白质1克，碳水化合物11克，脂肪0克，膳食纤维2克

总计——热量297千卡，蛋白质24克，碳水化合物21克，脂肪13克，膳食纤维9克

将牛油果和青酱涂在生菜叶上，将番茄和烤火鸡分成适当大小，摆在生菜叶上，卷起来就可以吃了。浆果作为甜点享用。

炒虾仁

1½茶匙牛油果油——蛋白质0克，碳水化合物0克，脂肪7克，膳食纤维0克

4盎司去壳去肠线虾仁——蛋白质18克，碳水化合物0克，脂肪1克，膳食纤维0克

1汤匙椰子酱油——蛋白质0克，碳水化合物3克，脂肪0克，膳食纤维0克

1份炒蔬菜（见第339页）——蛋白质5克，碳水化合物15克，脂肪10克，膳食纤维4克

总计——热量353千卡，蛋白质23克，碳水化合物18克，脂肪21克，膳食纤维4克

在一个中等大小的煎锅中，倒油，中大火加热。加入虾仁，炒大约

2分钟至虾仁变成粉红色；用椰子酱油调味。与炒蔬菜一起食用。

金枪鱼＋甜菜沙拉

1份甜菜胡萝卜沙拉（见第342页）——蛋白质2克，碳水化合物12克，脂肪8克，膳食纤维3克

1/2罐（5 盎司）橄榄油浸金枪鱼，沥干——蛋白质18克，碳水化合物0克，脂肪5克，膳食纤维0克

1片Wasa薄脆饼干——蛋白质1克，碳水化合物10克，脂肪0克，膳食纤维2克

总计——热量289千卡，蛋白质21克，碳水化合物22克，脂肪13克，膳食纤维5克

第三餐

牛排＋蔬菜＋米饭

1份平底锅煎牛排（见第315页）——蛋白质37克，碳水化合物0克，脂肪14克，膳食纤维0克

1份炖苦苣和菊苣（见第347页）——蛋白质8克，碳水化合物23克，脂肪5克，膳食纤维14克

1份骨汤米饭（见第340页）——蛋白质4克，碳水化合物22克，脂肪0克，膳食纤维0克

总计——热量547千卡，蛋白质49克，碳水化合物45克，脂肪19克，膳食纤维14克

布法罗鸡肉沙拉

5盎司煮熟的鸡胸肉——蛋白质43克，碳水化合物0克，脂肪4克，膳食纤维0克

3根芹菜，切碎——蛋白质1克，碳水化合物4克，脂肪0克，膳食纤维2克

2根中等大小的胡萝卜，切碎——蛋白质1克，碳水化合物12克，脂肪0克，膳食纤维3克

1½汤匙牛油果油蛋黄酱——蛋白质0克，碳水化合物0克，脂肪18克，膳食纤维0克

1½汤匙弗兰克斯红辣酱（Frank's RedHot，或其他布法罗酱）——蛋白质1克，碳水化合物0克，脂肪0克，膳食纤维0克

2杯切碎的绿叶蔬菜什锦——蛋白质1克，碳水化合物2克，脂肪0克，膳食纤维1克

1个中等大小的苹果——蛋白质1克，碳水化合物25克，脂肪0克，膳食纤维4克

总计——热量558千卡，蛋白质48克，碳水化合物 43克，脂肪22克，膳食纤维10克

取一个中等大小的碗，将鸡胸肉、芹菜碎、胡萝卜碎、蛋黄酱和红辣酱放入碗中混合拌匀，放在绿叶蔬菜什锦上食用。苹果当作甜点。

墨西哥塔可甜椒酿

1份香菜青柠奶油酱塔可甜椒酿（见第318页）——蛋白质36克，碳水化合物17克，脂肪13克，膳食纤维5克

1/2杯原味低脂希腊酸奶——蛋白质13克，碳水化合物5克，脂肪2克，膳食纤维0克

1茶匙蜂蜜——蛋白质0克，碳水化合物6克，脂肪0克，膳食纤维0克

1杯浆果——蛋白质1克，碳水化合物21克，脂肪1克，膳食纤维4克

总计——热量540千卡，蛋白质50克，碳水化合物49克，脂肪16克，膳食纤维9克

甜点福利——将酸奶和蜂蜜混合，上面撒上浆果。

鳕鱼配烤土豆

1份核桃碎裹鳕鱼（见第335页）——蛋白质33克，碳水化合物3克，脂肪15克，膳食纤维1克

1个中等大小的烤土豆（带皮）——蛋白质4克，碳水化合物37克，脂肪0克，膳食纤维4克

2汤匙原味低脂希腊酸奶——蛋白质3克，碳水化合物1克，脂肪1克，膳食纤维0克

3片培根，切碎——蛋白质8克，碳水化合物0克，脂肪8克，膳食纤维0克

橄榄油或牛油果油喷雾

1杯切碎的西蓝花——蛋白质3克，碳水化合物6克，脂肪0克，膳食纤维2克

1茶匙柠檬胡椒调味料——蛋白质0克，碳水化合物1克，脂肪0克，膳食纤维0克

总计——热量612千卡，蛋白质51克，碳水化合物48克，脂肪24克，膳食纤维7克

鳕鱼搭配烤土豆一起食用，土豆上面浇希腊酸奶和培根碎。取一个小煎锅，喷上橄榄油或牛油果油喷雾，中大火翻炒西蓝花4～5分钟，炒到脆嫩即可。用柠檬胡椒调味料或其他调味料调味。

高质量减重计划

每天三餐，第三餐后可选小食。

第一餐

蛋白质奶昔

1勺乳清蛋白粉——蛋白质24克，碳水化合物2克，脂肪1克，膳食纤维0克

1/2杯原味低脂希腊酸奶——蛋白质13克，碳水化合物5克，脂肪2克，膳食纤维0克

1杯浆果——蛋白质1克，碳水化合物21克，脂肪0克，膳食纤维4克

1汤匙MCT油——蛋白质0克，碳水化合物0克，脂肪14克，膳食纤维0克

1茶匙香草精——蛋白质0克，碳水化合物1克，脂肪0克，膳食纤维0克

水

总计——热量421千卡，蛋白质38克，碳水化合物29克，脂肪17克，膳食纤维4克

汉堡+鸡蛋

2个大个全熟鸡蛋（蒸的）——蛋白质12克，碳水化合物1克，脂肪11克，膳食纤维0克

1个大个全熟鸡蛋的蛋白——蛋白质4克，碳水化合物0克，脂肪0克，膳食纤维0克

1/2个香草汉堡肉饼（见第321页）——蛋白质21克，碳水化合物

0克，脂肪5克，膳食纤维1克

1¼杯浆果——蛋白质1克，碳水化合物27克，脂肪1克，膳食纤维5克

总计——热量417千卡，蛋白质38克，碳水化合物28克，脂肪17克，膳食纤维6克

奇亚籽布丁

1/2杯原味低脂希腊酸奶——蛋白质13克，碳水化合物5克，脂肪2克，膳食纤维0克

1/4杯水

1勺乳清蛋白粉——蛋白质24克，碳水化合物2克，脂肪1克，膳食纤维0克

2汤匙奇亚籽——蛋白质3克，碳水化合物8克，脂肪6克，膳食纤维7克

少许盐

1/8茶匙肉桂粉，可选

1/8茶匙香草精，可选

3/4杯浆果——蛋白质1克，碳水化合物16克，脂肪0克，膳食纤维3克

1茶匙切片杏仁——蛋白质1克，碳水化合物0克，脂肪1克，膳食纤维0克

总计——热量382千卡，蛋白质42克，碳水化合物31克，脂肪10克，膳食纤维10克

取一个小碗，加入酸奶、水、蛋白粉、奇亚籽和盐，混合均匀。吃的时候加入肉桂粉和/或香草精，上面撒上浆果和杏仁。

第二餐

可选小食：10～20克蛋白质，小于10克的碳水化合物（奶酪条或肉棒，无糖）。

绿色女神考伯沙拉

1份绿色女神考伯沙拉（见第324页）——蛋白质33克，碳水化合物8克，脂肪13克，膳食纤维4克

1汤匙额外的沙拉酱——蛋白质0克，碳水化合物1克，脂肪4克，膳食纤维1克

2片Wasa薄脆饼干——蛋白质3克，碳水化合物20克，脂肪1克，膳食纤维4克

总计——热量422千卡，蛋白质36克，碳水化合物29克，脂肪18克，膳食纤维9克

炒虾仁

1½茶匙牛油果油——蛋白质0克，碳水化合物0克，脂肪7克，膳食纤维0克

5盎司去壳去肠线虾仁——蛋白质23克，碳水化合物0克，脂肪1克，膳食纤维0克

1份炒蔬菜（见第339页）——蛋白质5克，碳水化合物15克，脂肪10克，膳食纤维4克

1/2份骨汤米饭（见第340页）——蛋白质2克，碳水化合物11克，脂肪0克，膳食纤维0克

总计——热量386千卡，蛋白质30克，碳水化合物26克，脂肪18克，膳食纤维4克

在一个中等大小的煎锅中，倒油，中大火加热。加入虾仁炒大约2分钟至虾仁变成粉红色。搭配炒蔬菜和骨汤米饭一起食用。

汉堡+米饭

1份骨汤米饭（见第340页）——蛋白质4克，碳水化合物22克，脂肪0克，膳食纤维0克

1/2个香草汉堡肉饼（见第321页）——蛋白质21克，碳水化合物0克，脂肪5克，膳食纤维1克

1/2盎司浓味切达奶酪——蛋白质3克，碳水化合物1克，脂肪5克，膳食纤维0克

1/2个牛油果——蛋白质1克，碳水化合物6克，脂肪11克，膳食纤维5克

总计——热量421千卡，蛋白质29克，碳水化合物29克，脂肪21克，膳食纤维6克

猪肉+甘薯

1份大蒜迷迭香烤猪里脊（见第326页）——蛋白质30克，碳水化合物1克，脂肪7克，膳食纤维0克

1/2份芝麻紫薯泥（见第345页）——蛋白质2克，碳水化合物19克，脂肪3克，膳食纤维3克

1份酸甜卷心菜沙拉（见第344页）——蛋白质1克，碳水化合物7克，脂肪7克，膳食纤维2克

总计——热量393千卡，蛋白质33克，碳水化合物27克，脂肪17克，膳食纤维5克

金枪鱼+甜菜沙拉

1份甜菜胡萝卜沙拉（见第342页）——蛋白质2克，碳水化合物12克，脂肪8克，膳食纤维3克

1½汤匙大麻籽——蛋白质5克，碳水化合物2克，脂肪8克，膳食纤维1克

1/2罐（5 盎司）橄榄油渍金枪鱼，沥干——蛋白质18克，碳水化合物0克，脂肪5克，膳食纤维0克

1/2杯浆果——蛋白质1克，碳水化合物11克，脂肪0克，膳食纤维2克

总计——热量393千卡，蛋白质26克，碳水化合物25克，脂肪21克，膳食纤维6克

牛排＋四季豆

1份平底锅煎牛排（见第315页）——蛋白质37克，碳水化合物0克，脂肪14克，膳食纤维0克

1份四季豆与红葱杏仁（见第336页）——蛋白质5克，碳水化合物15克，脂肪8克，膳食纤维6克

3/4杯浆果——蛋白质1克，碳水化合物16克，脂肪0克，膳食纤维3克

总计——热量494千卡，蛋白质43克，碳水化合物31克，脂肪22克，膳食纤维9克

第三餐

可选餐后小食：1/2杯浆果（或其他低糖水果）。

汉堡＋米饭

1份骨汤米饭（见第340页）——蛋白质4克，碳水化合物22克，脂肪0克，膳食纤维0克

1个香草汉堡肉饼（见第321页）——蛋白质42克，碳水化合物1克，脂肪10克，膳食纤维2克

1/2个牛油果——蛋白质1克，碳水化合物6克，脂肪11克，膳食纤

维5克

总计——热量498千卡，蛋白质47克，碳水化合物29克，脂肪21克，膳食纤维7克

布法罗鸡肉沙拉

4盎司煮熟的鸡胸肉——蛋白质34克，碳水化合物0克，脂肪4克，膳食纤维0克

2根芹菜，切碎——蛋白质1克，碳水化合物2克，脂肪0克，膳食纤维1克

1根中等大小的胡萝卜，切碎——蛋白质0克，碳水化合物6克，脂肪0克，膳食纤维2克

1汤匙牛油果油蛋黄酱——蛋白质0克，碳水化合物0克，脂肪12克，膳食纤维0克

1汤匙弗兰克斯红辣酱（Frank's RedHot，或其他布法罗酱）——蛋白质0克，碳水化合物0克，脂肪0克，膳食纤维0克

2杯切碎的绿叶蔬菜什锦——蛋白质1克，碳水化合物2克，脂肪0克，膳食纤维1克

2片Wasa薄脆饼干——蛋白质3克，碳水化合物20克，脂肪1克，膳食纤维4克

总计——热量433千卡，蛋白质39克，碳水化合物30克，脂肪17克，膳食纤维8克

取一个中等大小的碗，将鸡胸肉、芹菜碎、胡萝卜碎、蛋黄酱和红辣酱放入碗中混合拌匀，放在绿叶蔬菜什锦上，搭配2片Wasa薄脆饼干食用。

炒虾仁

1½茶匙牛油果油——蛋白质0克，碳水化合物0克，脂肪7克，膳

食纤维0克

8盎司去壳去肠线虾仁——蛋白质36克，碳水化合物0克，脂肪4克，膳食纤维0克

1份炒蔬菜（见第339页）——蛋白质5克，碳水化合物15克，脂肪10克，膳食纤维4克

1/2份骨汤米饭（见第340页）——蛋白质2克，碳水化合物11克，脂肪0克，膳食纤维0克

总计——热量465千卡，蛋白质43克，碳水化合物26克，脂肪21克，膳食纤维4克

取一个大煎锅，倒油，中大火加热。加入虾仁炒大约2分钟直到虾仁变成粉红色。与炒蔬菜和骨汤米饭一起食用。

猪肉＋甘薯

1份大蒜迷迭香烤猪里脊（见第326页）——蛋白质30克，碳水化合物1克，脂肪7克，膳食纤维0克

1个大个全熟鸡蛋——蛋白质6克，碳水化合物0克，脂肪5克，膳食纤维0克

1/2份芝麻紫薯泥（见第345页）——蛋白质2克，碳水化合物19克，脂肪3克，膳食纤维3克

1份酸甜卷心菜沙拉（见第344页）——蛋白质1克，碳水化合物7克，脂肪7克，膳食纤维2克

总计——热量462千卡，蛋白质39克，碳水化合物27克，脂肪22克，膳食纤维5克

三文鱼＋甜菜沙拉

1份甜菜胡萝卜沙拉（见第342页）——蛋白质2克，碳水化合物12克，脂肪8克，膳食纤维3克

1份水煮三文鱼（见第328页）——蛋白质37克，碳水化合物0克，脂肪14克，膳食纤维0克。

1/2份骨汤米饭（见第340页）——蛋白质2克，碳水化合物11克，脂肪0克，膳食纤维0克

1/2杯浆果——蛋白质1克，碳水化合物11克，脂肪0克，膳食纤维2克

总计——热量502千卡，蛋白质42克，碳水化合物34克，脂肪22克，膳食纤维5克

牛排+四季豆

1份平底锅煎牛排（见第315页）——蛋白质37克，碳水化合物0克，脂肪14克，膳食纤维0克

1份四季豆与红葱杏仁（见第336页）——蛋白质5克，碳水化合物15克，脂肪8克，膳食纤维6克

3/4杯浆果——蛋白质1克，碳水化合物16克，脂肪0克，膳食纤维3克

总计——热量494千卡，蛋白质43克，碳水化合物31克，脂肪22克，膳食纤维9克

优化肌肉计划

每天4餐。

第一餐

奶昔+鸡蛋

紫色魔力奶昔（见第355页）——蛋白质27克，碳水化合物22克，

脂肪13克，膳食纤维6克

3个大个全熟鸡蛋——蛋白质18克，碳水化合物0克，脂肪15克，膳食纤维0克

1个大个全熟鸡蛋的蛋白——蛋白质4克，碳水化合物0克，脂肪0克，膳食纤维0克

总计——热量536千卡，蛋白质49克，碳水化合物22克，脂肪28克，膳食纤维6克

奇亚籽布丁

1/2杯原味低脂希腊酸奶——蛋白质13克，碳水化合物5克，脂肪2克，膳食纤维0克

1/3杯水

1¼勺乳清蛋白粉——蛋白质30克，碳水化合物2克，脂肪1克，膳食纤维0克

2汤匙奇亚籽——蛋白质3克，碳水化合物8克，脂肪6克，膳食纤维7克

少许盐

1/8茶匙肉桂粉，可选

1/8茶匙香草精，可选

1/2杯浆果——蛋白质1克，碳水化合物11克，脂肪0克，膳食纤维2克

1茶匙切片杏仁——蛋白质1克，碳水化合物0克，脂肪1克，膳食纤维0克

总计——热量390千卡，蛋白质48克，碳水化合物26克，脂肪10克，膳食纤维9克

取一个小碗，加入酸奶、水、蛋白粉、奇亚籽和盐混合。吃的时候

加入肉桂粉和/或香草精，上面撒上浆果和杏仁。

丹佛炒蛋

1茶匙牛油果油——蛋白质0克，碳水化合物0克，脂肪5克，膳食纤维0克

1/4杯切碎的洋葱——蛋白质0克，碳水化合物4克，脂肪0克，膳食纤维1克

1/2杯切碎的甜椒——蛋白质1克，碳水化合物5克，脂肪0克，膳食纤维2克

2盎司加拿大培根——蛋白质16克，碳水化合物1克，脂肪2克，膳食纤维0克

3个大个鸡蛋——蛋白质18克，碳水化合物2克，脂肪16克，膳食纤维0克

3个大个鸡蛋的蛋白——蛋白质12克，碳水化合物1克，脂肪0克，膳食纤维0克

1片Wasa薄脆饼干——蛋白质1克，碳水化合物10克，脂肪0克，膳食纤维2克

1/2杯浆果——蛋白质1克，碳水化合物11克，脂肪0克，膳食纤维2克

总计——热量535千卡，蛋白质49克，碳水化合物34克，脂肪23克，膳食纤维7克

取一个大煎锅，倒油，大火加热。加入洋葱碎和甜椒碎，炒4～5分钟至食材软化。加入加拿大培根，微煎至金黄。加入鸡蛋和蛋白，继续翻炒至所需的熟度。搭配饼干和浆果一起食用。

第二餐

三文鱼+甜菜沙拉+米饭

1份水煮三文鱼（见第328页）——蛋白质37克，碳水化合物0克，脂肪14克，膳食纤维0克

1个大个全熟鸡蛋的蛋白——蛋白质4克，碳水化合物0克，脂肪0克，膳食纤维0克

1份甜菜胡萝卜沙拉（见第342页）——蛋白质2克，碳水化合物12克，脂肪8克，膳食纤维3克

1/2份骨汤米饭（见第340页）——蛋白质2克，碳水化合物11克，脂肪0克，膳食纤维0克

总计——热量470千卡，蛋白质45克，碳水化合物23克，脂肪22克，膳食纤维3克

炒虾仁

8 盎司去壳去肠线虾仁——蛋白质36克，碳水化合物0克，脂肪4克，膳食纤维0克

1个大个鸡蛋——蛋白质6克，碳水化合物1克，脂肪5克，膳食纤维0克

1½茶匙牛油果油——蛋白质0克，碳水化合物0克，脂肪7克，膳食纤维0克

1份炒蔬菜（见第339页）——蛋白质5克，碳水化合物15克，脂肪10克，膳食纤维4克

1/2份骨汤米饭（见第340页）——蛋白质2克，碳水化合物11克，脂肪0克，膳食纤维0克

总计——热量538千卡，蛋白质49克，碳水化合物27克，脂肪26克，膳食纤维4克

在一个大煎锅中，倒油，中大火加热。加入虾仁和鸡蛋，翻炒约2分钟。与炒蔬菜和骨汤米饭一起食用。

肉酱“意粉”

2杯金丝瓜——蛋白质2克，碳水化合物20克，脂肪1克，膳食纤维4克

橄榄油或牛油果油喷雾

细海盐和新鲜研磨的黑胡椒

1份升级版牛肉末（见第318页）——蛋白质46克，碳水化合物1克，脂肪18克，膳食纤维0克

1/2 杯无糖番茄酱——蛋白质1克，碳水化合物3克，脂肪5克，膳食纤维1克

总计——热量508千卡，蛋白质49克，碳水化合物24克，脂肪24克，膳食纤维5克

将金丝瓜横切两半，去掉种子，喷一点橄榄油或牛油果油喷雾，加盐和黑胡椒调味。将金丝瓜放在铺有烘焙纸的烤盘上，在约200℃下烤大约25分钟至软嫩。将金丝瓜刮成长长的“面条”，取出2杯，其余的盖上盖冷藏。取一个大煎锅，锅底喷点橄榄油或牛油果油喷雾，炒牛肉末直至熟透。加入番茄酱，小火慢炖。将炖好的酱汁倒在金丝瓜“面条”上即可。

烤牛肉生菜卷

6大片罗马生菜——蛋白质2克，碳水化合物6克，脂肪0克，膳食纤维4克

1汤匙第戎芥末——蛋白质1克，碳水化合物1克，脂肪1克，膳食纤维1克

6盎司高品质烤牛肉——蛋白质40克，碳水化合物0克，脂肪9克，膳食纤维0克

1盎司浓味切达奶酪——蛋白质6克，碳水化合物1克，脂肪9克，膳食纤维1克

3/4杯浆果——蛋白质1克，碳水化合物16克，脂肪0克，膳食纤维3克

总计——热量467千卡，蛋白质50克，碳水化合物24克，脂肪19克，膳食纤维9克

在罗马生菜叶上涂上芥末，然后用生菜叶包裹烤牛肉和切达奶酪食用。浆果作为甜点。

第三餐

烤牛肉生菜卷

6大片罗马生菜——蛋白质2克，碳水化合物6克，脂肪0克，膳食纤维4克

1汤匙第戎芥末——蛋白质1克，碳水化合物1克，脂肪1克，膳食纤维1克

6 盎司高品质烤牛肉——蛋白质40克，碳水化合物0克，脂肪9克，膳食纤维0克

1盎司浓味切达奶酪——蛋白质6克，碳水化合物1克，脂肪9克，膳食纤维1克

1¾杯浆果——蛋白质2克，碳水化合物38克，脂肪0克，膳食纤维6克

总计——热量478千卡，蛋白质51克，碳水化合物46克，脂肪10克，膳食纤维12克

在罗马生菜叶上涂上芥末，然后用生菜叶包裹烤牛肉和切达奶酪食用。浆果作为甜点。

猪排＋蔬菜

1份“完美”猪排（见第333页）——蛋白质32克，碳水化合物0克，脂肪17克，膳食纤维0克

1份烤抱子甘蓝、胡萝卜和洋葱（见第348页）——蛋白质6克，碳水化合物27克，脂肪11克，膳食纤维9克

1/2杯原味脱脂希腊酸奶——蛋白质13克，碳水化合物4克，脂肪1克，膳食纤维0克

1/2杯浆果——蛋白质1克，碳水化合物11克，脂肪0克，膳食纤维2克

总计——热量637千卡，蛋白质52克，碳水化合物42克，脂肪29克，膳食纤维11克

布法罗鸡肉沙拉

6盎司熟鸡胸肉——蛋白质51克，碳水化合物0克，脂肪5克，膳食纤维0克

3根芹菜，切碎——蛋白质1克，碳水化合物4克，脂肪0克，膳食纤维2克

2根中等大小的胡萝卜，切碎——蛋白质1克，碳水化合物12克，脂肪0克，膳食纤维3克

1½汤匙牛油果油蛋黄酱——蛋白质0克，碳水化合物0克，脂肪18克，膳食纤维0克

1½汤匙弗兰克斯红辣酱（Frank’s RedHot，或其他布法罗酱）——蛋白质1克，碳水化合物0克，脂肪0克，膳食纤维0克

2杯切碎的绿叶蔬菜什锦——蛋白质1克，碳水化合物2克，脂肪0克，膳食纤维1克

1个大苹果——蛋白质1克，碳水化合物31克，脂肪0克，膳食纤维5克

总计——热量623千卡，蛋白质56克，碳水化合物49克，脂肪23克，膳食纤维11克

将鸡胸肉、芹菜碎、胡萝卜碎、蛋黄酱和弗兰克斯红辣酱混合在一个中等大小的碗中，拌匀。拌入绿叶蔬菜什锦食用。苹果作为甜点。

猪里脊+蔬菜

2汤匙原味低脂希腊酸奶——蛋白质3克，碳水化合物1克，脂肪1克，膳食纤维0克

2汤匙青酱——蛋白质2克，碳水化合物1克，脂肪13克，膳食纤维0克

1个小烤红薯——蛋白质2克，碳水化合物17克，脂肪0克，膳食纤维3克

1份大蒜迷迭香烤猪里脊（见第326页）——蛋白质30克，碳水化合物1克，脂肪7克，膳食纤维0克

1份炖苦苣和菊苣（见第347页）——蛋白质8克，碳水化合物23克，脂肪5克，膳食纤维14克

总计——热量586千卡，蛋白质45克，碳水化合物43克，脂肪26克，膳食纤维17克

将酸奶与青酱混合在一个小碗中，然后舀到烤红薯上。搭配猪里脊和炖蔬菜享用。

熔岩金枪鱼吐司

2片花椰菜三明治薄饼——蛋白质10克，碳水化合物2克，脂肪6

克，膳食纤维1克

1罐（5 盎司）水装金枪鱼（沥干）——蛋白质33克，碳水化合物0克，脂肪1克，膳食纤维0克

3根芹菜，切碎——蛋白质1克，碳水化合物4克，脂肪0克，膳食纤维2克

3根中等大小的胡萝卜，切碎——蛋白质2克，碳水化合物18克，脂肪0克，膳食纤维5克

1汤匙牛油果油蛋黄酱——蛋白质0克，碳水化合物0克，脂肪12克，膳食纤维0克

1盎司切碎的浓味切达奶酪——蛋白质6克，碳水化合物1克，脂肪9克，膳食纤维1克

1个中等大小的苹果——蛋白质1克，碳水化合物25克，脂肪0克，膳食纤维4克

总计——热量664千卡，蛋白质53克，碳水化合物50克，脂肪28克，膳食纤维12克

将花椰菜三明治薄饼解冻，在约180℃的烤箱中轻微烤一下。将金枪鱼、芹菜碎、胡萝卜碎和蛋黄酱混合，舀到三明治薄饼上，撒上切达奶酪，烤至奶酪融化并起泡。苹果作为甜点。

鳕鱼配烤土豆

1份核桃碎裹鳕鱼（见第335页）——蛋白质33克，碳水化合物3克，脂肪15克，膳食纤维1克

1个中等大小的烤土豆（带皮）——蛋白质4克，碳水化合物37克，脂肪0克，膳食纤维4克

2汤匙原味低脂希腊酸奶——蛋白质3克，碳水化合物1克，脂肪1克，膳食纤维0克

3片培根，切碎——蛋白质8克，碳水化合物0克，脂肪8克，膳食纤维0克

橄榄油或牛油果油喷雾

1杯切碎的西蓝花——蛋白质3克，碳水化合物6克，脂肪0克，膳食纤维2克

1茶匙柠檬胡椒调味料——蛋白质0克，碳水化合物1克，脂肪0克，膳食纤维0克

总计——热量612千卡，蛋白质51克，碳水化合物48克，脂肪24克，膳食纤维7克

鳕鱼与搭配酸奶和培根碎的烤土豆一起食用。取一个小煎锅，喷一点橄榄油或牛油果油喷雾，中大火煸炒西蓝花4～5分钟至脆嫩。用柠檬胡椒调味料或其他调味料调味。

第四餐

猪排＋蔬菜

1份“完美”猪排（见第333页）——蛋白质32克，碳水化合物0克，脂肪17克，膳食纤维0克

1份烤抱子甘蓝、胡萝卜和洋葱（见第348页）——蛋白质6克，碳水化合物27克，脂肪11克，膳食纤维9克

1/2杯原味脱脂希腊酸奶——蛋白质13克，碳水化合物4克，脂肪1克，膳食纤维0克

1/2杯浆果——蛋白质1克，碳水化合物11克，脂肪0克，膳食纤维2克

总计——热量637卡，蛋白质52克，碳水化合物42克，脂肪29克，膳食纤维11克

布法罗鸡肉沙拉

6盎司熟鸡胸肉——蛋白质51克，碳水化合物0克，脂肪5克，膳食纤维0克

3根芹菜，切碎——蛋白质1克，碳水化合物4克，脂肪0克，膳食纤维2克

2根中等大小的胡萝卜，切碎——蛋白质1克，碳水化合物12克，脂肪0克，膳食纤维3克

1½汤匙牛油果油蛋黄酱——蛋白质0克，碳水化合物0克，脂肪18克，膳食纤维0克

1½汤匙弗兰克斯红辣酱（Frank's RedHot，或其他布法罗酱）——蛋白质1克，碳水化合物0克，脂肪0克，膳食纤维0克

2杯切碎的绿叶蔬菜什锦——蛋白质1克，碳水化合物2克，脂肪0克，膳食纤维1克

1个大苹果——蛋白质1克，碳水化合物31克，脂肪0克，膳食纤维5克

总计——热量623千卡，蛋白质56克，碳水化合物49克，脂肪23克，膳食纤维11克

取一个中等大小的碗，将鸡胸肉、芹菜碎、胡萝卜碎、蛋黄酱和弗兰克斯红辣酱混合拌匀。拌入绿叶蔬菜什锦食用。苹果作为甜点。

猪里脊＋蔬菜

2汤匙原味低脂希腊酸奶——蛋白质3克，碳水化合物1克，脂肪1克，膳食纤维0克

2汤匙青酱——蛋白质2克，碳水化合物1克，脂肪13克，膳食纤维0克

1个小烤红薯——蛋白质2克，碳水化合物17克，脂肪0克，膳食纤

维3克

1份大蒜迷迭香烤猪里脊（见第326页）——蛋白质30克，碳水化合物1克，脂肪7克，膳食纤维0克

1份炖苦苣和菊苣（见第347页）——蛋白质8克，碳水化合物23克，脂肪5克，膳食纤维14克

总计——热量586千卡，蛋白质45克，碳水化合物43克，脂肪26克，膳食纤维17克

将酸奶与青酱混合，舀到烤红薯上。搭配猪里脊和炖蔬菜一起享用。

汉堡沙拉

1份升级版牛肉末（见第318页）——蛋白质46克，碳水化合物1克，脂肪18克，膳食纤维0克

2杯切碎的什锦蔬菜——蛋白质1克，碳水化合物2克，脂肪0克，膳食纤维1克

2根中等大小的胡萝卜，切碎——蛋白质1克，碳水化合物12克，脂肪0克，膳食纤维3克

2根波斯黄瓜，切碎——蛋白质0克，碳水化合物8克，脂肪0克，膳食纤维2克

1汤匙油醋调味汁——蛋白质0克，碳水化合物1克，脂肪6克，膳食纤维0克

1杯浆果——蛋白质1克，碳水化合物21克，脂肪0克，膳食纤维4克

总计——热量592卡，蛋白质49克，碳水化合物45克，脂肪24克，膳食纤维10克

食　谱

蛋白质

平底锅煎牛排

（牛排 + 蔬菜 + 米饭）（牛排 + 四季豆）

这里用法兰克牛排，这是一种瘦肉牛排，味道非常浓郁。当烹饪至五分熟时，它既鲜嫩又美味。如果烹饪至超过中等熟度，它的口感就变得非常坚韧和难嚼。用下面的方法简单烹饪一下，你既可以单独食用牛排，也可以将它放在沙拉或玉米饼上享用。如果你想尝试不同的风味，可以用喜欢的腌料来调味。切片时注意切得薄一些，以获得最佳的口感。

准备时间：5分钟 ■ 烹饪时间：10分钟 ■ 分量：4人份

1¼磅法兰克牛排

细海盐和新鲜研磨的黑胡椒

1汤匙牛油果油

2瓣大蒜，剥皮并用刀侧轻轻压碎

1. 烹饪前，将牛排在室温下放置30～60分钟。彻底拍干牛排。如有需要，将牛排一切两半或切成三份，以适应锅的大小。
2. 在中大火上预热一个大铸铁锅或重底不锈钢锅，直到锅热。烹饪前，用大量盐和少量黑胡椒均匀腌制牛排。在锅中倒油，放入牛排。煎3～4分钟，中途不要翻面，直至底部呈现焦黄色斑点，翻面。将大蒜加入锅中。使用硅胶刷把蒜香油刷在牛排上，多刷几次。

3. 继续煎，中间翻一次面。用勺子将蒜香油淋在牛排上，等4～5分钟后（具体取决于牛排的厚度），把即时读取温度计插入牛排最厚处。温度达到约55℃，即可将牛排转移到砧板上，用铝箔纸覆盖，放5～10分钟。逆着纹理方向切成薄片，上桌享用。

每份含：热量284千卡，蛋白质37克，
碳水化合物0克，脂肪14克，膳食纤维0克

注意：*如果你的牛排一端比另一端厚，应将其切开分别烹饪。每一部分都应煎至约55℃（较薄的部分熟得更快）。确保逆着纹理切。纹理指的是肌肉纤维的排列方向。牛排的纹理很容易辨认，大体上方向一致（对于某些部位的牛肉，比如肋眼牛排，一块牛排上纹理可能呈多个方向，因此你需要先将其分成小块再切片）。逆着纹理切可以使肉更加嫩滑，更易咀嚼。*

香草牛里脊

如果你想为一个特别场合做一道让人印象深刻的烤肉，或者你只是想要奢华一把，那么这个菜非常适合你。牛里脊是牛肉最嫩的部位。它的烹饪过程出乎意料地简单，因为它是圆柱形的且没有骨头，所以切割非常容易。虽然它是瘦肉，但味道浓郁、鲜美多汁。我们采用反向煎法，即先在低温下慢烤至略低于五分熟，然后在热煎锅中快速煎烤——这是一个屡试不爽的方法。野生蘑菇酱（见第354页）非常适合搭配这道菜。

准备时间：15分钟 ■ 腌制：1小时 ■ 烹饪时间：1小时 ■ 分量：8人份

2磅牛里脊，用纸巾拍干

1汤匙加2茶匙牛油果油

2茶匙新鲜迷迭香碎

1茶匙新鲜百里香碎

2瓣大蒜，用擦板擦成蓉

细海盐和新鲜研磨的黑胡椒

1. 把2茶匙油均匀涂抹在牛里脊上，然后用迷迭香碎、百里香碎和大蒜蓉反复涂抹。盖上盖并冷藏至少1小时或隔夜。烹饪前让牛里脊在室温下放置30～60分钟。
2. 预热烤箱至约150℃。在烤盘上铺上烘焙纸，并放上一个冷却架。用大量细海盐和黑胡椒调味牛里脊。用厨房绳每隔约2.5厘米把牛里脊捆绑一次。将肉放在冷却架上，烤45～55分钟，中间翻一次面，把即时读取温度计插入牛里脊最厚处，温度达到约52℃，取出肉。
3. 高温预热一个大铸铁煎锅。锅热后，加入1汤匙油，摇晃锅底使油均匀分布。加入牛里脊煎2～3分钟，中间用夹子翻面，使各面都煎至金黄色。将牛里脊取出放在砧板上，用铝箔纸轻轻覆盖，放置10～15分钟。
4. 去掉绳子，切片，上桌享用。或让其完全冷却后包起来冷藏，以冷食形式食用。

每份含：热量258千卡，蛋白质35克，

碳水化合物0克，脂肪13克，膳食纤维0克

升级版牛肉末

（汉堡沙拉）（肉酱“意粉”）

将一小部分肝脏切碎混入牛肉末是一种方便的方法，能够为其增加丰富的营养。你尝不出肝脏的味道，只能感受到更丰富、更鲜美的牛肉末口感。在冰冻状态下将肝脏擦碎远比切碎容易，它很快就会解冻，因此能轻松地和牛肉末混合，而且你可以将未用完的肝脏放入冰箱保存，这样也不会浪费。用这种混合肉馅做汉堡肉饼或肉丸，或者先在煎锅中煎一下，然后加点辣味番茄酱（见第353页）制成美味、营养加倍的肉酱。

准备时间：10分钟 ■ 分量：4人份

2盎司冻牛肝

1磅6盎司瘦牛肉末

使用大孔擦板，将冻牛肝擦至一个大碗中。加入牛肉末，用手轻轻搅动使其混合均匀。用喜欢的方式烹饪。

每份含：热量361千卡，蛋白质46克，

碳水化合物1克，脂肪18克，膳食纤维0克

香菜青柠奶油酱塔可甜椒酿

（墨西哥塔可甜椒酿）

这道广受欢迎的菜肴让你的塔可星期二（或任何时间）既美味又富含营养。你再也不会想念玉米饼了。这道菜的特别之处是，它使用的是一种非乳制的、以腰果为基底的奶油酱，富含香菜和青柠风味，甜椒酿的口味由此变得生动起来。如果你愿意，可以提前准备馅料和甜椒，包起来放冰箱冷藏，稍后再烘烤。剩余的奶油酱淋在水煮鸡胸肉（见第322页）或烤虾（见第327页）上味道也极好。

准备时间：25分钟 ■ 静置：4小时 ■ 烹饪时间：50分钟 ■ 分量：4人份

奶油酱：

1杯生腰果

3/4杯香菜叶

1个青柠的皮和3汤匙青柠汁，以及适量的水

细海盐和新鲜研磨的黑胡椒

甜椒酿：

1汤匙牛油果油，此外另备一些用于涂抹

4个中等大小的甜椒（任意颜色）

5根青葱，只用白色和浅绿色部分，切碎（大约1/2杯）

细海盐

3瓣大蒜，切碎（大约1汤匙）

1汤匙辣椒粉

1茶匙孜然粉

1/4茶匙烟熏辣椒粉

新鲜研磨的黑胡椒

1磅九五成瘦的牛肉

2杯花椰菜饭，冷冻的需解冻并沥水

1罐（14.5盎司）带辣椒的烤番茄，沥干

塔可配料，如腌红洋葱、牛油果、萝卜、莎莎酱或切片的熟橄榄，可选

1. 制作香菜青柠奶油酱：将腰果浸泡在凉水中，盖上盖，放入冰箱冷藏至少4小时或一夜；冲洗并沥干腰果后，放入高速搅拌机中，加香菜叶、青柠皮和青柠汁，再加1/2杯水，搅拌至顺滑，根据需要加水到适合的酱汁稠度；尝一下，用细海盐和黑胡椒调味。（能做1½杯。可以提前一天制作奶油酱，盖上盖并冷藏。）
2. 准备甜椒酿：将烤箱预热至约180℃；准备一个13×9英寸（大概33×22厘米）的烤盘，刷一层油；将一个甜椒纵向对半切开（穿过梗部），去除种子和白色的膜，将甜椒裂面朝上放在烤盘上，剩余的甜椒也按此步骤操作；取一个大型平底锅，加1汤匙牛油果油，用中火加热，加入葱白和葱绿，撒少许盐，稍微翻炒2分钟，加入大蒜炒约1分钟，至香味散出；加入辣椒粉、孜然粉、烟熏辣椒粉以及适量黑胡椒，炒1分钟；加入牛肉，稍加盐调味，炒3～4分钟至几乎全熟；加入花椰菜饭，加热翻炒（解冻的炒约2分钟，新鲜的需要炒4分钟），加入烤番茄后略炒关火；尝一下，如有需要，用盐和黑胡椒调味。（大约能做出6杯。）
3. 将牛肉混合馅均匀地盛到甜椒中。用铝箔纸覆盖，烘烤35～40分钟直至甜椒变软。打开烤箱时要小心，避免被蒸汽烫伤。稍微冷却后，在每个甜椒上淋1汤匙香菜青柠奶油酱，根据喜好添加任意塔可配料即可上桌。

每份含：热量328千卡，蛋白质36克，

碳水化合物17克，脂肪13克，膳食纤维5克

香草汉堡肉饼

（汉堡＋鸡蛋）（汉堡＋米饭）

通过添加香草，普通的汉堡肉饼变得不再平凡。这也是使用升级版牛肉末（见第318页）的完美食谱，尤其当你为不喜欢食用内脏的人准备食物时。香草完全遮盖了肝脏的浓郁味道。享用这些肉饼时可以裹上生菜或放在沙拉上。

准备时间：20分钟 ■ 烹饪时间：1小时 ■ 分量：4人份

1⅓磅九五成瘦的牛肉

1/4杯切碎的新鲜扁叶欧芹

3汤匙切碎的新鲜罗勒

1½茶匙干牛至

1½茶匙细海盐

1/2茶匙新鲜研磨的黑胡椒

牛油果油

切碎的罗马生菜叶，可选

1. 取一个大碗，将牛肉、欧芹碎、罗勒碎、牛至、细海盐和黑胡椒混合，用手轻轻但充分搅拌均匀。分成4份，压成汉堡肉饼。
2. 取一个大煎锅，倒油，中大火加热。煎肉饼至所需的熟度，每面煎2～4分钟即可达到五分熟（即时读取温度计插入肉饼应显示约55℃）。

每份含：热量267千卡，蛋白质42克，

碳水化合物1克，脂肪10克，膳食纤维0克

水煮鸡胸肉

水煮是一种使用液体低温烹饪食物的方法，这种方法是一种轻度烹饪法。它特别适合忙碌的人，因为基本上不需要太多手工操作。使用这种方法烹饪出来的鸡肉味道清淡，可以用于各种不同的料理。你可以把它切碎后做成鸡肉沙拉，或者撕碎后加到汤里，也可以搭配无糖的烧烤酱或辣酱和蔬菜一起食用。用这种方法你能够快速做出富含蛋白质的餐点。周日准备一批，可以连着吃4天。

准备时间：10分钟 ■ 烹饪时间：25分钟 ■ 分量：4人份

1½磅无骨无皮鸡胸肉

3杯鸡骨高汤

过滤水

1/2茶匙细海盐

2瓣大个儿的蒜，或3瓣小一点的蒜，剥皮后用刀侧压碎

1/4茶匙整粒黑胡椒

3枝新鲜百里香

1. 将鸡胸肉擦干，放入一个宽而深的平底锅中。倒入鸡骨高汤，然后加入足够的水没过鸡胸肉，加盐。围绕鸡胸肉依次加入大蒜、黑胡椒和百里香。
2. 将火调至中等，烧至微沸。将火调小，轻轻把鸡胸肉翻面，盖上盖，继续煮10分钟。
3. 将即时读取温度计插入鸡胸肉最厚的部位，温度应达到约75℃。如果温度未达标，重新盖上盖，继续煮2分钟后再次测量。当鸡胸肉温度达到约75℃时，将锅从火上移开，盖上盖，静置5分钟。从鸡汤中取出鸡胸肉，切片或撕碎。或者，等鸡胸

肉冷却后盖上盖，放入冰箱保存以供稍后食用。

每份含：热量210千卡，蛋白质40克，

碳水化合物0克，脂肪5克，膳食纤维0克

注意：*如果鸡肉两边的厚度不均匀，在煮前可将其放在两张烘焙纸之间，用擀面杖或酒瓶轻轻敲打较厚的一边，直到两边厚度相近。*

不要将火调得太大。低温慢煮能让鸡肉保持嫩滑多汁；温度过高煮得过快会使鸡肉变得干硬，并且质地像橡胶。

这是一道非常中性的鸡汤，因此你可以将炖煮后的鸡肉用于各种料理。如果你已经决定用鸡肉做某道特定的菜，那么在煮的时候就可以对鸡汤进行相应的调味。例如，如果计划做亚洲风味的菜肴，可以去掉百里香，加更多的大蒜和几片姜；如果打算做墨西哥菜，可以加大蒜和切片的墨西哥辣椒。

你还可以滤出鸡汤，把它作为汤底制作酱汁或肉汁，或者用来煮米饭。

香脆烤鸡腿

这道菜只需5分钟准备时间加上基本上无须看管的烹饪过程——这正是你在繁忙的工作日晚上想要的。另外，虽然鸡胸肉享有所有的赞誉，但鸡腿肉也有它的优点：除了美妙的风味，鸡腿肉比鸡胸肉含有更多的铁、锌和B族维生素。购买带骨带皮的深色肉类也更经济。

准备时间：5分钟 ■ 烹饪时间：28分钟 ■ 分量：4人份

2茶匙蒜粉

3/4茶匙烟熏辣椒粉

2磅带骨带皮鸡腿（4～8个，取决于大小），拍干

细海盐和新鲜研磨的黑胡椒

1汤匙牛油果油

1. 预热烤箱至约220℃。将一个大铸铁平底锅放在烤箱中预热。在一个小碗中混合蒜粉和辣椒粉。
2. 用大量细海盐和黑胡椒调味鸡腿。用蒜粉和辣椒粉的混合物涂满鸡腿。烤箱预热到设定温度后，小心取出平底锅并置于中火上。倒入牛油果油，然后将鸡腿皮面朝下放入锅中。用防溅盖盖上或用铝箔纸松散地覆盖鸡腿，煎至鸡腿皮金黄酥脆并且容易从锅底松脱，大约6～8分钟。
3. 将鸡腿翻面，把平底锅放回烤箱中，继续烤至鸡肉熟透（将即时读取温度计插入鸡腿最厚的部位，避开骨头，温度应达到约75℃），大约需要20分钟。趁热享用。

每份含：热量411千卡，蛋白质29克，

碳水化合物5克，脂肪32克，膳食纤维1克

注意：*如果你愿意，也可以使用空气炸锅。将炸锅预热至约200℃。用橄榄油或牛油果油喷雾喷洒炸篮。将涂有香料的鸡腿皮面朝下放入空气炸锅中，烹饪直至金黄酥脆，大约需要10分钟。鸡腿翻面，继续用空气炸锅烹饪至鸡腿温度达到约75℃，大约需要8分钟（具体时间取决于鸡腿大小）。*

绿色女神考伯沙拉

如果你喜欢提前准备餐食，那么这款沙拉非常适合你。你几乎可以提前准备好所有食材，然后在吃的时候将它们混合即可。根据你手头上现有的食材随意调换沙拉的配料：可以用剩下的煮绿豆或西蓝花代替一部分，也可以用虾代替鸡肉，或者换另一种生菜——你的考伯沙拉每次都是不同的。尽管制作绿色女神酱费点劲儿（要采很多草药），但非常值得——当然，如果你时间紧张，也可以选择高品质的瓶装酱汁。

准备时间：30分钟 ■ 烹饪时间：30分钟 ■ 分量：4人份

酱汁：

2汤匙特级初榨橄榄油

1瓣大蒜，切碎（约1茶匙）

1个成熟的小牛油果

3汤匙切碎的细香葱

2汤匙切碎的新鲜龙蒿

1/4杯新鲜欧芹叶

1/4杯切碎的新鲜罗勒

2汤匙柠檬汁

2汤匙牛油果油蛋黄酱

2茶匙椰子酱油

细海盐和新鲜研磨的黑胡椒

沙拉：

6杯切碎的罗马生菜

2片培根，煎至酥脆，切碎

2个大个鸡蛋，煮熟至所需的硬度，切成四瓣

12盎司无骨无皮鸡胸肉，煮熟并切成小块（参见第322页的水煮鸡胸肉）

2杯对半切开的樱桃番茄

3汤匙切片的成熟黑橄榄

1. 制作酱汁：取一个未加热的小平底锅，倒油，加入大蒜碎，置于小火上，加热大约30秒至油开始冒泡，然后倒入一个杯子中冷却；在高速搅拌机中，混合牛油果、细香葱碎、龙蒿碎、欧芹叶、罗勒碎、柠檬汁、蛋黄酱和椰子酱油，加入冷却的大蒜碎，搅拌直到光滑；如果需要，加水稀释至所需的稠度，尝味并根据需要加盐和黑胡椒调味。(能做出1¼杯。你可以提前两天制作酱汁，盖好盖并冷藏。)
2. 制作沙拉：用1/4杯酱汁拌匀生菜，分成4份装入碗中，在生菜上依次铺上培根碎、鸡蛋、鸡胸肉、樱桃番茄和黑橄榄；如果愿意，可以再淋上一些酱汁，然后就可以上桌享用了。

每份含：热量283千卡，蛋白质33克，
碳水化合物8克，脂肪13克，膳食纤维4克

大蒜迷迭香烤猪里脊

（猪肉＋甘薯）（猪里脊＋蔬菜）

腌制猪里脊能赋予其丰富的风味和非常好的口感。不过，腌制时间不要超过4个小时，否则肉质会变得过于松软。这个过程不需要再加盐。

准备时间：15分钟 ■ 腌制时间：1～4小时 ■
烹饪时间：20分钟 ■ 分量：4人份

6汤匙粗盐
2片干月桂叶
1¼磅去除多余脂肪和白色筋膜的猪里脊，拍干

1茶匙柠檬皮蓉

1茶匙新鲜迷迭香，切碎

2瓣大蒜，切碎（约2茶匙）

1汤匙加1/2茶匙牛油果油

1/8茶匙新鲜研磨的黑胡椒

1. 取一个大碗，放粗盐，倒入2杯水，搅拌至粗盐溶解。再加2杯凉水和月桂叶，将猪里脊放入，确保其完全浸没在腌水中。盖上盖并放入冰箱冷藏，至少1小时，最多4小时。
2. 预热烤箱至约200℃，同时将一个大铸铁锅放入烤箱中。将柠檬皮蓉、迷迭香碎、大蒜碎、1/2茶匙牛油果油和黑胡椒放在砧板上混合，用锋利的厨师刀不停翻不停剁，直到混合物非常均匀，几乎成为糊状。将猪里脊从腌水中取出，彻底拍干。
3. 小心地从烤箱中取出热锅，置于中大火上并加入1汤匙油。用夹子把猪里脊翻个面，每一面煎两三分钟，两面均煎至金黄色即可。热锅从火上移开，将步骤2做的酱汁均匀地涂抹在猪里脊上。将平底锅转移到烤箱中，烤14～17分钟，当把即时读取温度计插入猪里脊最厚处时，显示约60℃时表明已经烤好。把猪里脊转移到砧板上，用铝箔纸覆盖，静置10分钟。切成片状即可上桌享用。

每份含：热量192千卡，蛋白质30克，
碳水化合物1克，脂肪7克，膳食纤维0克

烤　虾

永别了，因过度烹饪口感变得像橡胶一样的虾！每次仅需烤几分钟，就能让你吃到嫩滑、略带脆皮的虾肉。无论是热食还是冷藏后享用，都是极好的。除了味道绝佳，虾还是硒、碘、锌和镁等矿物质的极好来源。

准备时间：5分钟 ■ 烹饪时间：10分钟 ■ 分量：4人份

2磅中等大小的虾，去壳去肠线
1½汤匙橄榄油或牛油果油
细海盐和新鲜研磨的黑胡椒

1. 预热烤箱至约200℃。在两个带边的烤盘上铺上烘焙纸。
2. 充分拍干虾。将虾放入碗中，加油，并用细海盐和黑胡椒调味。将虾平铺在烤盘上，单层排列，烤8～10分钟至虾刚好熟透（颜色变为粉红色，并轻微卷曲成C形）。可以热食，或者将虾冷却后放入容器，盖上盖，冷藏后冷食。

每份含：热量205千卡，蛋白质30克，
碳水化合物4克，脂肪9克，膳食纤维0克

水煮三文鱼

（三文鱼 + 甜菜沙拉 + 米饭）（三文鱼 + 甜菜沙拉）

水煮三文鱼很容易做，而且适用于多种场合，无论是为一大群人准备还是只为自己煮一份都很简单。无论是早午餐还是晚餐，热食或冷食，只需搭配一种酱汁（见第352页的酸奶莳萝酱和第349页的香菜青酱）就可以很美味。如果你觉得烹饪鱼类有难度，水煮是一个很好的选择——做法简单，而且我们保证不会让你的厨房有鱼腥味。

准备时间：10分钟 ■ 烹饪时间：15分钟 ■ 分量：4人份

1个柠檬，切成薄片

1/2茶匙整粒黑胡椒

2杯干白葡萄酒

水

1片干月桂叶

1½磅野生三文鱼，去皮切成4块

1汤匙特级初榨橄榄油

细海盐

1. 取一个大平底锅，放入柠檬片和黑胡椒。倒入白葡萄酒和2杯水，加入月桂叶。在中大火上煮沸，然后调至中小火。
2. 将三文鱼表面彻底拍干。淋上橄榄油，并均匀撒上细海盐。将即时读取温度计插入步骤1的煮汤中，温度应介于77℃～82℃。将三文鱼放在平底锅里的柠檬片上。如有必要，加入更多热水，刚好覆盖三文鱼。
3. 盖上盖，煮三文鱼至刚熟透（用叉子按压最厚处，能轻易分开）。根据鱼的厚度，需要8～12分钟。可根据需要再次撒上细海盐。三文鱼可以温热食用，也可以将其冷却后盖上盖，放入冰箱冷藏后享用。

每份含：热量284千卡，蛋白质37克，

碳水化合物0克，脂肪14克，膳食纤维0克

烤鳕鱼配柠檬刺山柑酱

这道菜做起来非常快捷，非常适合作为平时的晚餐，而且足够精

致，可以招待晚宴客人。柠檬刺山柑酱更像是一种腌菜而不是传统的酱汁。

准备时间：10分钟 ■ 烹饪时间：15分钟 ■ 分量：4人份

1½磅鳕鱼
2汤匙特级初榨橄榄油
细海盐和新鲜研磨的黑胡椒
2汤匙无盐黄油
1个小葱头，切碎（大约1/4杯）
1瓣大蒜，切碎（大约1茶匙）
1汤匙沥干的刺山柑，粗略切碎
1茶匙柠檬皮蓉
2汤匙柠檬汁
1汤匙切碎的新鲜扁叶欧芹

1. 预热烤箱至约200℃，用烘焙纸铺好一个大烤盘。用纸巾彻底擦干鳕鱼。用1汤匙橄榄油均匀涂抹鳕鱼，随后用细海盐和黑胡椒调味。将鳕鱼放入烤箱，根据厚度烤12～15分钟，直到鳕鱼熟透并且用叉子可以轻松分开。
2. 制作酱汁：将一个小煎锅置于中火上，放入1汤匙黄油和剩余的1汤匙橄榄油。（把另外1汤匙黄油放回冰箱。）待黄油化开后，加入葱头和一撮细海盐，偶尔搅拌一下，烹饪2～3分钟，直到葱头变软。加入大蒜碎和刺山柑碎，炒大约1分钟，待它们散发出香味时，加入柠檬皮蓉和柠檬汁。锅离火，分次加入剩下的1汤匙黄油，直到与酱汁完全融合。加入欧芹碎，尝味后根据需要加细海盐和黑胡椒调味。

3. 将鳕鱼分成4份，上面淋上酱汁，然后上桌。

每份含：热量251千卡，蛋白质30克，

碳水化合物2克，脂肪14克，膳食纤维1克

炒 蛋

虽然鸡蛋的料理方法有很多，但以下3种是我们最常用的。注意每种方法中的温度和其他细微差别，将帮助你得到最好的口感——美味且蓬松的炒蛋，而不是一堆吃起来像橡胶一样的东西。1个大个鸡蛋含有6克蛋白质，因此即使你的盘子里放了3个鸡蛋，它们的蛋白质也不足以达到你每餐的蛋白质目标。搭配几片烟熏三文鱼、一个汉堡肉饼或其他一些蛋白质食物，可以让你的盘子看起来更加丰富。

分量：1人份

3个大个鸡蛋
1茶匙酥油、牛油果油或橄榄油
细海盐

在一个中等大小的碗中，搅拌鸡蛋直至充分混合。取一个中等大小的不粘锅，用中小火把酥油化开。倒入鸡蛋液，加细海盐调味，用硅胶铲缓慢而持续地搅拌。这样做是为了防止鸡蛋液粘锅，同时让它形成大的、蓬松的凝块。炒1～3分钟直到达到所需的熟度即可。趁热食用。

每份含：热量247千卡，蛋白质18克，

碳水化合物0克，脂肪19克，膳食纤维0克

注意： *你需要低温烹饪，这样可以做出蓬松的质地细腻的炒蛋，但它确实需要更长的时间。更高的温度会让炒蛋不均匀、变干。*

根据你的喜好给炒蛋调味。一点细海盐就足够了，但也可以随意添加黑胡椒或新鲜的香草。

煎　蛋

分量：1人份

1汤匙酥油
2～3个大个鸡蛋
细海盐

1. 取一个中等大小的不粘锅，调中火将酥油化开。
2. 小心地将鸡蛋打入锅中（或先打入杯中，然后倒入锅中），加细海盐调味。轻轻倾斜不粘锅，用勺子舀起酥油淋在蛋白上，直到蛋白凝固而蛋黄仍然流动，大约需要3分钟。趁热食用。

每份（3个大个鸡蛋）含：热量292千卡，蛋白质18克，
碳水化合物3克，脂肪25克，膳食纤维0克

注意：*用酥油在这里尤其美味，任何耐高温的食用油都可以用来做这道菜。牛油果油也是个不错的选择。*

如果你喜欢蛋黄熟一些，可以像烹饪蛋白一样把酥油淋在蛋黄上，或者翻面，再煎1～2分钟。

蒸鸡蛋

（奶昔＋鸡蛋）（三文鱼＋甜菜沙拉＋米饭）

分量：6人份

6个大个鸡蛋

1. 在一个大锅中，先倒入大概3厘米高的水，用中大火煮沸。放入蒸笼，加入鸡蛋，盖上盖，将鸡蛋蒸至所需的熟度。8～9分钟可得到半熟的蛋黄，10～11分钟可得到更结实但仍然柔软的蛋黄，12～13分钟蛋黄完全凝固。在鸡蛋即将蒸好前准备一碗冰水。
2. 鸡蛋蒸好后，取出立刻放到冰水中冷却，然后剥壳食用，或不剥壳放入冰箱冷藏。

每份含（1个大个鸡蛋）：热量70千卡，蛋白质6克，

碳水化合物0克，脂肪5克，膳食纤维0克

注意： *蒸是做全熟鸡蛋的最佳方式，比用沸水煮要好得多。首先，它们更容易剥壳——不会出现剥壳时剥去一层厚厚的蛋白的情况。蒸是一种更温和的烹饪方式，蛋黄周围不会出现那种令人不悦的绿色环。一旦你尝试过蒸鸡蛋，就不会再想吃沸水煮的鸡蛋了。*

“完美”猪排

（猪排＋蔬菜）

带骨猪排真是太令人满足了，它带有一种原始的感觉。不要跳过腌制步骤，它能使猪排变得非常嫩滑。即使是30分钟的腌制也能带来出其不意的效果。

准备时间：10分钟 ■ 腌制时间：30分钟 ■

烹饪时间：12分钟 ■ 分量：4人份

4杯冷水

2汤匙细海盐

1片干香叶

1瓣大蒜，去皮并用刀侧面压碎

4块中心切割的带骨猪排（厚度2～2.5厘米）

1汤匙牛油果油

新鲜研磨的黑胡椒

片状海盐，可选

1. 将1杯水倒入锅里烧开。从火上取下锅，加片状海盐搅拌直至溶解。加入香叶和大蒜碎。倒入剩余的3杯水。（这时如果腌水仍然温热，加几块冰块。）将带骨猪排放在一个大的浅盘中，倒入腌水。盖上盖并冷藏至少30分钟，最多8小时。从腌水中取出猪排，彻底擦干。让猪排在室温下放置30分钟。
2. 预热烤箱至约200℃，将一个大的重底或铸铁煎锅放入烤箱中预热。用油均匀涂抹猪排的每一面，随后用黑胡椒调味。小心地从烤箱中取出热锅，并置于中大火上。将猪排放入锅中，不翻面，直至底部煎成金黄色，3～4分钟后翻面，然后将煎锅放回烤箱中。
3. 将猪排煎至约63℃（将即时读取温度计插入猪排最厚处，也就是远离骨头的部位，显示63℃），根据厚度需要煎4～7分钟。将猪排转移到砧板上，用铝箔纸轻轻覆盖，等5～10分钟后再上桌。如果喜欢，上桌前可以稍微撒一些片状海盐。

每份含：热量285千卡，蛋白质32克，

碳水化合物0克，脂肪17克，膳食纤维0克

注意：*你可以用锅里剩下的油脂做一个简易的酱汁。将切碎的葱头放入煎锅中略炒，然后倒入1汤匙白葡萄酒或醋，刮起锅底的煎炸残*

渣。当大部分白葡萄酒或醋蒸发后，加入1/3杯高汤和1/2～1茶匙第戎芥末，搅拌至酱汁变稠。如有需要，可加入一点蜂蜜，并/或用盐和黑胡椒调味。

核桃碎裹鳕鱼

（鳕鱼配烤土豆）

核桃和几样常见的厨房食材给温和的鳕鱼带来了丰富的口感。这道菜易于制作，适合平日晚餐，也足够精致，适合招待宾客。如果没有鳕鱼，你可以用其他结实的白色鱼类替换，比如黑线鳕、长尾鳕或绿鳕。

准备时间：15分钟 ■ 烹饪时间：12分钟 ■ 分量：4人份

1/2杯切碎的核桃
1茶匙干莳萝
1/2茶匙柠檬皮蓉
1/4茶匙大蒜粉
1/4茶匙辣椒粉
细海盐和新鲜研磨的黑胡椒
1茶匙牛油果油蛋黄酱
2茶匙第戎芥末
1½磅鳕鱼，切成4份（如果是冷冻的，需要事先解冻）
1汤匙特级初榨橄榄油

1. 预热烤箱至约200℃。用烘焙纸铺在一个带边的烤盘上。
2. 将核桃碎、干莳萝、柠檬皮蓉、大蒜粉、辣椒粉、少许细海盐和黑胡椒放在砧板上，细细切碎，翻动几次，使它们混合均匀。取一个杯子，放入牛油果油蛋黄酱和第戎芥末，混合均匀。

3. 彻底把鳕鱼拍干，两面都撒上细海盐和黑胡椒，然后放在烤盘上。在每片鳕鱼上涂抹一层薄薄的芥末混合物。将核桃碎混合物均匀撒在鱼片上，按压使其附着。最后，在鱼片上均匀淋上橄榄油。
4. 放入烤箱中烘烤，直到鱼肉刚刚烤熟（用叉子可以将其轻易分开），大概需要12分钟。趁热享用。

每份含：热量277千卡，蛋白质33克，
碳水化合物3克，脂肪15克，膳食纤维1克

配菜

四季豆与红葱杏仁

（牛排＋四季豆）

简单的四季豆搭配杏仁片和红葱，虽然这道菜不到30分钟就能端上桌，但依然精致美味。焯水可以去除四季豆的生涩味，然后再将四季豆放入煎锅中快速翻炒即可完成。细四季豆最适合制作这道菜。

准备时间：15分钟 ■ 烹饪时间：10分钟 ■ 分量：4人份

细海盐
1磅细四季豆，择洗干净
1½汤匙酥油
3汤匙切片杏仁
3个小红葱或2个中等大的红葱，切碎（约3/4杯）
2瓣大蒜，切碎（约2茶匙）
1汤匙柠檬汁
新鲜研磨的黑胡椒

1. 取一个煮锅，烧开加盐的水。加入细四季豆，煮2～3分钟至颜色鲜绿且口感脆嫩。捞出沥干。
2. 在一个大平底锅中，放入1汤匙酥油，用中火化开。加入杏仁片，煸炒1～2分钟，至略微金黄，加入红葱碎和细海盐少许，搅拌约1分钟至红葱变软，加入大蒜碎，炒约1分钟至香味四溢。
3. 将切好的细四季豆加入锅中，再加入剩余的1/2汤匙酥油和柠檬汁，撒少许细海盐调味，翻炒均匀。尝一尝，如有需要，再加黑胡椒和适量的细海盐调味。热食。

每份含：热量134千卡，蛋白质5克，
碳水化合物15克，脂肪8克，膳食纤维6克

烤小红萝卜和红萝卜叶

如果不喜欢吃小红萝卜，那可能是因为你没有吃过做熟的小红萝卜，这道菜会让你大吃一惊。把小红萝卜烤一下能减轻其辛辣味，并赋予它们特别的质地。红萝卜叶也很美味，稍微苦涩的味道在加少许酸性调味料烹饪后会变得柔和可口。我们用的是苹果醋，你也可以选择柠檬。

准备时间：25分钟 ■ 烹饪时间：30分钟 ■ 分量：2～4人份

3把带叶的小红萝卜（约30个小红萝卜和2杯红萝卜叶）
1汤匙牛油果油
适量的细海盐和新鲜研磨的黑胡椒
1/2茶匙大蒜粉
1茶匙干迷迭香，用手指轻轻捏碎
1茶匙苹果醋

1. 预热烤箱至约230℃，同时放入一个大号重底或铸铁煎锅。
2. 将红萝卜叶剪下。对半切开小红萝卜（若小红萝卜个儿较大，则可以多切几块）。将切好的小红萝卜放入一个大碗中。把油均匀地淋在小红萝卜上，多加一些细海盐和黑胡椒，撒一点大蒜粉和迷迭香碎。搅拌均匀，使小红萝卜均匀裹上油和调味料。小心地从烤箱中取出热锅，把小红萝卜在热锅中铺开。放回烤箱烤20～25分钟，烤到非常嫩和局部变焦，中间翻动一次。
3. 烤小红萝卜的同时，准备一个装满冷水的碗，把红萝卜叶放进去。轻轻洗去叶子上的泥沙。小心地将叶子从水中捞出，彻底拍干。将叶子随便切一下。
4. 小心地从烤箱中取出热锅，将其置于中火上。加入叶子，放入苹果醋和细海盐，翻炒1～2分钟，直至叶子变软。尝一尝，如有需要，再加细海盐和黑胡椒调味。热食。（可做出大约3杯。）

每份含：热量78千卡，蛋白质1克，

碳水化合物4克，脂肪7克，膳食纤维2克

注意：*这道菜热食、温食或冷食都很美味。尝试搭配香菜青酱（见第349页）或柠檬香草芝麻酱（见第350页），或在菜上加一小勺原味希腊酸奶。*

如果你买的带叶子的小红萝卜当天不打算吃，将叶子从靠近小红萝卜的顶部剪掉，与小红萝卜分开存放。（将叶子彻底清洗和甩干，然后用略微潮湿的纸巾包裹叶子，装袋并放到冰箱里存放。）如果不剪掉叶子，会使小红萝卜析出水分。甜菜根和胡萝卜也是如此。

炒蔬菜

（炒虾仁）

炒是一种高温快炒的烹饪方法，所以在打开炉灶之前，请确保所有食材都准备好了。把所有食材或切块或切丁，并做好其他准备工作——这样可以避免食材过度烹饪。最好的炒蔬菜应该是味道浓郁的、锅气十足的，而且口感脆嫩的。

准备时间：25分钟 ■ 烹饪时间：12分钟 ■ 分量：4人份

3汤匙椰子酱油

1茶匙未调味的米醋

1/2茶匙山药粉

2汤匙牛油果油

5盎司切片香菇（约3杯）

细海盐

6根青葱，白色和浅绿色部分切片；深绿色部分切片作为装饰（约1杯），可选

1个小红甜椒，去籽切碎（约3/4杯）

1把芦笋（约1磅），将硬茎部分修剪并斜切成大约2.5厘米长的段（约4杯）

3瓣大蒜，切碎（约1汤匙）

1汤匙切碎的新鲜姜

2茶匙熟芝麻油

拉差辣椒酱（Sriracha），可选

1. 在一个小碗中，将椰子酱油、米醋和山药粉混合在一起。
2. 取一个大平底锅，加1汤匙牛油果油，中大火加热。加入香菇

片，撒上细海盐，偶尔搅拌，5～7分钟后，香菇片析出水分并且表面开始变为金黄。加入剩下的1汤匙牛油果油和葱片、红甜椒碎、芦笋段，加细海盐，煸炒至蔬菜刚开始变软，需要2～3分钟。

3. 加入大蒜碎和姜碎，炒香，约1分钟。倒入椰子酱油混合物，不断搅拌，1分钟后酱汁变稠并裹在蔬菜上。锅离火，在蔬菜上淋芝麻油，并拌入拉差辣椒酱，上菜。(可做出大约5杯。)

每份含：热量152千卡，蛋白质5克，
碳水化合物15克，脂肪10克，膳食纤维4克

骨汤米饭

（虾炒仁）（三文鱼 + 甜菜沙拉）（汉堡 + 米饭）
（牛排 + 蔬菜 + 米饭）（三文鱼 + 甜菜沙拉 + 米饭）

骨汤米饭不仅营养丰富，而且骨汤还赋予了普通米饭浓郁且令人满足的味道。你既可以将其作为独立的配菜享用，也可以搭配炒蔬菜（见第339页）和喜爱的蛋白质食物一起食用。

准备时间：5分钟 ■ 烹饪时间：23分钟 ■ 分量：4人份

1杯长粒白米
1¾杯鸡骨高汤
1汤匙无盐黄油，可选
1/2茶匙细海盐

1. 将大米用冷水冲洗，手指轻轻搓洗大米，直到洗米的水不再浑浊。

2. 在一个中等大小的煮锅中放入鸡骨高汤（如使用黄油，此时加入黄油）。调至中火，将高汤煮至刚刚沸腾。加入大米和细海盐，搅拌均匀。水再次煮沸后，将火调小（尽可能小），盖上盖，不要搅拌，18～22分钟后高汤被吸收，米饭变得松软。检查高汤是否都被吸收时，不要搅拌米饭，而应该把锅轻轻倾斜，看锅底是否还有过多汤汁。如果还有，盖上盖，继续用小火煮，每隔2分钟检查一下，直到汤汁被吸收。期间不要搅拌。
3. 一旦所有的汤汁被吸收，关火，不开盖，静置5分钟，然后用铲子将米饭铲散即可。

每份（1/2杯）含：热量110千卡，蛋白质4克，
碳水化合物22克，脂肪0克，膳食纤维0克

空气炸朝鲜蓟心

朝鲜蓟属于菊科植物，准备过程有点麻烦，这就是罐装朝鲜蓟心如此受欢迎的原因。幸运的是，朝鲜蓟心富含抗氧化物质，因此你可以单独食用它们，而不必担心错过其他部位所含的营养。将朝鲜蓟心放入空气炸锅中能让它们变得松脆可口，变身为一道有趣的开胃菜。吃的时候可以蘸点儿酸奶莳萝酱（见第352页）。

准备时间：10分钟 ■ 烹饪时间：9分钟 ■ 分量：2～4人份

1罐（14.1盎司）切成四瓣的朝鲜蓟心，沥干
2茶匙特级初榨橄榄油
1茶匙意大利调味料
1把红辣椒碎，可选
适量的细海盐和新鲜研磨的黑胡椒
橄榄油或牛油果油喷雾

1. 预热空气炸锅至200℃。将朝鲜蓟心拍干，放入碗中，加特级初榨橄榄油、意大利调味料；如果用红辣椒碎，此时加入，将所有调味料拌匀。撒少许细海盐和黑胡椒。
2. 给空气炸锅炸篮喷一点橄榄油或牛油果油喷雾。将朝鲜蓟心均匀铺在炸篮里，烹饪约4分钟，朝鲜蓟心变脆且表面呈金黄色，翻面，继续烹饪直至其更加酥脆且整体呈金黄色，大约需要5分钟。趁热食用。

每份含：热量101千卡，蛋白质3克，
碳水化合物14克，脂肪5克，膳食纤维7克

注意： *如果罐装的切成四瓣的朝鲜蓟心不容易找到，可以购买整颗或切成两半的朝鲜蓟心，然后自己切成四分之一大小。*

按照上面给出的烹饪时间，朝鲜蓟心的边缘和外部会变得酥脆，而内部保持松软。再次翻面并继续烹饪3～6分钟，它们会变得更加酥脆（它们变成金黄色时立刻取出，以避免烧焦）。

你可以将上述食材配方加倍，以满足更多人的需求，但你需要分批烹饪它们以获得满意的色泽和酥脆度。在烤盘上放一个冷却架，并将烤箱预热至约90℃。烹饪完一批后，将其均匀地摊开在冷却架上，放在烤箱中保温，同时开始烹饪第二批。

这些朝鲜蓟心在出锅后会很快失去酥脆度，所以建议即吃即炸。

甜菜胡萝卜沙拉

（金枪鱼＋甜菜沙拉）（三文鱼＋甜菜沙拉）（三文鱼＋甜菜沙拉＋米饭）

甜菜通常的烹饪方法是蒸或者烤，但实际上生吃甜菜也很美味。它们清淡的口味与甜甜的胡萝卜完美搭配，而简单添加了橙汁与孜然的油醋汁能赋予它们层次丰富的口感。所有食材与撒在上面的咸脆的开心果一起，将带给你美好的味觉体验。吃的时候搭配烤肉、鱼或任何你喜欢的蛋白质食物。准备食材的时候，小心甜菜的红色汁液弄脏你的浅色衣服。

准备时间：20分钟 ■ 分量：4人份

1/2茶匙第戎芥末
1/2茶匙橙皮蓉
2汤匙橙汁
1汤匙苹果醋
1/2茶匙生蜂蜜
1/4茶匙孜然粉
少许辣椒粉，可选
2汤匙特级初榨橄榄油
细海盐和新鲜研磨的黑胡椒
2棵小甜菜，或者1棵大的，剥皮切碎（约2杯）
3根中等大小的胡萝卜，切碎（约2杯）
1颗去核干枣，切碎
2汤匙切碎的烤咸开心果

1. 制作酱汁：在一个中等大小的碗中，放入芥末、橙皮蓉和橙汁、苹果醋、生蜂蜜、孜然粉和辣椒粉（如使用）搅拌；一边搅拌，一边滴入橄榄油；继续搅拌直至其混合均匀，尝一尝，用细海盐和黑胡椒调味。（能做出1/4杯。）
2. 将甜菜碎放入细网过滤器中，用冷水轻轻冲洗，然后彻底拍干，放入一个中等大小的碗中。加入胡萝卜碎和枣碎，轻轻拌匀。加入3汤匙酱汁，再次拌匀。（如果沙拉看起来有点干，可以把剩余的1汤匙酱汁也加进去。）尝一尝，用细海盐和黑胡椒调味。让沙拉在室温下静置至少20分钟，味道更浓郁。（大约能做出3杯。）

3. 再次拌匀沙拉，撒上开心果碎，即可食用。

每份含：热量121千卡，蛋白质2克，
碳水化合物12克，脂肪8克，膳食纤维3克

注意： *沙拉静置一段时间后，底部会有积液，可以用勺子将沙拉舀出来再食用。*

酸甜卷心菜沙拉

（猪肉+甘薯）

卷心菜沙拉总是受欢迎的。买包装好的卷心菜丝和胡萝卜丝，让这道菜做起来既快捷又简单。把青葱在醋中浸泡几分钟，弱化其刺激性，这样青葱的味道就不会盖过碗中其他食材的风味了。

准备时间：20分钟 ■ 分量：6人份

1根青葱，切成薄片，斜切白色和浅绿色部分（约2汤匙）
3汤匙苹果醋
1袋（14盎司）卷心菜丝和胡萝卜丝混合物（约7杯）
1个小红甜椒，去籽，切成薄片（约1杯）
1汤匙第戎芥末
2茶匙椰子酱油
2茶匙生蜂蜜
1茶匙芹菜籽粉

3 汤匙特级初榨橄榄油
适量的细海盐和新鲜研磨的黑胡椒

1. 在一个小杯子中，将青葱和苹果醋混合在一起，静置至少15分钟。
2. 在一个大碗中，将卷心菜丝和胡萝卜丝混合物与红甜椒混合在一起。另取一个小碗，放入第戎芥末、椰子酱油、生蜂蜜和芹菜籽粉搅拌。用勺子舀出青葱，加到放卷心菜丝和胡萝卜丝的碗中，然后把苹果醋倒入芥末混合物中，并不停搅拌使其混合均匀并乳化。尝一尝，用盐和黑胡椒调味。
3. 将步骤2的调味料加入卷心菜丝和胡萝卜丝混合物中，用夹子充分拌匀。尝一尝，如果需要，可以加入更多盐和黑胡椒调味。盛出上菜。（大约能做出$5^1/_2$杯。）

每份含：热量97千卡，蛋白质1克，
碳水化合物7克，脂肪7克，膳食纤维2克

注意：*在醋和盐的作用下，沙拉中的蔬菜很快会变软。如果你想提前准备这道菜，又希望在上菜时保持鲜脆的口感，可以分别准备做沙拉的蔬菜和调味汁，上菜前再混合拌匀。*

芝麻紫薯泥

（猪肉 + 甘薯）

我们再来聊聊这道引人注目的菜肴：紫薯鲜艳的颜色不但使这道菜看起来非常诱人，而且还表明这道菜富含花青素苷，它是一种具有抗炎作用并能增强免疫力的抗氧化物质。与水煮相比，烤紫薯需要更长的时间，但口味更丰富，而且可以保留更多美丽的颜色。芝麻酱和芝麻油赋予这道菜层次丰富的口感。

准备时间：15分钟 ■ 烹饪时间：1小时30分钟 ■ 分量：8人份

2磅紫薯，洗净并擦干

1杯牛奶（我用了杏仁奶）

1/4杯芝麻酱

1茶匙姜粉

2茶匙椰子酱油

1茶匙熟芝麻油

适量的海盐

芝麻可选，用于装饰

1. 将烤箱预热至约200℃。用烘焙纸包裹紫薯，再覆盖一层铝箔纸，将其放在一个大烤盘上烘烤，需要1小时至1小时30分钟，直到紫薯变得芳香酥软（这时用小刀很容易插入紫薯最厚的部位）。
2. 取一个中等大小的锅，放入牛奶、芝麻酱和姜粉，充分混合，在中小火上搅拌至烧开。从火上取下锅。
3. 小心打开包裹紫薯的烘焙纸，然后将紫薯纵向切成两半。将紫薯肉舀出放入另一个锅中，加入椰子酱油和芝麻油。使用叉子或手持搅拌机将紫薯搅碎，加入牛奶混合物。尝一尝，如果需要，加入海盐调味。将紫薯泥盛入碗中，撒上芝麻，然后上菜。（大约能做出4杯。）

每份（1/2杯）含：热量211千卡，蛋白质4克，

碳水化合物37克，脂肪5克，膳食纤维5克

炖苦苣和菊苣

（猪里脊 + 蔬菜）（牛排 + 蔬菜 + 米饭）

我们通常认为炖煮是肉类的烹调方式，实际上在少量汤汁中慢慢烹煮蔬菜同样会得到出色的味道。苦苣和菊苣都是苦味蔬菜，用炖煮的方式，加一点蜂蜜的甜和柠檬的酸，使它们的苦涩味淡化，你最终得到的是一道“盛装出席”的酸甜口味的菜肴。如果你喜欢，也可以选择全部使用苦苣或全部使用菊苣，而不是混合使用。

准备时间：10分钟 ■ 烹饪：50分钟 ■ 分量：4人份

1汤匙酥油

3棵菊苣，修剪后纵向切成两半，去除棕色或损坏的叶子

3棵小苦苣，修剪后纵向切成两半，去除棕色或损坏的叶子

2汤匙柠檬汁

1茶匙生蜂蜜

1/3杯鸡骨高汤

适量的细海盐

1. 准备一张烘焙纸，大小适合一个带盖的大烤盘。预热烤箱至约190℃。
2. 在平底锅中加入酥油，中火将其化开。把小苦苣和菊苣切面朝下放入锅中。洒上柠檬汁，淋上生蜂蜜，然后小心地倒入鸡骨高汤（顺着锅的侧边倒入，不要直接倒在蔬菜上）。用细海盐调味。将锅烧开。
3. 将烘焙纸轻轻覆盖在蔬菜上，然后盖上盖。将锅放入烤箱，烤至蔬菜变嫩且底部呈金黄色，大约需要30分钟。

4. 小心地将平底锅移回炉灶，放在中火上。揭开锅盖，移除烘焙纸。用夹子把蔬菜翻面，继续烹饪5～10分钟，直到汤汁熬干，蔬菜整体呈现金黄色，期间再翻面一两次。尝一尝，如果需要，加细海盐调味。可以热食，也可以冷却后盖上保鲜膜，放入冰箱冷藏后再食用。

每份含：热量147千卡，蛋白质8克，
碳水化合物23克，脂肪5克，膳食纤维14克

烤抱子甘蓝、胡萝卜和洋葱

（猪排＋蔬菜）

这是一道非常容易操作的菜。根据你手头现有的和你喜欢的口味，可以随意更换其他蔬菜。尝试用欧洲防风草或冬季南瓜代替胡萝卜，用西蓝花或菜花代替抱子甘蓝，用其他种类的洋葱代替黄洋葱（确保洋葱切成厚片，以免烹饪其他蔬菜时其过度变色）。另外，还可以使用百里香代替迷迭香，或者两者都使用。

准备时间：20分钟 ■ 烹饪：45分钟 ■ 分量：4人份

1磅抱子甘蓝，修剪并切成4瓣（小的可以一切为二）
1磅胡萝卜，斜切
2个中等大小的黄洋葱，厚切
3汤匙牛油果油
1汤匙苹果醋
2茶匙大蒜粉
适量的细海盐和新鲜研磨的黑胡椒
4小枝新鲜迷迭香

1. 将烤箱预热至约200℃，同时在里面放入两个烤盘。
2. 在一个大碗中，将抱子甘蓝、胡萝卜和黄洋葱混合在一起。滴上牛油果油和苹果醋，撒上大蒜粉，可以多加细海盐和黑胡椒，搅拌直到所有调味料均匀裹在蔬菜表面。
3. 将蔬菜均匀摆放到预热的烤盘上，铺成单层，然后在不同位置插入迷迭香小枝。烤至蔬菜变软且部分部位变成焦糖色，大约需要40分钟。在烤的过程中偶尔翻动一次，并在烘烤过程中将两个烤盘上下位置交换一次。取出迷迭香小枝。可以热食，也可以冷却后盖好盖，放冰箱冷藏后冷食。(大约能做出6杯。)

每份含：热量214千卡，蛋白质6克，
碳水化合物27克，脂肪11克，膳食纤维9克

注意：*切菜的时候要慎重，为了同时烹饪它们，抱子甘蓝等耐烤蔬菜应比洋葱等易熟蔬菜切得更小。*

可以直接享用，也可以在热菜上淋上你喜爱的油醋汁，或配上下面的香菜青酱或柠檬香草芝麻酱（见第350页）。

如果有剩菜，可以留下来拌到沙拉里，或切碎后混到炒蛋里。

酱汁

香菜青酱

传统的青酱是用罗勒和松子制成的，但这个更新版本使用香菜、南瓜子和墨西哥辣椒，因此带来了一点辛辣味。如果你喜欢更辣的口味，可以多加一些墨西哥辣椒。大麻籽有助于模拟奶酪的质地（这个版本不含乳制品），并且还为其添加了膳食纤维、矿物质如镁和锌，以及维生素E。

准备时间：20分钟 ■ 产出：约1杯

2杯新鲜香菜（洗净并擦干）

1/2杯新鲜欧芹（洗净并擦干）

1/3杯烤熟的盐炒南瓜子

1/4 杯大麻籽

1茶匙酸橙皮蓉

1/4杯新鲜酸橙汁

1/2个中等大小的墨西哥辣椒，去籽并切成小丁（约2汤匙）

1瓣大蒜，切碎（约1茶匙）

1/2杯特级初榨橄榄油

适量的细海盐和新鲜研磨的黑胡椒

在搅拌机中，放入香菜、欧芹、南瓜子、大麻籽、酸橙皮蓉和酸橙汁、墨西哥辣椒和大蒜碎，搅拌几次。在搅拌过程中，缓缓加入橄榄油。搅拌直至混合物乳化并基本光滑。尝一尝，用细海盐和黑胡椒调味。将剩余部分盖好盖存放在冰箱中，最长可保存1周。

每份（1汤匙）含：热量90千卡，蛋白质2克，

碳水化合物1克，脂肪9克，膳食纤维0克

注意：*青酱可以冷冻。将其舀入冰盒，冷冻，然后取出冰块转移到冷冻袋中，挤出空气，密封，最长可冷冻3个月。*

柠檬香草芝麻酱

这里的芝麻酱是一种中东芝麻糊。无论是咸味的还是甜味的，近年来它出现在各种各样的食谱中且备受青睐。它浓郁而且美味，是花生酱的绝佳替代品。这里它与柠檬汁、新鲜罗勒和薄荷相结合，形成一种口味浓郁、营养丰富、用途广泛的酱汁。浓稠的时候可以作为蘸酱，加入少量水稀释后重新调味，它又变成了美味的沙拉酱或烤蔬菜的浇汁。

准备时间：25分钟 ■ 烹饪时间：2分钟 ■ 产出：约1杯

1汤匙特级初榨橄榄油

2瓣大蒜，切碎（约2茶匙）

1/3杯芝麻酱

1茶匙柠檬皮蓉

1/4杯柠檬汁

1/4杯新鲜欧芹

3汤匙切碎的新鲜罗勒

1汤匙切碎的新鲜薄荷

1/2茶匙生蜂蜜

一小撮熏烤辣椒粉

2/3杯热水

细海盐和新鲜研磨的黑胡椒

1. 在一个未加热的小平底锅中，加入橄榄油和大蒜碎。调小火，煸炒至大蒜碎开始嘶嘶作响。静置30秒，盛到一个小碗中待凉。
2. 在一个小型搅拌机中，将芝麻酱、柠檬皮蓉和柠檬汁、欧芹、罗勒碎、薄荷碎、生蜂蜜和辣椒粉混合在一起，搅拌几次使其充分混合并变成碎末。加入大蒜油，再次搅拌几下至完全混合。每次加入1汤匙热水，直至混合物形成浓稠度均匀的酱汁。尝一尝，用细海盐和黑胡椒调味。

每份（1汤匙）含：热量40千卡，蛋白质1克，

碳水化合物2克，脂肪4克，膳食纤维1克

酸奶莳萝酱

希腊酸奶和莳萝是经典的搭配，因为酸奶的浓郁与莳萝的清新完美平衡。这款酱汁可以搭配蔬菜、羊肉、鱼或鸡肉。这款酱汁易制作，可以放在冰箱里保存。你会发现它能为各种菜肴增添光彩。

准备时间：15分钟 ■ 烹饪时间：2分钟 ■ 产出：约2/3杯

2茶匙特级初榨橄榄油

2瓣大蒜，切碎（约2茶匙）

1/2杯低脂希腊酸奶

1/2茶匙柠檬皮蓉

1汤匙柠檬汁

2汤匙切碎的新鲜莳萝

1茶匙切碎的新鲜薄荷

细海盐和新鲜研磨的黑胡椒

1. 在一个未加热的小煎锅中，加入橄榄油和大蒜碎。调小火，煸炒至大蒜碎开始嘶嘶作响。静置30秒，盛到一个小碗中待凉。
2. 在一个中等大小的碗中，搅拌酸奶、柠檬皮蓉和柠檬汁、莳萝碎和薄荷碎。加入冷却的大蒜油。尝一尝，用细海盐和黑胡椒调味即可食用，也可盖上盖冷藏备用。（这款酱汁可以提前两天制作，盖盖冷藏。食用前搅拌。）

每份（1汤匙）含：热量19千卡，蛋白质1克，
碳水化合物1克，脂肪1克，膳食纤维0克

备注： *如果你希望酱汁更加顺滑，可以将所有食材（除了细海盐和黑胡椒）混合，放到搅拌机中搅拌顺滑，尝味后调味即可。*

辣味番茄酱

当然，你可以买到各种瓶装的番茄酱——使用一款质量不错的方便食品并没有什么不好，但其实自己制作番茄酱非常简单，而且你会得到一个口味更醇厚、层次更丰富的升级版本。无须加糖、胡萝卜就能增添甜味，而且略微烤过的番茄酱鲜味更浓郁。根据你对辣的嗜好程度，可以随意调整红辣椒碎的量。

准备时间：15分钟 ■ 烹饪时间：1小时 ■ 产出：大约4杯

2汤匙特级初榨橄榄油

1个小黄洋葱，切丁（大约1杯）

细海盐

1根小胡萝卜，切碎（大约1/3杯）

3瓣大蒜，切碎（大约1汤匙）

1汤匙番茄酱

1/2～1茶匙红辣椒碎

1茶匙干牛至

3/4杯鸡骨高汤或牛骨高汤

1罐（28盎司）碎番茄

新鲜研磨的黑胡椒

1. 取一个大的平底锅，倒入橄榄油，中小火加热。加入黄洋葱丁，撒细海盐，偶尔搅拌，大约6分钟后，加入胡萝卜碎，再次撒细海盐，翻炒1～2分钟直到胡萝卜碎软化。加大蒜碎，翻炒1分钟直到香味扑鼻。加入番茄酱，搅拌，炒大约1分钟至香味散出。加入红辣椒碎和干牛至。
2. 加入1/4杯高汤，边煮边搅拌，刮起锅底的焦黄残渣。当几乎所有高汤都蒸发掉时，加入碎番茄和剩余的1/2杯高汤。调至中大火，煮沸后重新调至中小火，盖上盖，慢炖40～45分钟，直到酱汁变稠。尝一尝，根据需要加入黑胡椒和细海盐调味。可立即食用，或冷却后盖上盖冷藏。

每份（1/2杯）含：热量79千卡，蛋白质3克，
碳水化合物10克，脂肪4克，膳食纤维2克

注意： *你可以用哈里莎（一种中东辣椒酱）代替番茄酱来增加辣度和变换风味。使用相同的量且使用跟番茄酱一样的料理方式。*

野生蘑菇酱

蘑菇是大自然馈赠给人类的珍贵食材——不仅因为它们风味多样、用途广泛、鲜香美味，而且它们对健康颇为有益，具有显著的抗炎和抗氧化能力。这款经典酱汁融合了蘑菇、葱头、大蒜、少许白葡萄酒和一些高汤提升风味。这款酱汁可以搭配香草牛里脊（见第316页）、水煮鸡胸肉（见第322页）、香脆烤鸡腿（见第323页），或搭配任何牛排、鸡肉或鱼肉食用，瞬间使普通菜肴变得精致高雅。

准备时间：15分钟 ■ 烹饪时间：15分钟 ■ 产出：大约1杯

1/2～1茶匙木薯淀粉
1杯鸡骨高汤
1汤匙牛油果油
4盎司野生蘑菇（如香菇、平菇和蟹鲜菇），切碎（大约2杯）
细海盐
1个中等大小的红葱头，切碎（大约1/3杯）
2瓣大蒜，切碎（大约2茶匙）

1/4杯干白葡萄酒

1汤匙无盐黄油，切成小块

1汤匙切碎的新鲜欧芹

1. 在量杯中，将1/2茶匙木薯淀粉和1/2茶匙水混合。倒入鸡骨高汤。在大平底锅中，倒牛油果油，中大火加热。加入野生蘑菇并铺成单层，撒上细海盐。偶尔搅拌一下同时保持蘑菇单层铺开，4～6分钟后，蘑菇释放出水分并开始出现金黄色斑点。调至中火，加入红葱头，撒上细海盐，搅拌2～3分钟直到葱头变软。加入大蒜碎煸炒大约1分钟，炒至香味扑鼻。
2. 倒入白葡萄酒，搅拌翻起锅底的焦黄残渣。大约1分钟，待葡萄酒蒸发后倒入高汤，加热至刚刚沸腾，调小火，搅拌大约1分钟直到酱汁开始变稠。每次加入一两块黄油，用力搅拌，直到其完全化开，酱汁变稠。（如果你想要更稠的酱汁，将剩余的1/2茶匙木薯淀粉溶解在1/2茶匙水中，搅匀后倒进酱汁，继续煮直至酱汁黏稠。）
3. 将锅从火上移开。根据需要加细海盐调味。撒上欧芹碎即可上桌。

每份（2汤匙）含：热量51千卡，蛋白质2克，

碳水化合物3克，脂肪3克，膳食纤维1克

奶昔

紫色魔力奶昔

（奶昔＋鸡蛋）

这款有趣的奶昔营养十分丰富，其中包括蓝色螺旋藻粉、黑莓和石榴籽。牛油果和MCT油提供健康脂肪，乳清蛋白粉提供高质量蛋白质。令人惊叹的是，这款有强烈紫色调的奶昔，尝起来有奶油蛋糕的口感。你可以慢慢品尝，或者倒入冰棍模具中冷冻，作为运动后放松的小吃。

准备时间：10分钟 ■ 产出：$1^1/_2$杯 ■ 供应：2人

1/4个中等大小的成熟牛油果
1/2杯自选牛奶（我用的是杏仁奶）
2茶匙蓝色螺旋藻粉
1杯冷冻黑莓
1/4杯石榴籽
2茶匙橙皮蓉
1汤匙MCT油
2勺（4汤匙）乳清蛋白粉
1茶匙香草精
少许细海盐
罗汉果汁或甜叶菊，可选

将牛油果、牛奶、蓝色螺旋藻粉、黑莓、石榴籽、橙皮蓉、MCT油、乳清蛋白粉、香草精和细海盐统统放入搅拌机中，搅拌至顺滑。尝一下，如有需要可加入罗汉果汁或甜叶菊进行调味。倒入杯中立即享用，或倒入冰棍模具中冷冻。

每份含：热量305千卡，蛋白质27克，

碳水化合物22克，脂肪13克，膳食纤维6克

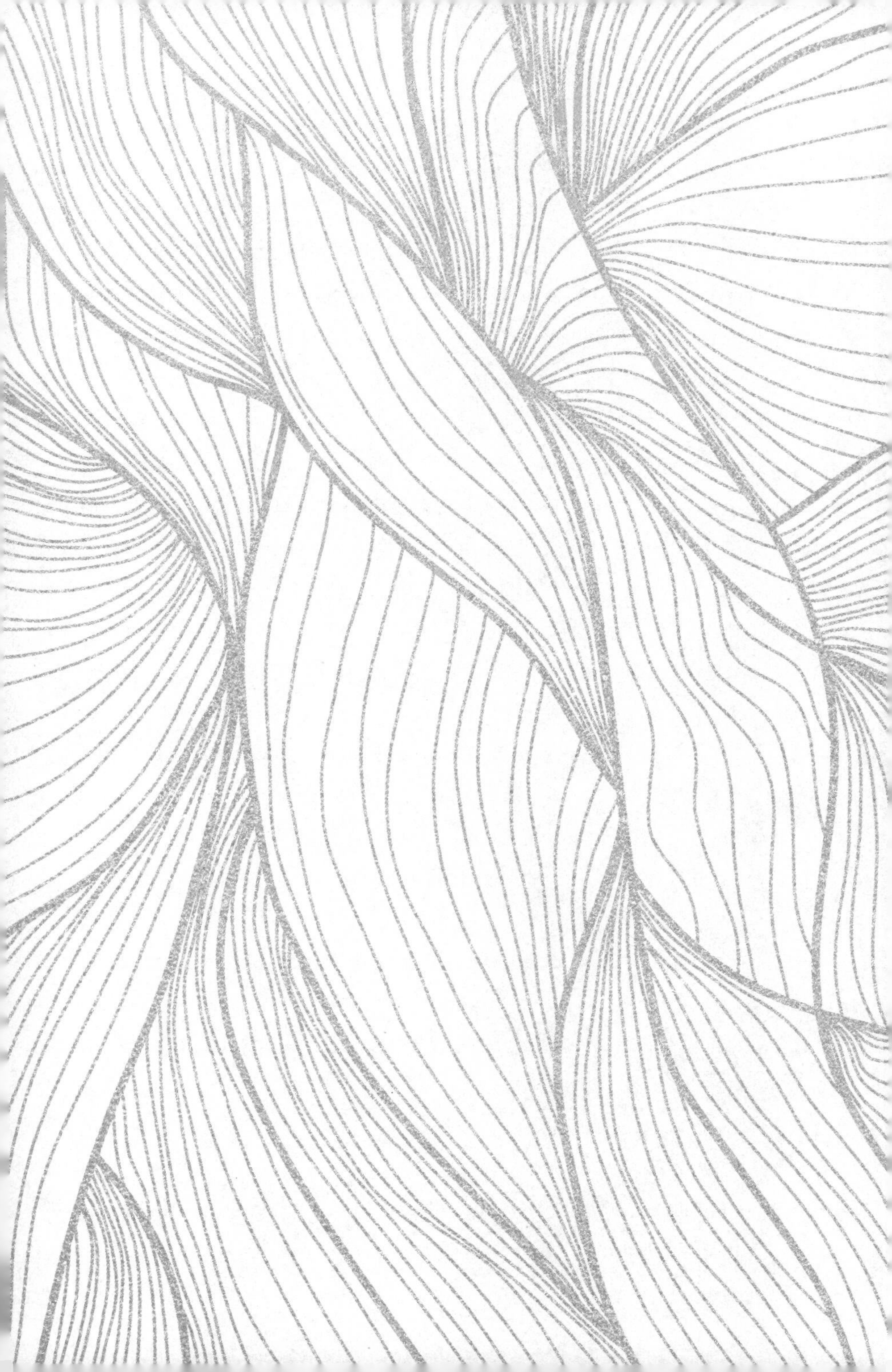

了不起的肌肉